Hermann von Tappeiner

Die sensibilisierende Wirkung fluoreszierender Substanzen

Verlag
der
Wissenschaften

Hermann von Tappeiner

Die sensibilisierende Wirkung fluoreszierender Substanzen

ISBN/EAN: 9783957005618

Auflage: 1

Erscheinungsjahr: 2015

Erscheinungsort: Norderstedt, Deutschland

Hergestellt in Europa, USA, Kanada, Australien, Japan
Verlag der Wissenschaften in Hansebooks GmbH, Norderstedt

Cover: Sandro Botticelli "die Geburt der Venus"

Die sensibilisierende Wirkung fluorescierender Substanzen.

Gesammelte Untersuchungen über die photodynamische Erscheinung.

Aus dem pharmakologischen Institute der K. Universität
München

herausgegeben von

Dr. H. v. Tappeiner, und **Dr. A. Jodlbauer,**
Professor der Pharmakologie Privatdozent
und Vorstand des pharmakol. Instituts. und Assistent des pharmakol. Instituts.

Mit 3 Abbildungen im Text und 6 Tafeln.

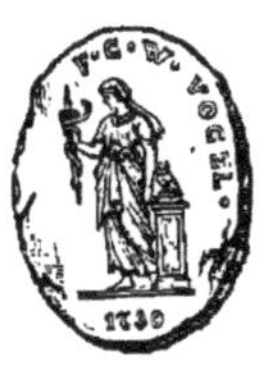

LEIPZIG.
Verlag von F. C. W. Vogel.
1907.

Vorrede.

Die hier mitgeteilten Untersuchungen befassen sich mit der Wirkung des Lichtes auf Zellen und Fermente bei Gegenwart von gewissen lichtabsorbierenden Substanzen, wodurch schon im zerstreuten Tageslicht Tötung resp. Aufhebung der spezifischen Funktion erfolgt. Sie wurde von O. Raab unter meiner Leitung an Infusorien entdeckt und von mir in Verbindung mit mehreren Mitarbeitern, insbesondere mit A. Jodlbauer weiter geführt und auf andere Zellarten, Fermente und ähnliche Stoffe ausgedehnt. Ich habe diesen Substanzen bis zur Klärung ihrer Beziehungen zu Fluorescenzfähigkeit und Sensibilisierungsvermögen den Namen photodynamische gegeben.

Bezüglich des ersteren Punktes ergab die über eine große Anzahl von absorbierenden Substanzen ausgedehnte vergleichende Untersuchung, daß die photodynamische Erscheinung nur bei Substanzen eintritt, welche die Fähigkeit haben in wässeriger Lösung zu fluorescieren. Das gleiche war auch der Fall, bezüglich der photochemischen Veränderung, welche einige einfacher zusammengesetzte chemische Stoffe in wässeriger Lösung erfahren: Oxydation von Jodiden, Oxydation — Reduktion des Gemisches von Ammoniumoxalat + Quecksilberchlorid.

Bezüglich des zweiten Punktes zeigte sich, daß die photodynamische Erscheinung zwar als eine optische Sensibilisierung aufgefaßt werden muß, aber mit der photographischen Sensibilisierung, um welche sich die Frage zunächst drehte, nicht identisch ist. Außerdem ist sie bei Zellen und Fermenten an die Gegenwart von Sauerstoff gebunden, wogegen Licht allein, nach den von uns am Invertin gemachten Beobachtungen auch noch in Räumen zu wirken vermag, welche nach den getroffenen Versuchsanordnungen als sauerstofffrei anzusprechen waren.

Ob der wie es scheint in biologischen Kreisen bereits eingebürgerte Name „photodynamische Substanzen", noch weiter beibehalten werden soll oder fallen zu lassen ist, sei den Fachkreisen zur Entscheidung überlassen. Jedenfalls wäre es nach dem oben Gesagten nicht zweckdienlich ihn einfach ohne nähere einschränkende Bezeichnung mit dem Namen „Sensibilisatoren" zu vertauschen. Auch darf man wohl behaupten, daß die scharfe, wenn auch über das Ziel hinausschießende Hervorhebung des Unterschiedes sich fruchtbarer erwies, als die nur auf oberflächlicher Betrachtung beruhende Identitätserklärung. denn erstere regte zu neuen Untersuchungen an, während letztere durch Verschleierung der bestehenden Unterschiede eher geeignet war den Fortschritt der Erkenntnis zu verzögern.

Da es zunächst den Anschein hatte, daß die Untersuchungen über die Wirkung der fluorescierenden Substanzen eine raschere Anwendung in der Therapie finden würden, so wurde für ihre Publikation eine klinische Zeitschrift (D. Arch. f. klin. Med.) gewählt und in derselben fortgefahren, bis ein gewisser vorläufiger Abschluß erreicht war. Um die Untersuchungen aber nunmehr auch anderen Kreisen bequem zugänglich zu machen, habe ich mich entschlossen, sie zu einer Sonderausgabe zu sammeln und durch Hinzufügung einer Inhaltsübersicht das Auffinden der wichtigeren, in verschiedene Gebiete einschlagenden Beobachtungen zu erleichtern. Dabei ergab sich auch die Gelegenheit zur Anbringung einiger nachträglichen Bemerkungen.

München im Dezember 1906.

H. v. Tappeiner.

Inhaltsübersicht.

---

1) Über einige Ausnahmen conf. V 81. — In einem Referate von O. Gros,
Zeitschr. f. physikal. Chemie 50, 127 wird bemerkt, daß der Vergleich der nach
Anordnung I u. II erhaltenen Resultate nicht einwandfrei sei, da die Enzym-
konzentration in Anordnung II bedeutend höher war, als bei I. Daraufhin von
Jodlbauer unternommene Versuche in einwandfreier Anordnung haben indes
ergeben, daß in der Tat bei Gegenwart von Rohrzucker während der Belichtung
die Schädigung des Fermentes eine geringere ist. Hierüber wird an anderer
Stelle berichtet werden.

---

1) Gegenüber der Darstellung in einigen Referaten, nach der wir zu diesen Oxydationsversuchen erst durch die Arbeit von Straub, Über die Wirkungen von Eosin auf Jodkalium, angeregt worden seien, sei die Bemerkung gestattet, daß unsere Versuche unabhängig von Straub bereits begonnen waren und ihre vorläufige Publikation nur darum 8 Tage später als jene Straub's erfolgte, weil wir nicht die Absicht hatten mit ihnen vor ihrem völligen Abschluß hervorzutreten.

2) Eine Fortsetzung dieser Untersuchung der Eder'schen Reaktion ist in Ber. d. D. chem. Gesellsch. 38, 2602 erschienen.

Errata dieser Abhandlung: p. 78 Zeile 17 von oben ist zu lesen Tetrachlortetrajodfluoresceïnnatrium statt Tetrabromtetrajodfluoresceïnnatrium.

p. 79 Zeile 3 von unten ist zu lesen Kupfer statt Kupferoxyd.

„ 80 „ 1 „ oben „ „ „ Kupfer „ Kupferoxyd.

---

1) Im Literaturverzeichnis dieser Abhandlung wurde zu erwähnen vergessen, daß Sensibilisierung durch Eosin an Seeigeleiern und glatten Muskeln von E. Hertel beobachtet wurde. Zeitschr. f. allgem. Physiol. 5, 557 u. 6, 59.

I.

Über die Wirkung der photodynamischen (fluorescierenden) Stoffe auf Protozoen und Enzyme.

Von

H. v. Tappeiner und **A. Jodlbauer.**

Bei einer auf Veranlassung des einen von uns (T.) unternommenen Untersuchung über die Giftigkeit des salzsauren Acridins $C_{18}H_9N$ für Infusorien (Paramäcien) erhielt Herr O. Raab als er zur Auffindung der unteren Grenze der Giftigkeit schritt und eine Lösung von $1:20000$ untersuchte, ganz verschieden ausfallende Resultate. Bald waren die Paramäcien in einer Stunde tot und zerfallen, bald lebten sie über einen halben Tag. Die zu jener Zeit (Winter 1897/98) sehr ungleichen Lichtverhältnisse (Wechsel von sehr trüben und hellen Tagen) legten schließlich den Gedanken nahe, es möchte ein Einfluß des Lichtes bei diesen sonst ganz unerklärlichen Versuchsergebnissen im Spiele sein. In der Tat brachte ein entsprechend eingerichteter Versuch sofort unzweifelhafte Gewißheit: „Paramäcien mit Acridinlösung $1:20000$ versetzt starben im Sonnenlicht in 6 Minuten, im zerstreuten Tageslicht in 60 Minuten, ganz im Dunkeln gehalten, waren sie nach 60000 Minuten noch am Leben."

Da verschiedene Kontrollversuche, insbesondere Ausschaltung der Wärmewirkung der strahlenden Energie durch Vorlage von gesättigter Kupfersulfatlösung, an diesem Ergebnisse nichts wesentliches änderten, so hatte man in ihm eine „Lichtwirkung" vor sich, wie sie in dieser Weise in der Biologie noch nicht beobachtet worden war.

Diese neue Lichtwirkung soll in der Folge, um sie mit einem Namen zu fixieren, als photodynamische Wirkung bezeichnet werden.

Acridin ist durch eine hervorragende optische Eigenschaft ausgezeichnet, die der Fluorescenz, d. i. die Fähigkeit einen Teil der absorbierten Strahlen als Licht anderer Brechbarkeit wieder aus-

1

zugeben. Dies gab Anlaß noch einige andere fluorescierende Körper: Phosphin, Eosin, Chinolinrot, Harmalin und Chinin zu untersuchen, mit dem Ergebnisse, daß auch sie diese „Lichtwirkung" zeigten, wogegen Kontrollversuche mit mehreren nichtfluorescierenden Stoffen negatives Resultat ergaben.

Nachdem die Untersuchung mit Lichtfiltern und die Untersuchung in prismatisch zerlegtem Lichte ergeben hatte, daß die photodynamische Wirkung nur bei Zutritt von Strahlen bestimmter Wellenlänge auftritt, wurde es schließlich als sehr wahrscheinlich bezeichnet, daß die Erscheinung mit der Erregung von Fluorescenz im Zusammenhange stehe.[1]

Im Winter 1900 verfolgte Richard Jacobson auf Veranlassung des einen von uns (T) die Frage, ob die bei Paramäcien nachgewiesene Wirkung fluorescierender Stoffe auch bei Zellen höherer Tiere vorhanden sei, und fand dies für das Flimmerepithel des Frosches bestätigt.[2]

1903 folgte die Entdeckung, daß auch Enzyme und Toxine durch fluorescierende Substanzen in ganz analoger Weise beeinflußt werden[3]; gleichzeitig ergaben therapeutische Versuche sehr auffallende und viel versprechende Wirkungen bei carcinomatösen, tuberkulösen und luetischen Affektionen.[4] Alle diese Beobachtungen forderten dazu auf, die photodynamische Wirkung auf dieser erweiterten Grundlage einer umfassenden Untersuchung zu unterziehen. Die folgenden Abschnitte enthalten den ersten Teil der dabei gewonnenen Ergebnisse.

I. Abschnitt. Wirkung auf Protozoen.
A. Versuche an Paramaecium caudatum.

Die Versuche dieses Abschnittes wurden hauptsächlich mit Paramaecium caudatum ausgeführt. Es ist dies eine große, noch mit freiem Auge eben sichtbare Infusorienart (Ciliatae), welche vermöge ihres Wimperkleides und der langen Schwanzcilien sich äußerst rasch bewegt. Sie läßt sich in Pflanzenaufgüssen oder

---

1) H. v. Tappeiner, Münchener med. Wochenschr. Nr. 1 1900; O. Raab, Zeitschr. f. Biologie Bd. 39 u. 44.

2) Zeitschr. f. Biologie Bd. 41 S. 444.

3) H. v. Tappeiner, Über die Wirkung fluorescierender Substanzen auf Fermente und Toxine. Ber. d. D. chem. Gesellsch. Bd. XXXVI (1903) S. 3035.

4) H. v. Tappeiner u. A. Jesionek, Münch. med. Wochenschr. 1903 Nr. 47.

dergleichen leicht in größter Zahl und angenäherter Reinkultur züchten.

Die Untersuchungen geschahen größtenteils im hängenden Tropfen in feuchter Kammer von bekannter einfacher Konstruktion. Auf einem Objektträger ist ein Glasring von ca. 10 mm Höhe und 20 mm Durchmesser aufgekittet, auf dessen oberen abgeschliffenen und eingefetteten Rande ein Deckglas aufgelegt wurde, auf dessen Unterseite sich eine Mischung von zwei gleich großen Tropfen Paramäcienkultur und Versuchslösung befand. In besonderen Fällen, zumal in solchen, wo die angewandten Strahlen direkt, ohne zwischenliegende Glasschicht, zutreten sollten, wurde die Untersuchung in Uhrschälchen vorgenommen. 2 ccm Versuchslösung wurden dann mit 2—3 Tropfen der Kultur versetzt. Es wurden nur an Paramäcien reiche Kulturen verwendet, so daß in einem Tropfen mindestens ein gutes Dutzend, im Uhrglase entsprechend mehr enthalten waren. Die Beobachtung der Tierchen geschah unter dem Mikroskope bei schwacher Vergrößerung. Normal sieht man die Paramäcien fast ununterbrochen geradlinig hin- und herschießen. Wenn die Versuchslösung zu wirken anfängt, werden diese Bewegungen langsam und hören schließlich auf. Die Tiere machen dann noch eine Zeitlang Bewegungen in loco (rollende Bewegung), werden dann flaschenförmig aufgetrieben, wobei auch die Flimmerbewegung zum Stillstande kommt, körnige Massen beginnen aus ihrem Leibe auszutreten und schließlich zerfallen sie gänzlich.

Als Zeit des Todeseintrittes wurde der Beginn des Zerfalles notiert. Bei Lebzeiten oder während des Absterbens eingetretene Färbungen der Paramäcien durch die Versuchssubstanz wurden notiert.[1] Die hauptsächlich verwendete Lichtquelle war zerstreutes Tageslicht und zwar, da die Mehrzahl der Versuche in die Herbst- und Wintermonate fiel, solches von sehr mäßiger Intensität. Ein Schutz gegen die Wärmewirkung der strahlenden Energie, gegen welche die Paramäcien sehr

---

1) Färbungen intra vitam wurden nur bei dem kleineren Teile der photodynamisch wirksamen Stoffe beobachtet, auch wenn sie intensive Farbstoffe waren. In den anderen Fällen scheint entweder das Eindringen äußerst geringer, dem Auge nicht mehr wahrnehmbarer Mengen zur Wirkung schon auszureichen, oder die photodynamische Wirkung findet nur an der Oberfläche der Zelle statt. Eine mikroskopische Untersuchung auf eventuelle Verschiedenheiten bezüglich der histologischen Veränderungen, welche die Paramäcien durch die photodynamischen Substanzen im Dunkeln und im Hellen erfahren, dürfte sich in diesen und anderen Fragen als lohnend erweisen.

empfindlich sind, ist dann unnötig. An hellen Tagen des Frühjahrs und Sommers ist ein solcher hingegen absolut erforderlich. Bei Versuchssubstanzen, welche ihre Absorption im brechbarerem Teile des sichtbaren Spektrums oder im Ultravioletten besitzen, wurde eine 4.5 cm dicke Schicht von konzentrierter Kupfersulfatlösung vorgelegt, welche bekanntlich die infraroten Strahlen völlig und die sichtbaren Strahlen bis etwas über D $\frac{1}{2}$ E absorbiert. Bei Substanzen, welche weniger brechbare Strahlen absorbieren, ist eine angesäuerte 7 proz. Lösung von schwefelsaurem Eisenoxydul in 5,4 cm dicker Schichte am Platze, welche nur die infraroten Strahlen, diese aber bis auf 1,2 % der gesamten Strahlung absorbiert.[1])

Die Versuche wurden in den Vormittagsstunden angesetzt. War der Tod der Paramäcien nicht bis zum Abend, also nach ca. 9 Stunden Belichtung eingetreten, so wurde am nächsten Tage weiter exponiert und als Stunde des eingetretenen Todes dann die ganze Zeit von Beginn des Versuches, die Nachtstunden also eingerechnet, bezeichnet. Die so erhaltenen Todeszeiten haben natürlich nur relativen Wert. Einmal war das zerstreute Tageslicht je nach der Witterung ein wechselndes. Photometrische Messung hätte keinen Wert gehabt, da das Licht ja oft am selben Tage ein fortwährend wechselndes war. Außerdem ist hervorzuheben, daß die Paramäcien, wenn sie lange Zeit kultiviert werden, sich weniger resistenzfähig zeigen. Sehr lange fortgetriebene Inzucht ist nicht zulässig; die Kulturen wurden daher von Zeit zu Zeit mit frischem Materiale aus dem zoologischen Institute erneuert. Für den vorliegenden Zweck — eine Übersicht über die photodynamischen Substanzen und eine Schätzung der Intensität ihrer Wirkung zu erlangen — war das Verfahren völlig genügend, um so mehr als da, wo es auf den Vergleich in e i n e r Gruppe von Substanzen ankam, die Versuche am selben Tage und an derselben Generation von Paramäcien angestellt wurden.

Dem Tageslichte von mäßiger Helligkeit ungefähr gleich ist das Licht einer Oberlicht-Reflektorlampe System Hrabowski von Siemens & Halske in Abstand von $1\frac{1}{2}$ Meter, falls die stärkere Wärmewirkung durch Vorlage von Kupfersulfatlösung ausgeglichen wird.

S o n n e n l i c h t und e l e k t r i s c h e s K o h l e n b o g e n l i c h t einer offenen Lampe von 25 Ampère und 60 Volt wurden nur

---

1) R. Z s i g m o n d y, Wied. Ann. 49. 533.

ausnahmsweise bei besonderen namhaft gemachten Anlässen verwendet. Schutz gegen die Wärmewirkung der strahlenden Energie
durch Kupfersulfatvorlage ist hier unerläßlich, ganz besonders beim
Kohlenbogenlicht. Wird dieser angewendet, so vertragen Paramäcien das elektrische Licht mehrere Stunden ohne wesentliche
Schädigung. Bei Versuchen mit gewissen photodynamischen Substanzen (Eosin) steht das Bogenlicht dem Sonnenlicht nach, weil
es eben im Verhältnis zu den hier hauptsächlich in Betracht
kommenden grünen Strahlen zu viel infrarote, rote und ultraviolette
Strahlen aussendet. In noch stärkerem Grade als für Paramäcien
tritt diese Inferiorität des Kohlenlichtes bei Enzymen (Invertin)
hervor.

Die Untersuchung erstreckt sich auf nahezu sämtliche
wichtigeren fluorescierenden Stoffe, soweit deren Lös-
lichkeit und sonstigen Eigenschaften es zuließen. Die basischen
Stoffe wurden als Chloride, die sauren als Natronsalze untersucht.[1]

Die Ergebnisse sind in den folgenden Belegen niedergelegt.
Sie sind mit durchlaufenden Nummern versehen, um spätere Hin-
weise zu erleichtern. In Einteilung nach chemischen Gruppen, Kon-
stitutionsformeln und Angaben über die fluorophore Atomgruppe,
sind wir im ersten Teile Rich. Meyer[2] gefolgt, dem auch
Th. Hewitt[3] sich angeschlossen hat. Die Untersuchungen ergaben folgendes:

Sehr starke photodynamische Wirkung (noch in
millonenfacher Verdünnung), zeigten: die Gruppe des Acridins, des
Phenoxazins und Thiazins, sowie das Phenylchinaldin.

Starke, zum Teil sehr starke Wirkung: die Gruppe
des Fluoresceïns und Xanthons, worüber näheres in Abschnitt III
enthalten ist, die Gruppe des Anthracens, das Harmalin.

Mäßig starke Wirkung: die Derivate des Phenazins,
(Phenazin selbst sehr stark), die Chinolinfarbstoffe, das Hydrastinin.

Schwache Wirkung: die Naphtalinderivate und Chininsalze.

---

1) Eine große Anzahl dieser Stoffe verdanken wir den freundlichen Zu-
sendungen der Herren Prof. Bernthsen, O. Fischer, Kehrmann, Rich.
Meyer und G. Schultz, sowie der Badischen Anilin- und Sodafabrik, der
Farbwerke vorm. Fr. Bayer u. Co., vorm. Meister Lucius u. Brüning, Böhringer
u. Söhne, L. Casella u. Co. und L. Durand, Huguenin u. Co.

2) Über die Beziehung zwischen Konstitution und Fluorescenz einiger Substanzen. Zeitschr. f. physik. Chem. 24, S. 468.

3) Über einige Beziehungen zwischen Fluorescenz und chem. Konstitution,
Zeitschr. für physik. Chemie 34, S. 1.

Keine deutliche, resp. äußerst schwache Wirkung im zerstreuten Tageslichte hatten: Fluorindindisulfosäure und Aesculin.

Auch das Verhalten aller dieser Substanzen im Dunkeln, d. h. ihre Giftigkeit, in Beziehung zur chemischen Konstitution zeigt manches Interessante, worauf in den Belegen hingewiesen ist.

I. Substanzen mit selektiver Absorption im sichtbaren Teile des Spektrums (Farbstoffe).

Gruppe des Fluoresceïns.

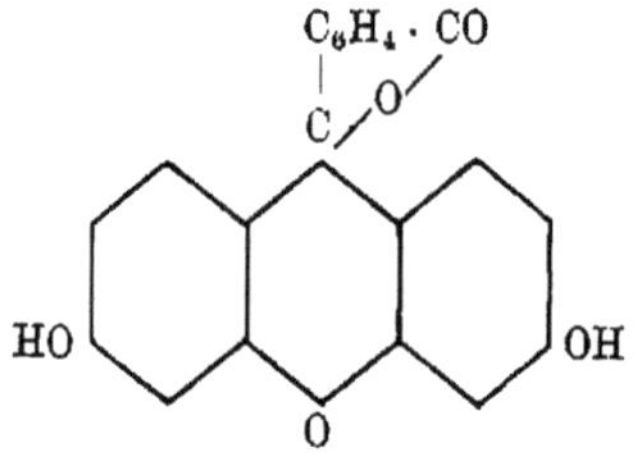

$$C_6H_4 \cdot CO$$

Fluorescein.

Die fluorophore Atomgruppe ist der zwischen den zwei Benzolkernen gelagerte Pyronring.

Sämtliche Stoffe wurden als Natronsalze untersucht.

1. Fluoresceïn.

Farbe der Lösung: gelbgrün; Fluorescenz: grün, sehr stark. Absorption: In Lösung 1:100 000 von Mittelgrün (13,7)[1]) — ins Violett.

Versuch 1. Heller Wintertag.

Konzentration	Hell	Dunkel
1:250	tot nach 40 Min.	lebend nach 24 St.
1:500	„ „ 2½ St.	„
1:1000	„ „ 6 „	„
1:4000	lebend „ 24 „	„

Versuch 2. Mittelheller Frühlingstag, Eisenoxydulvorlage.

Konzentration	Hell	Dunkel
1:250	tot nach 20 Min.	tot nach 30 Min.
1:500	„ „ 1 St.	„
1:700	„ „ 1 „	lebend nach 24 St.
1:1000	„ „ 2 „	„
1:2000	„ „ 5 „	„
1:4000	„ „ 9 „	„
1:8000	lebend „ 24 „	„

1) Ablesungen an der Skala eines Krüß'schen Apparates, wobei D = 10,0, E = 12,85, b = 13,35, F = 15,48 ist.

2. Dichlorfluoresceïn.
Im Phtalsäurerest substituiert.

Farbe der Lösung: bräunlichgrün. Fluorescenz: grün mit etwas gelb, sehr stark. Absorption in Lösung 1:100000: Von der Linie b (13,2) — ins Violett.

Mittelheller Frühlingstag; Eisenoxydulvorlage.

Konzentration	Hell			Dunkel		
1 : 500	tot nach	20	Min.	tot nach	30	Min.
1 : 700	„	„	„	„	„	2 St.
1 : 1000	„	„	1¹/₂ St.	lebend	„	24 „
1 : 2000	„	„	1¹/₂ „	„	„	„
1 : 5000	„	„	2 „	„	„	„
1 : 20 000	„	„	3 „	„	„	„
1 : 30 000	„	„	7 „	„	„	„
1 : 35 000	lebend	„	24 „	„	„	„
1 : 40 000	„	„	24 „	„	„	„

3. Dibromfluoresceïn.
In den Resorcinresten substituiert.

Farbe der Lösung: rötlich-gelbgrün. Fluorescenz: grün mit etwas gelb, stark. Absorption in Lösung 1:100000: Von E — Anfang violett.

Mittelheller Frühlingstag; Eisenoxydulvorlage.

Konzentration	Hell			Dunkel		
1 : 600	tot nach	¹/₄	St.	tot nach	¹/₄	St.
1 : 700	„	„	„	„	„	12 „
1 : 1000	„	„	„	lebend	„	24 „
1 : 20 000	„	„	3 St.	„	„	„
1 : 30 000	„	„	4 „	„	„	„
1 : 40 000	„	„	7 „	„	„	„
1 : 50 000	„	„	10 „	„	„	„
1 : 60 000	lebend	„	24 „	„	„	„

4. Dijodfluoresceïn.
In den Resorcinresten substituiert.

Farbe der Lösung: gelbbräunlich. Fluorescenz: moosgrün. Absorption in Lösung 1:100000: von Anfang grün (12,7) — Ende grün.

Konzentration	Hell			Dunkel		
1 : 1500	—			tot nach	24	St.
1 : 2000	tot nach wenigen Min.			lebend	„	24 „
1 : 50 000	tot nach	5	St.	„	„	48 „
1 : 100 000	„	„	24 „	„	„	48 „
1 : 160 000	lebend	„	24 „	„	„	48 „

5. Tetrachlorfluoresceïn.
Im Phtalsäurerest substituiert.

Farbe der Lösung: grün mit etwas braun. Fluorescenz: grün, kräftig. Absorption in Lösung 1 : 100 000 : von Anfang grün (12,7) bis ins Violett.

1. Versuch. Trüber Tag.

Konzentration	Hell	Dunkel
1 : 500	tot nach $^1/_2$ St.	tot nach 1 St.
1 : 800	„ „ $1^1/_2$ „	„ „ 6 „
1 : 1000	„ „ 4 „	die Hälfte tot nach 24 St., alles tot nach 48 St.
1 : 2000	„ „ 6 „	alles lebend nach 48 St.
1 : 3000	„ „ 8 „	„ „ „ „
1 : 4000	„ „ 24 „	„ „ „ „
1 : 6000	die Hälfte lebend nach 24 St.	„ „ „ „

2. Versuch. Mittelheller Frühlingstag. Eisenoxydulvorlage.

Konzentration	Hell	Dunkel
1 : 500	tot nach 20 Min.	tot nach 30 Min.
1 : 700	„ „ $^1/_2$ St.	$^3/_4$ „ „ 24 St.
1 : 1000	„ „ $1^1/_2$ „	lebend nach 24 St.
1 : 2000	„ „ $1^1/_2$ „	„ „ „
1 : 5000	„ „ 3 „	„ „ „
1 : 20 000	„ „ 5 „	„ „ „
1 : 30 000	„ „ 6 „	„ „ „
1 : 35 000	lebend „ 24 „	„ „ „

6. Tetrabromfluoresceïn (Eosin).
In den Resorcinresten substituiert.

Farbe der Lösung: rotgelb. Fluorescenz: grün, mäßig stark. Absorption in Lösung 1 : 100 000 : von Anfang grün (12,5) bis ins Violett.

1. Versuch. Trüber Tag.

Konzentration	Hell	Dunkel
1 : 500	tot nach $^1/_4$ St.	ebenso
1 : 1000	„ „ 1 „	noch lebend, aber größtenteils nur mehr rollend nach 24 St.
1 : 2000	„ „ 1 „	lebend nach 24 St.
1 : 6000	„ „ $1^1/_4$ „	„ „ „
1 : 20 000	„ „ 3 „	„ „ „
1 : 40 000	„ „ 4 „	„ „ „

2. Versuch. Mittelheller Frühlingstag. Eisenoxydulvorlage.

Konzentration	Hell	Dunkel
1 : 500	tot nach $\frac{1}{4}$ St.	ebenso
1 : 700	„ „ $\frac{1}{4}$ „	tot nach 10 St.
1 : 1000	„ „ 1 „	lebend „ 24 „
1 : 20 000	„ „ 2 „	„ „ 48 „
1 : 30 000	„ „ 3 „	„ „ „
1 : 50 000	„ „ 7 „	„ „ „
1 : 60 000	lebend „ 24 „	„ „ „

7. Tetrajodfluorescein (Erythrosin).
In den Resorcinresten substituiert.

Farbe der Lösung: rosarot. Absorption in Lösung 1 : 100 000: von 12,2—14,2. Fluorescenz: moosgrün, nur mit Linse im Sonnenlichte sehr deutlich.

Konzentration	Hell	Dunkel
1 : 2000	tot in wenigen Min.	tot nach 6 St.
1 : 2200	„ „ „ „	lebend nach 24 St.
1 : 4000	„ „ „ „	die Hälfte tot nach 48 St.
1 : 6000	„ „ „ „	alles lebend „ „
1 : 60 000	tot nach $\frac{1}{2}$ St.	„ „ „ „
1 : 80 000	„ „ $2\frac{3}{4}$ „	„ „ „ „
1 : 160 000	lebend „ 24 „	„ „ „ „
1 : 320 000	„ „ 48 „	„ „ „ „

8. Dichlortetrabromfluorescein.
Chlor im Phtalsäurerest, Brom in den Resorcinresten substituiert.

Farbe der Lösung: gelbrot. Fluorescenz: gelbgrün. Absorption in Lösung 1 : 100 000: von Mitte gelb (11,8) bis Mitte grün (13,7).

Trüber Tag.

Konzentration	Hell	Dunkel
1 : 2000	tot sofort nach dem Ansetzen	tot nach 20 Min.
1 : 4000	„ „ „ „ „	lebend nach 48 St.
1 : 100 000	tot nach 2 St.	„ „ „
1 : 200 000	„ „ 3 „	„ „ „
1 : 300 000	„ „ 5 „	„ „ „
1 : 400 000	„ „ 7 „	„ „ „
1 : 600 000	lebend „ 24 „	„ „ „

9. Dichlortetrajodfluorescein.
Chlor im Phtalsäurerest, Jod in den Resorcinresten substituiert.

Farbe der Lösung: dunkelrot. Fluorescenz: moosgrün mit Linse in Sonnenlicht. Absorption in Lösung 1 : 100 000: von Mitte gelb (11,3) bis Anfang grün (13,0).

Trüber Tag.

Konzentration	Hell	Dunkel
1 : 12 000	tot alsbald nach d. Ansetzen	alles tot nach 24 St.
1 : 20 000	„ „ „ „ „	die Hälfte tot nach 24 St.
1 : 30 000	„ „ „ „ „	alles lebend nach 24 St.
1 : 200 000	tot nach $^1/_2$ St.	„ „ „ „
1 : 400 000	„ „ $1^1/_2$ „	„ „ „ „
1 : 800 000	„ „ $2^1/_4$ „	„ „ „ „
1 : 1 600 000	„ „ 2 „	„ „ „ „
1 : 2 000 000	die Hälfte tot nach 7 St.	„ „ „ „
1 : 3 000 000	alles lebend nach 24 St.	„ „ „ „

10. Tetrachlortetrajodfluoresceïn.

Chlor im Phtalsäurerest, Jod in den Resorcinresten substituiert.

Farbe der Lösung: bläulichrot. Fluorescenz: mit Linse in Sonnenlicht goldgrün. Absorption in Lösung 1 : 100000: von Mitte gelb (11,3) bis Anfang grün (12,8).

Trüber Tag.

Konzentration	Hell	Dunkel
1 : 20 000	tot sofort nach dem Ansetzen	tot nach $^1/_2$ St.
1 : 30 000	„ „ „ „ „	„ „ 16 „
1 : 40 000	„ „ „ „ „	die Hälfte tot nach 24 St.
1 : 60 000	„ „ „ „ „	alles lebend nach 48 St.
1 : 200 000	tot nach $^1/_4$ St.	„ „ „ „
1 : 400 000	„ „ $^1/_2$ „	„ „ „ „
1 : 800 000	„ „ 1 „	„ „ „ „
1 : 1 600 000	„ „ 2 „	„ „ „ „
1 : 2 000 000	„ „ 3 „	„ „ „ „
1 : 3 200 000	„ „ 4 „	„ „ „ „
1 : 4 000 000	„ „ $4^1/_2$ „	„ „ „ „
1 : 6 000 000	„ „ 5 „	„ „ „ „
1 : 8 000 000	„ „ 15 „	„ „ „ „
1 : 10 000 000	lebend „ 24 „	„ „ „ „

Die Fluoresceïnsubstitutionsprodukte besitzen alle starke Photodynamie, eine Zusammenstellung der Intensität derselben ist im 3. Abschnitt enthalten. Bei den rot gefärbten Stoffen sieht man, daß der Farbstoff etwas in die lebenden Paramäcien eindringt, indem sich dieselben rosa färben. Im Momente des Absterbens nimmt das Eindringen des Farbstoffes sehr rasch zu.

11. Tetrabromfluoresceïnäthylester.

Farbe der Lösung: gelbrötlich. Absorption in Lösung von 1 : 100000: 12,6—14,5. Fluorescenz: grün.

Trüber Tag.

Konzentration	Hell	Dunkel
1 : 26 000	tot nach 20 Min.	tot nach 40 Min.
1 : 100 000	„ „ 30 „	die Hälfte tot nach 24 St.
1 : 200 000	„ „ 35 „	alles lebend nach 24 u. 48 St.
1 : 400 000	„ „ $2^1/_2$ St.	„ „ „ „
1 : 600 000	„ „ 5 St.	„ „ „ „

12. Dichlortetrabromfluoresceïnäthylester.

Farbe der Lösung: rosa. Absorption in Lösung von 1 : 100 000: von 12,8—14,8. Fluorescenz: goldgelb.

Trüber Tag.

Konzentration	Hell	Dunkel
1 : 26 000	tot nach 4 Min.	tot nach 10 Min.
1 : 100 000	„ „ 10 „	„ „ 45 „
1 : 200 000	„ „ $1/_2$ St.	„ „ 2 St.
1 : 400 000	„ „ $3/_4$ „	alles lebend nach 48 St.
1 : 1 000 000	„ „ $1^1/_4$ „	„ „ „ „
1 : 1 500 000	„ „ $4^1/_2$ „	„ „ „ „

Die Fluoresceïnester haben starke Lichtwirkung.

13. Tetraäthyl-Rhodamin.

Die beiden Hydroxyle der Resorcinreste sind durch die Gruppe $N(C_2H_5)_2$ ersetzt; basischer Farbstoff, als Chlorid untersucht.

Farbe der Lösung: rotgelb. Absorption in Verdünnung von 1 : 50 000 im Anfang von grün (12,1 bis 14,2). Fluorescenz: gelb.

Konzentration	Hell	Dunkel
1 : 2000	tot nach 8 Min.	tot in 10 Min.
1 : 4000	„ „ $1/_4$ St.	„ „ 3 St.
1 : 5000	„ „ $1^1/_2$ St.	lebend nach 24 St.
1 : 10 000	lebend nach 24 St.	„ „ „

14. Tetraäthyl-Rhodaminäthylester.

Basischer Farbstoff, als Chlorid untersucht.

Heller Tag.

Konzentration	Hell	Dunkel
1 : 2000	tot sofort	ebenso
1 : 5000	„ „	tot nach 1 St.
1 : 10 000	tot nach 10 Min.	„ „ $1^1/_2$ St.
1 : 20 000	„ „ 25 „	„ „ 2 „
1 : 30 000	—	„ „ 4 „
1 : 60 000	—	lebend nach 24 St.
1 : 70 000	tot nach 2 Std.	„ „ „
1 : 100 000	lebend nach 6 St.	„ „ „
1 : 150 000	„ „ 24 „	„ „ „

Die Rhodamine haben mäßige photodynamische Wirkung.

Gruppe des Anthracen.

$$CH$$

Anthracen.

Die fluorophore Funktion wird dem zwischen den zwei Benzolkernen gelagerten Ringe zugeschrieben.

Die zur Untersuchung gelangten Anthracenderivate sind zwar selbst keine Farbstoffe, sondern nur Stammsubstanzen von solchen, sollen aber wegen der nahen chemischen Beziehung zur Fluoresceïngruppe hier angereiht werden.

15. Anthracen-α-monosulfosaures Kali.[1]

Schön kristallisiertes, in Wasser sehr schwer lösliches Salz. Fluorescenz lebhaft blauviolett.

Trüber Tag.

Konzentration	Hell	Dunkel
1 : 10 000	tot nach 5 St.	lebend nach 48 St.
1 : 20 000	„ „ 9 „	„
1 : 40 000	„ „ 30 „	„

16. α-Anthracendisulfosaures Natron.

Gelbliche Lösung; fluoresciert schwach blauviolett.

Trüber Tag.

Konzentration	Hell	Dunkel
1 : 2000	tot nach 2 St.	lebend nach 48 St.
1 : 4000	„ „ 3 „	„
1 : 8000	„ „ 7 „	„
1 : 16 000	die Hälfte „ „ 6 „	„
	alle „ „ 48 „	
1 : 32 000	alle lebend „ 48 „	„

17. β-Anthracendisulfosaures Natron.

Gelbliche Lösung; fluoresciert stärker als vorige.

Heller Tag.

Konzentration	Hell	Dunkel
1 : 2000	die Hälfte tot nach 4 St.	lebend nach 48 St.
	alle „ „ 7 „	
1 : 8000	die Hälfte „ „ 7 „	„
	alle „ „ 48 „	
1 : 16 000	alle lebend „ 48 „	„

---

1) Robert E. Schmidt, Ber. d. D. chem. Gesellsch. 37 S. 66.

Entsprechend der stärkeren Fluorescenzhelligkeit ist die Lichtwirkung schwächer.

18. Dichloranthracendisulfosaures Natron.

Die gelbliche Lösung fluoresciert bei Verdünnung lebhaft violett.

Heller Tag.

Konzentration	Hell	Dunkel
1 : 75	sofort tot	alle lebend nach 48 St.
1 : 200	tot nach 10 Min.	„
1 : 1000	„ „ 15 „	„
1 : 5000	„ „ 25 „	„
1 : 20 000	„ „ 45 „	„
1 : 40 000	„ „ 1 St.	„
1 : 100 000	„ „ 1½ „	„
1 : 200 000	„ „ 12 „	„
1 : 400 000	„ „ 16 „	„
1 : 1 000 000	„ „ 26 „	„
1 : 2 000 000	die Hälfte tot nach 26 St.	„

Die photodynamische Wirkung dieser Substanz ist eine sehr große.

Gruppe des Acridins.

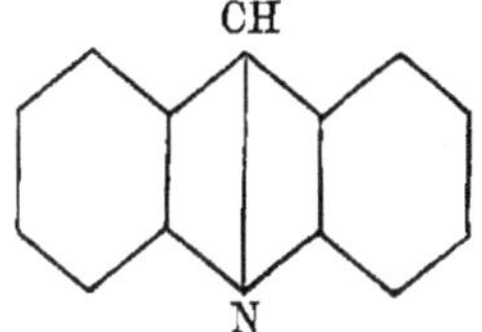

Acridin ist ein Anthracen, in dessen mittlerem Kohlenstoffringe eine CH-Gruppe durch ein Stickstoffatom ersetzt ist. Dieser mittlere Ring ist ohne Zweifel auch der Fluorophor.

19. Salzsaures Acridin.

Die gelbe Lösung fluoresciert blau.

Acridin und sein Derivat Methylphosphin wurden bereits von O. Raab untersucht. Es folgen hier noch einige Werte zum Vergleiche der am selben Tage angestellten Versuche mit den folgenden beiden Derivaten; sie sind unter Eisenoxydulvorlage angestellt.

Heller Tag.

Konzentration	Hell	Dunkel
1 : 2 000 000	tot nach 3 St.	lebend nach 48 St., noch in Konzentration von 1 : 30 000
1 : 5 000 000	„ „ 4 „	—
1 : 10 000 000	„ „ 9 „	—

20. Salzsaures Chrysanilin.

Aus dem Phosphin des Handels 3 mal umkristallisiert.
Die gelben Lösungen fluorescieren grün.

Konzentration	Hell	Dunkel
1 : 2 000 000	tot nach 5 St.	lebend nach 48 St., noch in Konzentration v. 1 : 750 000
1 : 5 000 000	„ „ 9 „	—
1 : 10 000 000	¹/₄ „ „ 9 „	—
1 : 20 000 000	alle lebend „ 9 „	—
	die Hälfte tot „ 36 „	

21. Salzsaures Benzoflavin.

Dem vorigen isomer.
Die gelbe Lösung fluoresciert grün, stärker als vorige.

Konzentration	Hell	Dunkel
1 : 1 000 000	tot nach 1 St.	lebend nach 48 St., noch in Konzentration v. 1 : 150 000
1 : 2 500 000	„ „ 2 „	—
1 : 5 000 000	„ „ 4 „	—
1 : 10 000 000	„ „ 9 „	—

Die Lichtwirkung aller Acridinderivate ist eine außerordentlich hohe.

Gruppe des Phenazins (Azine).

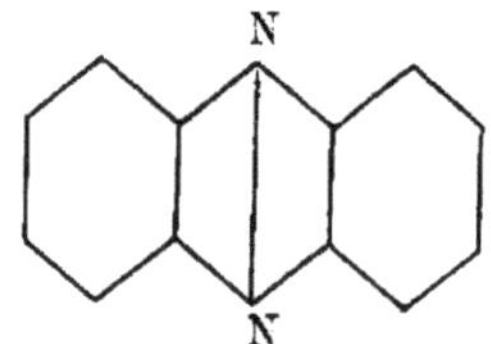

Phenazin.

Von dieser Base leiten sich mehrere wichtige schön fluorescierende Farbstofffamilien ab.

22. Phenazinchlorid.

Das in Wasser mit schwach grünlichgelber Farbe schwer lösliche Salz zeigt mit Linse in Sonnelicht sehr schwache grünblaue Fluorescenz.

Konzentration	Hell	Dunkel
1 : 100 000	tot nach ³/₄ St.	Die Hälfte tot nach ¹/₂ St.; alle nach 24 St.
1 : 200 000	„ „ 1 „	Die Hälfte tot nach 24 St.; ebenso nach 48 St.
1 : 400 000	„ „ 2 „	Alle lebend nach 48 St.
1 : 800 000	„ „ 5 „	„
1 : 1 600 000	„ „ 7 „	„
1 : 2 400 000	„ „ 8 „	„

23. Diamidophenazinchlorid.

Die mäßig gelbrote Lösung fluoresciert mit Linse im Sonnenlicht sehr deutlich feurig rot. Absorption: schmaler Streifen im Rot.
Sehr heller Tag. Eisenoxydulvorlage.

Konzentration	Hell	Dunkel
1 : 40 000	tot nach ¹/₂ St.	bereits in Konz. von 1 : 2000 lebend nach 24 St.
1 : 120 000	„ „ 1 „	
1 : 200 000	„ „ 2 „	
1 : 400 000	„ „ 3 „	

24. Dimethyldiamidotoluphenazinchlorid (Toluylenrot, Neutralrot).

Die sehr lichtempfindliche karmoisinrote Lösung zeigt mit Linse im Sonnenlicht schwach orangegelbe Fluorescenz. Absorption in Lösung von 1 : 20 000: von Ende gelb (12,5) bis ins Ultraviolette.

Konzentration	Hell	Dunkel
1 : 20 000	tot nach wenigen Min.	tot nach 1 St.
1 : 40 000	„	„ „ 9 „
1 : 90 000	„	lebend nach 24 St.
1 : 200 000	tot nach ¹/₂ St.	„
1 : 400 000	„ „ 2 „	„
1 : 800 000	„ „ 3 „	„
1 : 1 200 000	„ „ 36 „	
1 : 1 600 000	lebend nach 36 „	

25. Phenosafraninchlorid.

Die rote Lösung zeigt mit Linse im Sonnenlicht deutlich grünlich-goldgelbe Fluorescenz. Absorption in Lösung von 1 : 100 000: von Ende gelb (12) bis zum Violetten.

Konzentration	Hell	Dunkel
1 : 5000	—	tot nach 3 St.
1 : 10 000	—	„ „ 9 „
1 : 15 000	—	lebend „ 24 „
1 : 200 000	tot nach 3 St.	„
1 : 400 000	„ „ 9 „	„
1 : 800 000	lebend n. 9 St.; tot n. 36 St.	„
1 : 1 000 000	lebend nach 36 St.	„

26. Tolusafranin (Safranin T des Handels) (Merck).

Die rote Lösung des Chlorids zeigt mit Linse im Sonnenlicht gelbrote Fluorescenz. Absorption: schwacher Doppelstreif bei 12,8 und 14,5 (Formánek).

Konzentration	Hell	Dunkel
1 : 10 000	—	tot nach 9 St.
1 : 40 000	—	lebend nach 48 St.
1 : 200 000	tot nach 3 St.	„
1 : 400 000	„ „ 9 „	„
1 : 800 000	lebend n. 9 St.; tot n. 36 St.	„
1 : 1 000 000	lebend nach 36 St.	„

27. Rosindulinchlorid.

Die rote Lösung zeigt direkt wahrnehmbare gelbe Fluorescenz. Absorption in Lösung von 1 : 25 000: von Anfang grün (12,0) bis ins Violette.

Konzentration	Hell	Dunkel
1 : 40 000	tot nach 5 Min.	ebenso
1 : 100 000	„ „ 10 „	„
1 : 200 000	„ „ $^1/_2$ St.	„
1 : 400 000	„ „ 1 „	träge sich bewegend n. 3 St. tot nach 5 St.
1 : 800 000	„ „ 6 „	„ „ 24 „
1 : 1 600 000	die Hälfte tot n. 7 St.; alle nach 18 St.	lebend nach 24 St.
1 : 2 400 000	die Hälfte tot n. 8 St.;	„

Die träge sich bewegenden Tiere sind deutlich rosa gefärbt.

28. Phenylrosindulintrisulfosaures Natron (Azokarmin).

Die rosa Lösung zeigt mit Linse im Sonnenlicht sehr schwachen, grünlichgelben Kegel. Absorption in Lösung von 1 : 25 000: von Anfang grün (12,0) bis ins Violette.

Konzentration	Hell	Dunkel
1 : 2000	—	lebend nach 24 St.
1 : 20 000	tot nach 5 St.	„
1 : 40 000	lebend nach 48 St.	„

Färbung der Tiere nicht deutlich zu bemerken.

29. Magdalarot (L. Durand, Huguenin & Co.).

Die roten Lösungen des in Wasser schwer löslichen Chlorids haben gelbrote Fluorescenz. Absorption in Lösung von 1 : 25 000: von E an bis Ende von Grün (16,0).

Konzentration	Hell	Dunkel
1 : 50 000	tot nach $^1/_2$ St.	tot nach 4 St.
1 : 100 000	„ „ 1 $^1/_2$ „	$^1/_5$ tot nach 24 St.
1 : 150 000	$^3/_4$ „ „ 8 „	lebend nach 24 St.
1 : 200 000	lebend „ 48 „	ebenso

Die lebenden Tiere sind rosa gefärbt.

30. Salzsaures Naphtylrot.
(Magdalagruppe.)

Die rosa gefärbte Lösung zeigt direkt gelbe Fluorescenz. Absorption in Lösung von 1 : 25 000: im Grün (12,8—15,8).

Konzentration	Hell	Dunkel
1 : 40 000	tot nach $^1/_4$ St.	tot nach $^1/_2$ St.
1 : 100 000	„ „ $^1/_2$ „	„
1 : 200 000	„ „ 2 „	die Hälfte tot nach 9 St., alle nach 48 St.
1 : 400 000	„ „ 4 „	lebend nach 48 St.
1 : 800 000	lebend nach 48 „	„

Die lebenden Tiere sind rosa gefärbt.

31. Aposafranin.

Die rote Lösung des Chlorids zeigt mit Linse im Sonnenlicht schwache, aber deutliche rosarote Fluorescenz. Absorption in Lösung 1 : 10 000: von D — ins Violette.

Konzentration	Hell	Dunkel
1 : 20 000	tot nach 2 St.	ebenso
1 : 30 000	„ „ 3 „	$^3/_4$ tot nach 9 St.
1 : 60 000	„ „ 9 „	„ „ 16 „
1 : 80 000	$^1/_4$ „ „ 9 „	alle lebend „ 24 „
	ebenso „ 24 „	
1 : 100 000	alle lebend „ 48 „	„

32. Fluorindindisulfosaures Natron.

Die neutrale violette Lösung hat sehr starke braunrote Fluorescenz. Absorption in Lösung von 1 : 25 000: 4 Streifen, 1. Von Anfang Rot — Mitte Rot (8,5), 2. von D bis Mitte von Gelb (11,1), 3. im Anfang von Grün (12,1—13,2), 4. sehr schwach im Ende von Grün (14,6 bis 15,8).

Konzentration	Hell	Dunkel
1 : 200	alle lebend nach 48 St.	ebenso

Die Tiere zeigen keine Färbung.

Von den sonst durchgehends starke Lichtwirkung besitzenden Phenazinen macht dieser letzte eine auffallende Ausnahme, indem er wenigstens im zerstreuten Tageslichte keine deutliche Photodynamie aufweist.

Gruppe des Phenoxazins (Oxazine).

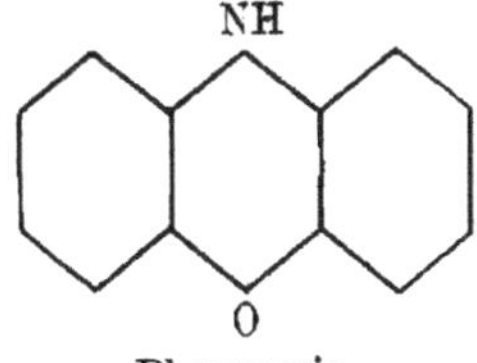

Phenoxazin.

Die Stammsubstanz selbst wurde, weil in Wasser zu schwer löslich, nicht untersucht, hingegen mehrere als Farbstoffe sehr bekannte saure und basische Derivate.

33. Nilblau A.

Die blaue Lösung des Chlorids zeigt mit Linse im Sonnenlicht einen schwachen rubinroten Kegel. Absorption: Hauptstreif 8,2, Nebenstreif 9,9 [Formánek].

Eisenoxydulvorlage, sehr heller Tag.

Konzentration	Hell	Dunkel
1 : 200 000	tot nach $^1/_2$ St.	tot nach 1 St.
1 : 600 000	„ „ 1 „	„ „ 3 „
1 : 2 000 000	„ „ 2 „	„ „ 24 „
1 : 4 000 000	„ „ 3 „	lebend „ 24 „
1 : 8 000 000	„ „ 4 „	„

34. Resorufin.

Dasselbe löst sich in Alkali mit rosaroter Farbe und direkt wahrnehmbarer starker feurigroter Fluorescenz. Absorption in Lösung von 1 : 100 000 von D—b, Hauptstreifen bei D.

Konzentration	Hell	Dunkel
1 : 2000	—	lebend nach 24 St.
1 : 200 000	tot nach 4 St.	„
1 : 800 000	„ „ 5 „	„
1 : 1 000 000	$^3/_4$ „ „ 5 „	„
	die übrigen lebend n. 24 St.	
1 : 1 400 000	ebenso	„
1 : 1 800 000	alle lebend nach 48 St.	„

Färbung der Tiere nicht wahrzunehmen.

35. Fluorescierendes Blau.
Ammoniaksalz des Tetrabromresorufins.

Braunrote Paste, welche in Wasser mit rotvioletter Farbe und grüner Fluorescenz löslich ist. Absorption: 2 Streifen, 1. im Ende von Rot bei 9,2—9,9, 2. nach D von 10,2—10,7.

Konzentration	Hell	Dunkel
1 : 200	—	tot nach 4 St.
1 : 2000	tot nach 1 St.	alle lebend nach 48 St.
1 : 20 000	„ „ 4 „	„
1 : 30 000	„ „ 6 „	„
1 : 40 000	$^9/_{10}$ „ „ 8 „	„
	alle „ 36 „	

Die Phenoxazine haben starke, teilweise sehr starke Lichtwirkung.

Gruppe des Thiodiphenylamins (Thiazine).

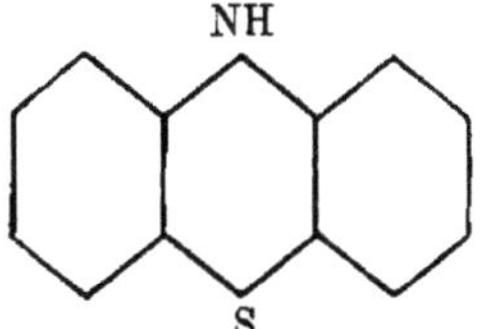

NH

S

Thiodiphenylamin.

36. Methylenblau.

Dieses in Wasser mit blauer Farbe lösliche Chlorid zeigt mit Linse im Sonnenlicht rote Fluorescenz. Absorption in Lösung 1 : 20 000: das ganze Rot und den Anfang von Gelb — 11,0 auslöschend. In stärkerer Verdünnung 2 Streifen: 1. bei 7,5, 2. bei 9,3.

Eisenoxydulvorlage, sehr heller Tag.

Konzentration	Hell	Dunkel
1 : 60 000	tot nach 1 St.	tot nach $1^1/_2$ St.
1 : 180 000	„ „ 2 „	„ „ 15 „
1 : 350 000	„ „ $2^1/_2$ „	„ „ 24 „
1 : 800 000	„ „ 5 „	lebend „ 24 „
1 : 1 600 000	„ „ 8 „	„

37. Thionol.

Die violette Lösung in Alkalien zeigt mit Linse in Sonnenlicht feurig braunrote Fluorescenz. Absorption in Verdünnung 1 : 100 000: Hauptstreifen bei D (9,2—10,2) und schwächerer Streifen von 10,7 bis 11,9.

Eisenoxydulvorlage, sehr heller Tag.

Konzentration	Hell	Dunkel
1 : 200 000	tot nach $^1/_2$ St.	tot nach 24 St.
1 : 600 000	„ „ 2 „	„
1 : 1 200 000	„ „ $2^1/_2$ „	lebend nach 24 St.
1 : 3 000 000	„ „ 3 „	„
1 : 4 000 000	„ „ 4 „	„

38. Dehydrothiotoluidinsulfosaures Natron.

Ist Stammsubstanz der Farbstoffe Thioflavin (grüne Fluorescenz) und Primulin (blaue Fluorescenz); ihre gelbliche Lösung fluoresciert schön blau. Dehydrothiotoluidin erzeugt nach Mitteilung des Herrn Prof. G. Schultz bei vielen Personen (Laboranten) Hautausschläge.

Mittelheller Tag.

Konzentration	Hell	Dunkel
1 : 20 000	tot nach $1\frac{1}{2}$ St.	alles lebend nach 24 St.
1 : 40 000	„ „ $2\frac{1}{2}$ „	„
1 : 100 000	„ „ 4 „	„
1 : 150 000	„ „ 7 „	„
1 : 200 000	die Hälfte tot nach 9 St.	„

Die Derivate des Thiodiphenylamins haben größtenteils starke Lichtwirkung.

Chinolinfarbstoffe (Kondensierte Chinoline).

39. Chinolinrot.

Chemisch reines Präparat. Die rote Lösung zeigt starke feurigrote Fluorescenz und ist lichtempfindlich. Absorption: Hauptstreif 12,7, Nebenstreif 15,0 [Formánek].

Konzentration	Hell	Dunkel
1 : 200 000	tot nach 4 St.	sehr lebhaft nach 4 St., $\frac{1}{10}$ tot „ 22 „ $\frac{1}{3}$ „ „ 48 „
1 : 300 000	„ „ 8 „	alle lebend „ 24 „
1 : 400 000	$\frac{1}{10}$ „ „ 24 „	„

40. Chinolinblau (Cyanin). Absorption bei 8,55 [Formánek].

1. Präparat von Trockenplattenfabrik vorm. O. Perutz.

Trüber Tag.

Konzentration	Hell	Dunkel
1 : 24 000	sofort tot	ebenso
1 : 60 000	tot nach 10 Min.	„
1 : 100 000	blaugefärbt, aber noch lebhaft n. $\frac{1}{2}$ St., tot n. 1 St.	„
1 : 150 000	tot nach $2\frac{1}{2}$ St.	„
1 : 200 000	alle lebend nach 24 St.	„

2. Präparat von E. Merck (als purissimum bezeichnet).

Konzentration	Hell	Dunkel
1 : 100 000	tot nach $\frac{1}{2}$ St.	tot nach $\frac{1}{2}$ St.
1 : 150 000	„ „ $1\frac{1}{2}$ „	„ „ „
1 : 200 000	„ „ „	„ „ 2 „
1 : 250 000	„ „ 2 „	„ „ 6 „
1 : 300 000	„ „ 4 „	„ „ 5 „
1 : 400 000	die Hälfte tot nach 30 St., alle nach 36 St.	die Hälfte tot nach 24 St., alle nach 42 St.
1 : 500 000	lebend nach 48 St.	lebend nach 48 St.

Dieser Körper zeigt in einer verdünnten gerade noch blau erscheinenden Lösung im Bogenlicht oder Sonnenlicht untersucht eine schwache, kupferrote Fluorescenz, die nur zum Teile auf diffuser Reflexion an feinsten ungelöst gebliebenen Teilchen beruht. Außerdem zeigt er im Eisenfunkenlicht eine Fluorescenz im brechbaren Teile von 440—350 $\mu\mu$ (nach H. Lehmann). Die Lösungen sind sehr lichtempfindlich und zwar bleichen sie um so rascher ab, je verdünnter sie sind, gleichzeitig geht die Fluorescenz zurück. Durch dieses optische Verhalten sind die Paramäcienversuche erklärbar. Die Lösungen mittlerer Verdünnung haben eine merkbare, wenn auch nicht große photodynamische Wirkung, weil sie fluorescieren und infolge der langsameren Zersetzung diese Eigenschaft bis zum Tode der Paramäcien bewahren. Die sehr verdünnten Lösungen, die sich rascher zersetzen, zeigen keine photodynamische Wirkung, weil ihre Fluorescenz zu früh erlischt.

II. Substanzen mit Absorption im Violett resp. Ultraviolett.

Naphthalingruppe.

Sämtliche Körper wurden als Natronsalze untersucht.

41. α-Naphtoltrisulfosäure. 1. 3. 6. 8.

Fluorescenz: schwach grünlichgelb.

Mäßig heller Sommertag (Eisenoxydulvorlage).

Konzentration	Hell	Dunkel
1:100	fast sofort tot; Zerfall nach 5 Min.	ebenso; Zerfall n. 20 Min.
1:400	tot nach 4 St.	lebend nach 36 St.
1:1000	„ „ 7 „	„

Zusatz von 0,2 % Natriumkarbonat erhöht die Fluorescenz; die Photodynamie hingegen nicht merklich.

42. β-Naphtoltrisulfosäure. 2. 3. 6. 8.

Fluorescenz: grünlichgelb.

Mäßig heller Sommertag (Eisenoxydulvorlage).

Konzentration	Hell	Dunkel
1:100	tot nach 6 St.	ebenso
1:200	„ „ 7 „	lebend nach 36 St.
1:500	lebend „ 36 „	„

Nach Zusatz von 0,2 % Soda, welcher die Fluorescenz erhöht:

Konzentration	Hell	Dunkel
1:200	alles tot nach 6 St.	die Hälfte tot nach 6 St.
1:500	„ „ „ 24 „	alle lebend nach 24 St.

43. 2. 5. Amidonaphtol-7-monosulfosäure.

Fluorescenz: violett.

Konzentration	Hell	Dunkel
1 : 200	tot nach 4 St.	—
1 : 400	„ „ 7 „	—
1 : 1000	$^3/_4$ „ „ 8 „	—
	alle „ „ 24 „	

In den abgestorbenen Paramäcien sind die Kerne intensiv gefärbt.

44. α-Naphtylamindisulfosäure. S.

Fluorescenz: gesättigt grün.

Wolkenloser Sommertag (Eisenoxydulvorlage).

Konzentration	Hell	Dunkel
1 : 200	tot nach 4 St.	lebend nach 48 St.
1 : 400	„ „ 8 „	—
1 : 1000	„ „ 36 „	—
1 : 2000	lebend „ 48 „	—

45. β-Naphtilamindisulfosäure C.

Fluorescenz: schön blau.

Trüber Tag (Winter).

Konzentration	Hell	Dunkel
1 : 200	tot nach 5 Min.	ebenso
1 : 500	„ „ 10 „	„
1 : 1000	die Hälfte tot nach 24 St.	alle lebend nach 24 St.

Die bedeutend größere Giftigkeit der β-Säure ist bemerkenswert.

46. Naphtionsäure.

Fluorescenz: schön blau.

Heller Tag.

Konzentration	Hell	Dunkel
1 : 200	tot nach 3 St.	alles lebend nach 48 St.
1 : 400	„ „ 4 „	„
1 : 800	„ „ 5 „	„
1 : 1000	„ „ 6 „	„
1 : 1500	„ „ 7 „	„
1 : 2000	„ „ 8 „	„

47. Naphtsultan 2. 4. disulfosäure.

Fluorescenz: grün.

Heller Tag.

Konzentration	Hell	Dunkel
1 : 100	tot nach 12 St.	lebend nach 48 St.
1 : 1000	„ „ 36 „	„

Die photodynamische Wirkung der Naphtalinderivate ist schwach, einige lassen, wenigstens im zerstreuten Tageslicht von mäßiger Helligkeit gar keine Wirkung erkennen.

48. Tetraamidostilbenchlorür.

Konzentration	Hell	Dunkel
1 : 5000	sofort tot	ebenso
1 : 10 000	tot nach 1 St.	„
1 : 20 000	„ „ 4 „	„
1 : 40 000	„ „ 6 „	„
1 : 80 000	die Hälfte tot nach 9 St.	„
1 : 120 000	alle lebend nach 24 St.	„

Die Substanz, die ich Herrn Dr. Escales verdanke, fluoresciert lebhaft violettblau und ist erheblich giftig. Es ist daher wohl anzunehmen, daß sie in die Paramäcien eindringt. Dennoch zeigt sie keine Photodynamie. Die Ursache ist zum guten Teile die Zersetzung der Lösung im Lichte zu braunen, viel weniger giftigen und nicht mehr fluorescierenden Stoffen. Dieselbe vollzieht sich um so rascher, je verdünnter die Lösung. Eine 5 Tage dem Tageslichte exponiert gewesene Lösung 1 : 30 000 zeigte sich bereits nicht mehr giftig. Infolge dieser raschen Zersetzung resp. Entgiftung der Lösungen mittlerer und schwacher Konzentration im Lichte kann die allenfalls vorhandene photodynamische Wirkung völlig kompensiert worden sein.

49. γ-Phenylchinaldin-Chlorid.

Schön blau fluorescierender Körper.

Konzentration	Hell	Dunkel
1 : 10 000	tot nach 1 St.	ebenso
1 : 30 000	—	lebend nach 48 St.
1 : 100 000	tot nach 4 St.	—
1 : 500 000	„ „ 6 „	—
1 : 1 000 000	„ „ 9 „	—
1 : 2 500 000	die Hälfte tot nach 9 St.	—
1 : 5 000 000	$^1/_4$ tot nach 9 St.	—

Die Substanz hat sehr starke Lichtwirkung. Sie wurde von O. Raab (a. a. O.) nicht erkannt, weil er nur stark konzentrierte, noch zu giftige Lösungen untersuchte.

50. Chininsulfat.

Konzentration	Hell	Dunkel
1 : 60 000	tot nach 1 St.	ebenso
1 : 80 000	„ „ 3 „	18 Tiere tot nach 3 St., 2 lebend, aber nur mehr rollend
1 : 100 000	18 Tiere tot, 3 lebend nach 8 St.	alle lebend nach 8 St.

Chininsulfat + 0,5 Proz. Natriumchlorid.

1 : 80·000	alles tot nach 3 St.	$^3/_4$ tot nach 3 St.
1 : 100 000	4 tot, 6 lebend nach 8 St.	alle lebend nach 8 St.

51 a. Chininbisulfat.   51 b. Chininbisulfat + 0,5 %
Natriumacetat.

Beide Versuche im Hellen. zum Vergleich der Wirkungsänderung durch den Salzzusatz.

1 : 60 000	tot nach $1^1/_4$ St.	$^3/_5$ tot nach $1^1/_4$ St.
1 : 80 000	„ „ 3 „	$^3/_4$ „ „ 3 „
1 : 100 000	$^2/_5$ tot und bereits stark zerfallen nach 8 St.	$^3/_5$ tot aber bedeutend weniger zerfallen nach 8 St.

Die photodynamische Wirkung der Chininsalze ist sehr schwach; durch Zusatz von Kochsalz oder essigsaurem Natron, wodurch die Fluorescenz zurückgeht, wird sie noch weiter vermindert.

Bei den Chininbisulfatversuchen in Verdünnung von 1 : 100 000 ohne Acetatzusatz waren die nach 8 Stunden noch übrigen lebenden Paramäcien unverkennbar weniger geschädigt, als in den Proben mit Acetat, dafür aber waren in diesen die toten weniger zerfallen. Dies erklärt sich wohl daraus, daß die toten, stark zerfallenen Individuen das Chinin ganz absorbiert hatten, so daß die noch lebenden geschützt blieben. Dafür spricht auch die Beobachtung, daß die Chininwirkung bei dem Rest der lebenden auch in den nächsten 12 Stunden keine Fortschritte mehr machte.

52. Hydrastininchlorid.

Fluorescenz: blau.

Konzentration	Hell	Dunkel
1 : 8000	—	tot nach 24 St.
1 : 16 000	—	lebend nach 24 St.
1 : 200 000	tot nach 6 St.	„
1 : 400 000	die Hälfte tot nach 5 St.	„
1 : 600 000	$^1/_3$ tot nach 24 St.	„
1 : 800 000	alle tot nach 36 St.	„
1 : 1 000 000	alle lebend nach 48 St.	„

Die Substanz hat starke Lichtwirkung.

53. Harmalinchlorid.

Fluorescenz: indigoblau. Die Zahlen sind der II. Mitteilung von O. Raab entnommen.

Konzentration	Hell	Dunkel
1 : 20 000	tot nach 20 Min.	ebenso
1 : 40 000	„ „ 35 „	tot nach 48 Min.
1 : 60 000	„ „ 1 St.	tot nach mehreren Stunden

Die photodynamische Wirkung ist gut ausgebildet.

54. Aesculin.

Fluorescenz: bläulich. Wolkenloser Sommertag. Eisenoxydulvorlage.

Konzentration	Hell	Dunkel
1 : 500	$^1/_5$ + nach 48 St.	lebend nach 48 St.
1 : 750	$^1/_2$ + nach 48 „	„
1 : 1000	lebend nach 48 St.	„

Die Substanz zeigt eine Spur von Lichtwirkung.

B. Versuche an anderen Protozoen.

Dieselben hatten den Zweck sich darüber zu orientieren, ob auch anderen Klassen zugehörige Protozoen auf photodynamische Substanzen reagieren, wie das zu der Klasse der Ciliaten gehörende Paramaecium caudatum. Versuchsobjekte waren die Rhizopode Amoeba proteus und eine im Mangfallquellwasser von Professor Emmerich aufgefundene züchtbare Flagellate, welche von Doflein als Bodo saltans oder dieser sehr nahe stehende Form bestimmt wurde. Die Untersuchung geschah in analoger Weise wie bei Paramaecium caudatum und ergab, daß auch diese Tiere in analoger Weise durch die photodynamischen Substanzen in ihren Bewegungen sistiert, getötet und zum Zerfall gebracht werden, weit früher im Hellen als im Dunkeln.

Bei Amoeba proteus sieht man alsbald, wie die Pseudopodien Stück für Stück langsam eingezogen und neue Fortsätze nicht mehr ausgesandt werden. Im nunmehr kugeligen Gebilde ist zunächst noch Körnchenströmung wahrzunehmen, später hört auch diese auf. Die schon vorher bemerkbare Tingierung durch den einwirkenden Farbstoff wird nun sehr deutlich und schließlich sieht man das Tier zu Detritus zerfallen. Wenn die photodynamische Substanz in sehr großer Verdünnung zugebracht war, sind die Tierchen am Schlusse der ersten Exposition wohl zu fortsatzlosen Kugeln zusammengezogen (in einzelnen Fällen vielleicht auch encystiert), am nächsten Morgen aber findet man sie wieder Pseudopodien ausstreckend und bewirkt dann erst die zweite Exposition ihren Tod und Zerfall.

Bei Bodo saltans bemerkt man wie die eigentümlichen sprungweisen Bewegungen sich alsbald mässigen, dann vollkommen aufhören und das kleine Gebilde schließlich durch Auflösung völlig aus dem Gesichtsfelde verschwindet.

Amoeba proteus.

Heller Tag.

Substanz	Konzen-tration	Hell	Dunkel
Eosin	1 : 2000	bewegungslos n. 2 St., zerfallend n. 4½ St.	tot nach 22 St.
„	1 : 20,000	bewegungslos n. 3 St., zerfallend n. 24 St.	lebend nach 48 St.
Tolusafranin	1 : 50,000	bewegungslos n. 1 St., zerfallend n. 24 St.	zur Kugel zusammengezogen, jedoch noch Körnchenströmung und einzelne Pseudopodien zeigend nach 24 St.
„	1 : 80,000	bewegungslos n. 1½ St., zerfallend n. 24 Std.	lebh. Pseudopodienbewegung nach 24 St.
„	1 : 200,000	bewegungslos n. 2 St., zerfallend n. 24 St.	do.
Chinolinrot	1 : 20,000	bewegungslos n. 2 St., auch nach 48 St. war. keine Pseudopodien mehr zu beobachten	Pseudopodienbewegung nach 12 St., tot nach 24 St.
„	1 : 40,000	bewegungslos n. 3 St., auch nach 48 St. war. keine Pseudopodien mehr zu beobachten	lebh. Pseudopodienbewegung nach 24 Std.
Dichloranthracendisulfosaures Natron	1 : 5000	bewegungslos n. 1 St., auch nach 48 St. war. keine Pseudopodien mehr zu beobachten	gute Pseudopodienbewegung nach 12 St.; kugelig mit einzelnen Fortsätzen nach 24 St.
	1 : 10,000	noch Pseudopodien n. 24 St.	lebh. Pseudopodienbewegung nach 24 St.
Chininsulfat	1 : 1000	10 Stück kugelig, ohne Fortsätze, zwei mit Pseudopodienbewegung nach 24 St.	alle mit Pseudopodienbewegung nach 24 St.

Bodo saltans.

Trüber Tag.

Substanz	Konzentration	Hell	Dunkel
Eosin	1 : 1000	tot nach ½ St.	alle lebend nach 24 St.
„	1 : 5000	„ „ 1 „	„
„	1 : 10,000	„ „ 1 „	„
„	1 : 20,000	„ „ 4 „	„
„	1 : 40,000	„ „ 7 „	„
Phenosafranin	1 : 50.000	tot nach 1 St.	viele lebend nach 6 St.; einzeln nach 24 St.
„	1 : 200,000	„ „ 4 „	alle lebend nach 24 St.
„	1 : 400,000	„ „ 4 „	„
„	1 : 600,000	„ „ 6 „	„
Dichloranthracendisulfosaures Natron	1 : 4000	tot nach 1 St.	alle lebhaft nach 24 St.
„	1 : 40,000	„ „ 1 „	„
„	1 : 100,000	„ „ 3 „	„
„	1 : 200,000	„ „ 9 „	„

II. Abschnitt. Wirkung auf Enzyme, insbesondere auf Invertin.

Die in neuerer Zeit wieder in den Vordergrund tretende Auffassung, daß die Lebenserscheinungen in der Zelle wenigstens zum Teil eine Funktion enzymartig wirkender Stoffe sind, gaben die Veranlassung, das Verhalten der „lichtwirkenden Stoffe" zu Enzymen in den Kreis der Untersuchung zu ziehen. Es ergab sich in der Tat, daß viele photodynamische Stoffe auf Diastase, Invertin, Papayin und Trypsin eine ähnliche Wirkung ausüben, wie auf Infusorien.[1] Wir haben in der Folge zunächst das Invertin einer umfassenden Untersuchung unterzogen und alle bei Paramäcien untersuchten Stoffe auch an ihm geprüft. Ausschlaggebend für diese Wahl war in erster Linie die bequeme Bestimmungsmethode. Das Invertin hat bekanntlich die Eigenschaft den die Polarisationsebene rechtsdrehenden Rohrzucker in die rechtsdrehende d-Glukose und die linksdrehende d-Fruktose zu spalten. Da nun die Fruktose stärker nach links dreht, als die Glykose nach rechts, so geht die Rechtsdrehung mit fortschreitender Spaltung des Rohr-zuckers fortwährend · zurück und schlägt schließlich auf die linke Seite über. Eine Rohrzuckerlösung von 5 % in einem Dezimeter-rohr z. B. gibt eine Drehung von $+ 3^0\ 18'$; nach vollständiger Invertierung, welche indes auch bei sehr lange fortgesetzten Versuchen bekanntlich nie ganz erreicht wird, eine solche von $- 0^0\ 52'$. Der Verlauf des Fermentationsprozesses kann daher sehr bequem und scharf durch das Saccharimeter nach Aufkochung und Ent-färbung der Lösung durch eben ausreichenden Zusatz von Tier-kohle verfolgt werden.[2] Das Invertin war von E. Merck be-zogen, seine Lösung oder genau bezeichnet, seine durch anhaltendes Schütteln erhaltene feine Aufschwemmung von 0,05—0,1 auf 100

---

1) Vorläufige Mitteilungen über die 3 erstgenannten Enzyme sind enthalten in den Dissertationen von Stark, Tillmetz und Rehm, München 1903.

2) Hierzu diente ein Halbschattenapparat nach Laurent von Schmidt und Haensch. Der Umrechnung der abgelesenen Drehung in g resp. % des gebildeten Invertzuckers wurden die Bestimmungen von Lippmann zugrunde gelegt. Hiernach ist α_D des Invertzuckers bei $20^0 = - 21,4$ oder 1 g Invert-zucker in 100 ccm Wasser gelöst, gibt in einem Dezimeterrohr eine Drehung von $- 0,214$. Da ferner α_D der Saccharose $= + 66,5$ oder 1 g Saccharose in 100 ccm Wasser gelöst in einem Dezimeterrohr eine Drehung von $+ 0,665$ gibt, so wird durch die Entstehung von 1 g Invertzucker aus 1 g Saccharose die Drehung um 0,879 verschoben. Die Differenz zwischen der Drehung vor dem Invertierungsprozesse und der bei den einzelnen Versuchen abgelesenen Drehung durch 0,879 dividiert, muß also den Invertzuckergehalt geben.

Wasser wurde jedesmal frisch bereitet. Sie hält sich bei Zimmertemperatur 3—4 Tage ohne wesentliche Abnahme der Wirksamkeit; meist wurde zur Konservierung Toluol zugesetzt.

Die Versuche kamen nach zwei Anordnungen zur Ausführung. Bei Anordnung I wurde 0,05 Invertin in 10 ccm Wasser aufgeschwemmt, zunächst mit 90 ccm 5 % Rohrzuckerlösung vermischt und in dünner Schichte in zwei Reihen von Flaschen oder Erlenmeyer'schen Kolben gleicher Form und Größe verteilt, von denen die einen durchsichtig, die anderen undurchsichtig resp. entsprechend verdeckt waren. Je ein Paar dieser Gläser bekam einen Zusatz der zu prüfenden Substanz. Im durchsichtigen Glas war deren eventuelle photodynamische Wirkung, im undurchsichtigen die eventuelle chemische Einwirkung (hemmende oder befördernde) auf die Invertierung festzustellen. Zur Eruierung des Lichteinflusses allein war ein Paar solcher Gläser ohne Zusatz mit Saccharose-Invertinlösung gefüllt. Sämtliche Paare von Gläsern wurden an einer hellen Stelle des Laboratoriums unter sonst gleichen Bedingungen (insbesonders Temperatur) dem ringsum einwirkenden, zerstreuten Tageslichte ausgesetzt.[1]) Nach 6 oder 8 Stunden erfolgte die erste Entnahme von Proben zur Bestimmung der Invertierungsgröße. Nach der folgenden Nacht und einer weiteren Exposition im ganzen also nach 22 Stunden, die zweite Entnahme. Bei der zweiten Anordnung wurde zunächst die Invertinlösung von 0,1 % ohne Zuckerzusatz in die zwei Reihen von durchsichtigen und undurchsichtigen Gläsern verteilt und zu jedem Paare ein Zusatz der zu prüfenden Substanz gemacht und beide Reihen dann dem zerstreuten Tageslichte exponiert. Von Zeit zu Zeit wurden Proben entnommen, mit 10 % Rohrzuckerlösung vermischt 15 Stunden im Dunkeln stehen gelassen und die Invertierungsgröße polarimetrisch bestimmt. Die Proben aus den durchsichtigen Gläsern

---

1) S. Schmidt-Nielsen (Hofmeister's Beiträge zur chem. Physiol. und Pathol. 5, S. 357) findet diese Versuchsanordnung mit dem Fehler behaftet, daß die Gefäße nicht mit planparallelen Wänden verschieden und aus Glas bestanden hätten, infolgedessen ihnen für lichtbiologische Fragen nur geringe Bedeutung beigemessen werden könne. Diese Vorwürfe sind indes völlig unbegründet. Da die Versuche in zerstreutem Tageslichte gemacht wurden; ist sowohl die Form der Gefäße, vorausgesetzt, daß sie in den zusammenhängenden Versuchen die gleiche ist, von keiner wesentlichen Bedeutung, als auch die Verwendung von Glas zulässig, da jener Teil der minderbrechbaren ultravioletten Strahlen, der von der Atmosphäre nicht absorbiert wird, bekanntlich auch dünnwandiges Glas zu durchdringen vermag.

ergaben den Einfluß der in Prüfung stehenden Substanz im Hellen die Proben aus den dunkeln Gläsern den Einfluß im Dunkeln. Ein weiteres Paar von Gläsern nur mit Invertinlösung gefüllt und sonst analog behandelt, diente zur Feststellung des Lichteinflusses allein.

Die nach beiden Methoden erhaltenen Resultate sind in den folgenden Tabellen niedergelegt. Dieselben zeigen folgendes:

1. **Auf Invertin photodynamisch wirksam erwiesen sich folgende Gruppen von Substanzen: Die Fluoresceine** (mit Ausnahme des Fluoresceins selbst und der gechlorten Verbindungen) **die Gruppe des Anthracens, die Gruppe des Thiazins und die Chinolinfarbstoffe.** Unwirksam hingegen sind die Derivate des Phenazins (mit Ausnahme des Phenazins selbst und des Phenosafranins), der Phenoxazine, die Naphtalingruppe, die Alkaloide Phenylchinaldin, Chinin, Harmalin und Hydrastinin und das Glykosid Aesculin. Diese im Vergleiche zur Wirkung bei Paramäcien große Einschränkung beim Invertin ist sehr auffallend und sicherlich bei einer später auszubildenden Erklärung der photodynamischen Wirkung von großer Bedeutung. Vorerst kann darauf nicht eingegangen werden, da die in Arbeit befindliche Untersuchung anderer Enzyme, speziell des Trypsins abgewartet werden muß. Es sei daher nur vorläufig bemerkt, daß bei diesem Enzyme eine Einschränkung wenigstens in diesem Umfange nicht vorhanden zu sein scheint.

2. **Der Einfluß der genannten photodynamischen Substanzen auf Invertin nach Anordnung I untersucht, ist regelmäßig geringer, als nach Anordnung II. Es greifen somit die photodynamischen Substanzen das in Wasser aufgeschwemmte „ruhende" Enzym viel stärker an resp. schädigen dasselbe bis zur fast vollständigen Aufhebung seiner Wirkung viel leichter als das mit Zuckerlösung versetzte tätige. Dasselbe gilt für den Einfluß des Lichtes allein.** Derselbe war nicht bemerkbar beim tätigen Enzyme in Übereinstimmung mit den Untersuchungen von O. Emmerling[1]; deutlich merkbar jedoch beim untätigen Enzym, in dem die Wirkung des Invertins aus dem durchsichtigen Glase in extremen Fällen bis zu 25′ bei der Invertierung zurückbleiben kann. Infolgedessen ist die Bestimmung des Vorhandenseins photodynamischer Wirkung bei Anordnung II nicht so scharf wie nach An-

---

1) Ber. der Deutsch. chem. Gesellsch. 1901, 3811.

ordnung I, denn erst Drehungsunterschiede von mehr als 30′ zwischen den Portionen aus hellem und dunklem Glase sind beweisend.

3. Zur Entfaltung der photodynamischen Wirkung genügen sehr kleine Mengen. Bei dem besonders daraufhin untersuchten Eosin und Erythrosin ist sie noch in millionenfacher Verdünnung zu erkennen (s. Tabelle III).

4. Die Verminderung resp. die nahezu völlige Aufhebung der Wirksamkeit, welche das Invertin durch die photodynamischen Substanzen erfährt, ist eine anhaltende. Invertin, das durch Eosin + 12 stündiger Lichtexposition so weit geschädigt war, daß beim folgenden Invertierungsversuch nur mehr 11 % Invertzucker gebildet wurden, erlangte auch nach 5 tägigem Stehen im Dunkeln seine Wirksamkeit nicht wieder, während Invertin ohne Zusatz gleich lang exponiert und Invertin + Eosin von Anfang an im Dunkeln gehalten dieselbe nahezu unverändert behalten hatten (s. Tabelle IV).

5. Der Einfluß der untersuchten fluorescierenden Substanzen auf das Invertin im Dunkeln ist verschieden. Ohne wesentlichen Einfluß ist z. B. die Fluoresceïngruppe, hemmend wirken z. B. salzsaures Dimethylphosphin, Phenosafranin, Aposafranin, Safranin T, befördernd z. B. salzsaures Acridin, Dichloranthracendisulfosäure.

Tabelle I.

Substanzen mit selektiver Absorption im sichtbaren Teile des Spektrums (Farbstoffe).

Anorduung I.

Gruppe des Fluoresceïn. Natronsalze. (Trüber Wintertag.)

	Dauer der Exposition in Stunden inkl. der Nachtzeit	Drehung		Gebildeter Invertzucker in g (in %)		Bemerkungen
		hell	dunkel	hell	dunkel	
Ohne Zusatz	8	+ 1° 10′	+ 1° 10′	2,1 (50)	2,1 (50)	
	22	− 0° 10′	− 0° 10′	3,6 (86)	3,6 (86)	
Fluoresceïn 0,05 %	8	+ 1° 0′	+ 1° 4′	2,3 (55)	2,2 (53)	
	22	− 0° 8′	− 0° 09′	3,6 (86)	3,6 (86)	
Dichlorfluoresceïn	8	+ 1° 05′	+ 1° 05′	2,2 (52)	2,2 (52)	
	22	+ 0°	+ 0°	3,4 (81)	3,4 (81)	
Tetrachlorfluoresceïn	8	+ 1° 22′	+ 1° 25′	1,9 (45)	1,8 (43)	
	22	+ 0° 5′	+ 0° 8′	3,3 (79)	3,3 (79)	
Dibromfluoresceïn	8	+ 1° 20′	+ 1° 05′	1,9 (45)	2,2 (52)	
	22	− 0° 06′	− 0° 12′	3,5 (83)	3,7 (88)	

	Dauer der Exposition in Stunden inkl. der Nachtzeit	Drehung		Gebildeter Invertzucker in g (in %)		Bemerkungen
		hell	dunkel	hell	dunkel	
Tetrabromfluoresceïn	8	+ 1º 20'	+ 1º 0'	1,9 (45)	2,3 (55)	
	22	— 0º 06'	— 0º 20'	3,5 (83)	3,8 (91)	
Dijodfluoresceïn	8	+ 1º 25'	+ 1º 05'	1,8 (43)	2,2 (52)	
	22	+ 0º 03'	— 0º 20'	3,4 (81)	3,8 (91)	
Tetrajodfluoresceïn	8	+ 1º 40'	+ 1º 08'	1,5 (36)	2,1 (50)	
	22	+ 0º 02'	— 0º 20'	3,4 (81)	3,8 (91)	
Dichlortetrabromfluoresc.	8	+ 1º 22'	+ 1º 10'	1,9 (45)	2,1 (50)	
	22	+ 0º 05'	— 0º 15'	3,3 (79)	3,7 (88)	
Dichlortetrajodfluoresceïn	8	+ 1º 15'	+ 1º 0'	2,0 (48)	,3 (55)	
	22	+ 0º 01'	— 0º 20'	3,4 (81)	3,8 (91)	
Tetrachlortetrajodfluoresc.	8	+ 1º 15'	+ 1º 0'	2,0 (48)	2,3 (55)	
	22	+ 0º 01'	— 0º 19'	3,4 (81)	3,8 (91)	

Heller Sommertag.

	Dauer der Exposition	Drehung		Gebildeter Invertzucker		Bemerkungen
		hell	dunkel	hell	dunkel	
Ohne Zusatz	6	+ 1º 18'	+ 1º 19'	2 (44)	2 (44)	
	22	— 0º 44'	— 0º 44'	4,3 (96)	4,3 (96)	
Eosin	6	+ 1º 51'	+ 1º 20'	1,7 (38)	1,9 (42)	
	22	+ 0º 28'	— 0º 40'	2,9 (64)	4.1 (91)	
Erythrosin	6	+ 2º 16'	+ 1º 19'	0,9 (20)	1,9 (42)	
	22	+ 1º 20'	— 0º 44'	1,9 (42)	4,2 (94)	

Gruppe des Anthracens.

	Dauer der Exposition	Drehung		Gebildeter Invertzucker		Bemerkungen
		hell	dunkel	hell	dunkel	
Ohne Zusatz	8		+ 1º 35'		1,6 (38)	
	22		— 0º 05'		3,5 (83)	
Dichloranthracendisulfosaures Natron 0,05 %						
I. Versuch	8	+ 1º 25'	+ 1º 15'	1,8 (43)	2,0 (48)	
	22	— 0º 05'	— 0º 25'	3,5 (83)	3,9 (93)	
II. Versuch	8	+ 1º 28'	+ 1º 08'	1,7 (41)	2,1 (50)	
	22	— 0º 08'	— 0º 20'	3,6 (86)	3,8 (91)	

Gruppe des Acridins.

	Dauer der Exposition	Drehung		Gebildeter Invertzucker		Bemerkungen
		hell	dunkel	hell	dunkel	
Ohne Zusatz	6	+ 1º 30'	+ 1º 30'			Gebildeter Invertzucker ist nicht berechnet, weil kein Unterschied zwisch. Hell u. Dunkel.
	22	— 0º 30'	— 0º 32'			
Acridin· 0,05 %	6	+ 1º 01'	+ 1º 15'			
	22	— 0º 30'	— 0º 30'			
Salzsaures Dimethylphosphin 0,05	6	+ 2º 40'	+ 2º 37'			
	22	+ 1º 30'	+ 1º 31'			

Gruppe der Phenazine (Azine).

	Dauer der Exposition	Drehung		Gebildeter Invertzucker		Bemerkungen
		hell	dunkel	hell	dunkel	
Ohne Zusatz	8		+ 1º 55'			
	22		+ 0º 22'			
Phenazin in ClH gelöst dann neutralisiert 0,001 %	8	+ 2º 11'	+ 2º 12'			
	22	+ 0º 27'	+ 0º 11'			
Diamidophenazinchlorid 0,001 %	8	+ 2º 0'	+ 1º 55'			
	22	+ 0º 11'	+ 0º 12'			
Phenosafraninchlorid 0,01 %	8	+ 2º 55'	+ 2º 50'			
	22	+ 2º 50'	+ 2º 50'			

	Dauer der Exposition in Stunden inkl. der Nachtzeit	Drehung hell	Drehung dunkel	Gebildeter Invertzucker in g (in %) hell	dunkel	Bemerkungen
Phenosafraninchlorid 0,001 %	8	+ 2° 5'	+ 2° 5'			
	22	+ 0° 20'	+ 0° 21'			
Safranin T 0,001 %	8	+ 2° 12'	+ 2° 13'			
	22	+ 0° 24'	+ 0° 22'			
Rosindulinchlorid 0,001 %	8	+ 2° 10'	+ 2° 10'			
	22	+ 0° 26'	+ 0° 24'			
Salzs. Naphtylrot 0,001 %	8	+ 1° 55'	+ 1° 55'			
	22	+ 0° 18'	+ 0° 18'			
Aposafraninchlorid 0,001 %	8	+ 2° 10'	+ 2° 08'			
	22	+ 0° 27'	+ 0° 28'			
Fluorindindisulfos. Natron 0,05 %	8	+ 1° 40'	+ 1° 35'			
	22	+ 0° 01'	— 0° 04'			

Gruppe der Thiazine.

	Dauer der Exposition in Stunden inkl. der Nachtzeit	Drehung hell	Drehung dunkel	Invertzucker hell	dunkel	Bemerkungen
Ohne Zusatz	8		+ 1° 35'			
	22		— 0° 5'			
Mit 0,05 % Dehydrothio-tolnidinsulfosaures Natr.	8	+ 1° 35'	+ 1° 40'			
	22	— 0° 4'	+ 0° 1'			

Gruppe der Chinolinfarbstoffe.

	Dauer der Exposition in Stunden inkl. der Nachtzeit	Drehung hell	Drehung dunkel	Invertzucker hell	dunkel	Bemerkungen
Ohne Zusatz	6	+ 0° 32'	+ 0° 36'	2,8 (67)	2,7 (65)	
	22	— 0° 29'	— 0° 30'	4,0 (95)	4,0 (95)	
Mit 0,0075 % Chinolinrot	6	+ 1° 12'	+ 1° 06'	2,0 (48)	2,2 (52)	
	22	+ 0° 20'	— 0° 05'	3,0 (71)	3,5 (83)	
Ohne Zusatz	8	+ 1° 02'	+ 1° 0'	2,3 (55)	2,3 (55)	
	22	— 0° 20'	— 0° 21'	3,8 (91)	3,8 (91)	
Mit 0,002 % Cyanin	8	+ 1° 20'	+ 1° 20'	1,9 (45)	1,9 (45)	
	22	— 0° 02'	— 0° 02'	3,5 (83)	3,5 (83)	

Anordnung II.
Gruppe des Fluoresceïn (Natronsalze).

	Dauer der Exposition in Stunden inkl. der Nachtzeit	Drehung hell	Drehung dunkel	Invertzucker hell	dunkel	Bemerkungen
Ohne Zusatz	3	+ 0° 55'	+ 0° 45'	2,7 (57)	2,9 (62)	
	6	+ 0° 57'	+ 0° 52'	2,7 (57)	2,8 (60)	
	33	+ 1° 25'	+ 1° 27'	2,1 (45)	2,1 (45)	Die Abnahme der Wirkung nach dieser langen Exposition erklärt sich hier, wie in allen folgenden Versuchen aus der Zersetzung des Fermentes beim längeren Stehen.
Fluoresceïn 0,05 %	6	+ 0° 57'	+ 0° 52'	2,7 (57)	2,8 (60)	
	33	+ 1° 40'	+ 1° 35'	1,9 (40)	2,0 (42)	
Dichlorfluoresceïn 0,05 %	3	+ 1° 10'	+ 0° 58'	2,4 (51)	2,6 (55)	
	6	+ 1° 22'	+ 1° 15'	2,2 (47)	2,3 (49)	
	33	+ 1° 25'	+ 1° 27'	2,1 (45)	2,1 (45)	
Tetrachlorfluoresceïn 0,05 %	3	+ 1° 10'	+ 0° 50'	2,4 (51)	2,8 (60)	
	6	+ 1° 15'	+ 1° 15'	2,3 (49)	2,3 (49)	
	33	+ 1° 40'	+ 1° 35'	1,9 (40)	2,0 (43)	
Dibromfluoresceïn 0,05 %	3	+ 1° 55'	+ 0° 50'	1,6 (34)	2,8 (60)	
	6	+ 2° 10'	+ 0° 45'	1,4 (30)	2,9 (62)	
Tetrabromfluoresceïn 0,05 %	3	+ 2° 30'	+ 0° 50'	0,9 (19)	2,8 (60)	
	6	+ 3° 02'	+ 0° 51'	0,3 (6)	2,8 (60)	
Dijodfluoresceïn 0,05 %	3	+ 2° 35'	+ 0° 45'	0,8 (17)	2,9 (62)	
	6	+ 2° 50'	+ 0° 47'	0,5 (11)	2,9 (62)	

	Dauer der Exposition in Stunden inkl. der Nachtzeit	Drehung		Gebildeter Invertzucker in g (in %)		Bemerkungen
		hell	dunkel	hell	dunkel	
Tetrajodfluoresceïn 0,05%	3	+ 3° 02'	+ 0° 45'	0,3 (6)	2,9(62)	
	6	+ 3° 15'	+ 0° 53'	0,1 (2)	2,8(60)	
Dichlortetrabromfluoresceïn 0,05%	3	+ 3° 0'	+ 0° 58'	0,3 (6)	2,7(57)	
	6	+ 3° 02'	+ 0° 57'	0,3 (6)	2,7(57)	
Dichlortetrajodfluoresceïn 0,05%	3	+ 3° 15'	+ 1° 0'	0,1 (2)	2,6(55)	
	6	+ 3° 15'	+ 0° 50'	0,1 (2)	2,8(60)	
Tetrachlortetrajodfluoresceïn 0,05%	3	+ 3° 05'	+ 0° 55'	0,3 (6)	2,7(57)	
	6	+ 3° 10'	+ 1° 0'	0,1 (2)	2,6(55)	

Gruppe des Anthracen.

	Dauer der Exposition	Drehung hell	Drehung dunkel	Invertzucker hell	Invertzucker dunkel	Bemerkungen
Ohne Zusatz	9	+ 0° 30'	+ 0° 20'	3,2(68)	3,4(72)	
	57	+ 2° 15'	+ 2° 0'	1,2(26)	1,5(32)	
Anthracen α-monosulfosaures Kali 0,01%	9	+ 1° 0'	+ 0° 35'	2,6(55)	3,1(66)	
	57	+ 2° 55'	+ 2° 05'	0,4 (9)	1,4(30)	
Dichloranthracendisulfosaures Natron 0,05%	9	+ 1° 32'	+ 0° 15'	2,0(43)	3,5(75)	
	57	+ 3° 10'	+ 1° 48'	0,15 (3)	1,7(36)	

Gruppe des Acridins.

	Dauer der Exposition	Drehung hell	Drehung dunkel	Invertzucker hell	Invertzucker dunkel	Bemerkungen
Ohne Zusatz	33	+ 1° 25'	+ 1° 23'			
Salzsaures Acridin 0,05%	33	− 0° 02'	− 0° 04'			Dissoziert in der Fermentlösung u. fällt daher etwas aus, befördert den Invertierungsprozeß auch im Hellen.
Salzsaures Methylphosphin 0,05%	33	+ 2° 50'	+ 2° 50'			Hemmt sehr stark hell und dunkel.

Gruppe der Phenazine (Azine).

	Dauer der Exposition	Drehung hell	Drehung dunkel	Invertzucker hell	Invertzucker dunkel	Bemerkungen
Ohne Zusatz	9	+ 0° 30'	+ 0° 02'	3,2(68)	3,3(70)	
	57	+ 2° 15'	+ 2° 0'	1,2(26)	1,5(32)	Salzsaures Phenazin befördert im Dunkeln den Invertierungsprozeß.
Phenazin in wenig ClH gelöst, etwas sauer reagierend 0,05%	9	+ 0° 10'	− 0° 32'	3,6(77)	4,4(94)	
	57	+ 2° 45'	+ 0° 34'	0,6(13)	3,1(66)	
Azocarmin 0,05%	9	+ 1° 10'	+ 1° 11'			
	57	+ 2° 10'	+ 2° 12'			
Ohne Zusatz	9	+ 1° 15'	+ 1° 0'			
	57	+ 1° 58'	+ 1° 42'			
Salzs. Diamidophenazin 0,05%	9	+ 1° 15'	+ 1° 0'			
	57	+ 1° 25'	+ 1° 27'			
Ohne Zusatz	33	+ 0° 53'	+ 0° 45'			Ohne Toluol.
Toluilenrot 0,01%	33	+ 1° 55'	+ 1° 55'			"
Rosindulin 0,01%	33	+ 1° 35'	+ 1° 25'			"
Ohne Zusatz	33	+ 2° 0'	+ 2° 0'	1,5(32)	1,5(32)	Hemmt schon in 0,01% sehr stark auch im Dunkeln den Invertierungsprozeß.
Phenosaphranin 0,01%	33	+ 3° 10'	+ 3° 15'	0,2(4)	0,1(2)	
" 0,005%	33	+ 3° 0'	+ 2° 0'	0,3(6)	1,5(32)	

	Dauer der Exposition in Stunden inkl. der Nachtzeit	Drehung		Gebildeter Invertzucker in g (in %)		Bemerkungen
		hell	dunkel	hell	dunkel	
Ohne Zusatz	33	+ 1° 45'	+ 1° 42'			Ohne Toluolzusatz.
Aposafranin 0,005 %	33	+ 2° 0'	+ 2° 0'			„
Rosindulin 0,005 %	33	+ 2° 20'	+ 2° 18'			„
Naphtylrot 0,005 %	33	+ 1° 50'	+ 1° 45'			„
Ohne Zusatz	33	+ 1° 55'	+ 1° 55'			„
Phenylfluorindin mit ClH gelöst	33	+ 0° 45'	+ 0° 45'			Verliert seine Fluorescenz bei Invertinzugabe, befördert (wohl infolge der Säuren).
Magdalarot 0,05 %	33	+ 1° 50'	+ 1° 55'			
Ohne Zusatz	9	+ 1° 15'	+ 1° 08'			Ohne Toluol.
	33	+ 1° 35'	+ 1° 37'			
Fluorindindisulfosaures Natron 0,05 %	9	+ 1° 30'	+ 1° 12'			
	33	+ 1° 35'	+ 1° 12'			

Gruppe des Phenoxazin.

	Dauer der Exposition in Stunden inkl. der Nachtzeit	Drehung		Gebildeter Invertzucker in g (in %)		Bemerkungen
		hell	dunkel	hell	dunkel	
Ohne Zusatz	33	+ 1° 25'	+ 1° 0'			Ohne Toluol.
Resorufin 0,025 %	33	+ 0° 20'	+ 0° 20'			„
Blaufluorescierende Paste 0,025 %	33	+ 1° 25'	+ 1° 0'			„
Nilblau 0,01 %	33	+ 1° 48'	+ 1° 45'			
Ohne Zusatz	9	+ 0° 30'	+ 0° 21'	3,2(68)	3,3(70)	
	57	+ 2° 15'	+ 2° 0'	2,3(49)	2,6(55)	
Methylenblau 0,05 %	9	+ 2° 05'	+ 1° 56'	1,4(30)	1,6(34)	M. vermindert in 0,05 % den Invertierungsprozeß auch im Dunkeln. In 0,05 % Lösung dringt zu wenig Licht ein. Verdünntere Lösungen zeigen die photodynamische Wirkung.
	57	+ 2° 55'	+ 2° 55'	0,4(9)	0,4(9)	
Ohne Zusatz	33	+ 1° 55'	+ 1° 55'	1,6(34)	1,6(34)	
Methylenblau 0,03 %	33	+ 2° 45'	+ 2° 0'	0,6(13)	1,5(32)	
„ 0,01 %	57	+ 3° 18'	+ 1° 10'	0(0)	2,4(51)	
„ 0,001 %	57	+ 3° 18'	+ 1° 11'	0(0)	2,4(51)	
Ohne Zusatz	9	+ 0° 30'	+ 0° 21'	3,2(68)	3,3(70)	
	57	+ 2° 15'	+ 2° 0'	2,3(49)	2,6(55)	
Thionol 0,005 % mit NaOH gelöst; dann neutralisiert	9	− 0° 12'	− 0° 32'	4,0(85)	4,4(94)	Der Versuch mehrmals wiederholt, verlief in derselben Weise.
	57	+ 2° 35'	+ 1° 32'	0,8(17)	2,0(43)	

Chinolinfarbstoffe.

	Dauer der Exposition in Stunden inkl. der Nachtzeit	Drehung		Gebildeter Invertzucker in g (in %)		Bemerkungen
		hell	dunkel	hell	dunkel	
Ohne Zusatz	33	+ 1° 55'	+ 1° 55'	1,6(34)	1,6(34)	Hemmt auch Dunkel stark den Invertierungsprozeß. Es wird dadurch in hoher Konzentration die Lichtwirkung verdeckt.
Chinolinrot 0,02 %	33	+ 3° 0'	+ 2° 40'	0,3(6)	0,7(15)	
Ohne Zusatz	33	+ 0° 53'	+ 0° 45'	2,8(60)	2,9(62)	
Chinolinrot 0,005 %	33	+ 2° 10'	+ 1° 30'	1,3(28)	2,1(45)	
Chinolinrot 0,0025 %	33	+ 1° 55'	+ 1° 10'	1,6(34)	2,4(51)	
Ohne Zusatz	33	+ 1° 25'	+ 1° 23'			
Cyanin 0,0075 %	33	+ 2° 32'	+ 2° 30'			
Ohne Zusatz	9	+ 1° 0'	+ 1° 2'			
	33	+ 0° 45'	+ 0° 45'			
Cyanin 0,005 %	9	+ 2° 30'	+ 1° 57'			
	33	+ 2° 10'	+ 2° 10'			

Tabelle II.

Substanzen mit Absorption im Violett resp. Ultraviolett.

Anordnung I.

	Dauer der Exposition in Stunden inkl. der Nachtzeit	Drehung		Bemerkungen
		hell	dunkel	
Ohne Zusatz	8		$+ 1^o 35'$	
	22		$- 0^o 05'$	
β-Naphtoldisulfosäure 0,05%	8	$+ 1^o 30'$	$+ 1^o 30'$	
	22	$- 0^o 06'$	$- 0^o 06'$	
Amidonaphtolmonosulfosäure 0,05%	8	$+ 1^o 28'$	$+ 1^o 28'$	
	22	$- 0^o 12'$	$- 0^o 12'$	
Natrinmnaphtionat 0,05%	8	$+ 1^o 30'$	$+ 1^o 30'$	
	22	$- 0^o 05'$	$- 0^o 06'$	
Naphtsultan 0,05%	8	$+ 1^o 10'$	$+ 1^o 10'$	
	22	$- 0^o 08'$	$- 0^o 08'$	
Ohne Zusatz	8		$+ 2^o 13'$	
	22		$+ 1^o 12'$	
Chininum snlfuricnm 0,05%	8	$+ 2^o 0'$	$+ 2^o 0'$	Befördert den Prozeß im Hellen u. Dunkeln.
	22	$+ 0^o 12'$	$+ 0^o 15'$	
Salzsaures Harmalin 0,05%	8	$+ 2^o 38'$	$+ 2^o 35'$	
	22	$+ 2^o 20'$	$+ 2^o 18'$	
Ohne Zusatz	6	$+ 1^o 30'$	$+ 1^o 30'$	
	22	$- 0^o 30'$	$- 0^o 32'$	
Aesculin 0,05%	6	$+ 1^o 0'$	$+ 0^o 59'$	Befördert den Invertierungsprozeß im Hellen und Dunkeln.
	22	$- 0^o 30'$	$- 0^o 32'$	

Anordnung II.

	Dauer der Exposition in Stunden inkl. der Nachtzeit	Drehung		Bemerkungen
		hell	dunkel	
Ohne Zusatz	9	$+ 0^o 30$	$+ 0^o 21'$	
	57	$+ 2^o 15'$	$+ 2^o 0'$	
β-Naphtoltrisulfosaures Natron 0,05%	9	$+ 0^o 34'$	$- 0^o 33'$	
	57	$+ 2^o 01'$	$+ 2^o 03'$	
Ohne Zusatz	33	$+ 1^o 31'$	$+ 1^o 12'$	
Amidonaphtolmonosulfosäure 0,05%	33	$+ 0^o 50'$	$+ 1^o 0'$	
β-Naphtylamindisulfosäure	33	$+ 0^o 10'$	$+ 0^o 10'$	Fördert den Invertierungsprozeß im Hell und Dunkel.
Natriumnaphtionat. 0,05%	33	$+ 1^o 31'$	$+ 1^o 17'$	
Naphtsultan 0,05%	33	$+ 1^o 30'$	$+ 1^o 20'$	
γ-Phenylchinaldin 0,05%	33	$- 0^o 12'$	$- 0^o 22'$	Dissoziert in der Fermentl. u. fällt z. T. aus.
	57	$- 0^o 24'$	$- 0^o 32'$	
Salzsaures Harmalin 0,05%	33	$+ 2^o 55'$	$+ 2^o 48'$	Hemmt auch im Dunkeln sehr den Invertierungsprozeß.
Ohne Zusatz	33	$+ 1^o 55'$	$+ 1^o 55'$	
Chininum snlfuric. 0,05%	33	$+ 0^o 25'$	$+ 0^o 25'$	Fördert im Hellen und Dunkeln den Invertierungsprozeß.
„ bisulfuric.	33	$+ 0^o 25'$	$+ 0^o 25'$	
Salzsaures Hydrastinin 0,05%	33	$+ 1^o 40'$	$+ 1^o 40'$	

Tabelle III.

Wirkung auf das Invertin mit Abnahme des Zusatzes der photodynamischen Substanz.

Tetrabromfluoresceïn.

(Nach Anordnung I.)

	Dauer der Exposition in Stunden inkl. der Nachtzeit	Drehung	
		hell	dunkel
Ohne Zusatz	22	— 0° 22′	— 0° 22′
Mit 1 : 100 000	„	+ 0° 20′	— 0° 26′
1 : 200 000	„	+ 0° 12′	— 0° 28′
1 : 400 000	„	+ 0° 00′	— 0° 28′
1 : 600 000	„	+ 0° 02′	— 0° 28′
1 : 700 000	„	— 0° 03′	— 0° 28′
1 : 800 000	„	— 0° 02′	— 0° 22′
1 : 900 000	„	— 0° 08′	— 0° 22′
1 : 1 000 000	„	— 0° 10′	— 0° 23′

Tetrajodfluoresceïn.

(Nach Anordnung II.)

	Dauer der Exposition in Stunden inkl. der Nachtzeit	Drehung	
		hell	dunkel
Ohne Zusatz	57	+ 1° 50′	+ 1° 29′
Mit 1 : 100 000	„	+ 3° 30′	+ 1° 01′
1 : 500 000	„	+ 2° 50′	+ 1° 12′
1 : 1 000 000	„	+ 2° 01′	+ 1° 02′

Tabelle IV.

Versuche bezüglich des Anhaltens der Wirkung.

12 St. belichtete und nicht belichtete Eosin-Invertinlösung wurden ins Dunkle (Eisschrank) gebracht und 5 Tage hindurch die invertierende Kraft der Lösungen bestimmt. (Nach Anordnung II.)

	Drehung					
	Gleich nach der Belichtung	Nach Stehen im Dunkeln nach Tag				
		1	2	3	4	5
Ohne Zusatz	+ 0° 20′	+ 0° 22′	+ 0° 16′	+ 0° 25′	+ 0° 32′	+ 0° 28′
0,025 % Eosin hell	+ 2° 50′	+ 2° 51′	+ 2° 50′	+ 2° 56′	+ 2° 51′	+ 2° 55′
„ „ dunkel	+ 0° 06′	+ 0° 06′	+ 0° 10′	+ 0° 18′	+ 0° 14′	+ 0° 14′

III. Abschnitt. Analyse der Erscheinung.

Die hierüber angestellten Untersuchungen haben vorläufig zu folgenden Sätzen geführt.

1.

Wirkung beruht auf Absorption bestimmter Strahlen, denn sie bleibt aus, wenn die Strahlen, welche die photodynamische Substanz absorbiert, vorher abfiltriert werden, kommt hingegen in nahezu verminderter Stärke, wenn diese Strahlen zugelassen, alle anderen abgehalten werden.

Zum ersten Teile dieses Satzes führen Versuche mit Strahlenfiltern bestehend aus einer Lösung der verwendeten photodynamischen Substanz. Bereits von O. Raab[1]) wurde gezeigt, daß die Lichtwirkung einer Acridinlösung 1:20000 auf Paramäcien durch Vorlage einer Acridinlösung in 4,5 cm dicker Schicht und in der Konzentration von 1:500 nicht mehr zu stande kommt. Dasselbe gilt für Eosin mit Vorlage von Eosinlösung von 0,05 %. Die hierzu nötige Schichtendicke der Vorlage bei verschiedenen Lichtquellen veranschaulicht folgender Versuch, wobei je drei Tropfen Paramäcienkultur gemischt mit 2 ccm einer Eosinlösung 1:1200 in Uhrgläsern zur Verwendung kamen.

Dicke der vorgelegten 0,05 % Eosinlösung in mm	Art der Lichtquelle		
	Offenes Bogenlicht von 25 Ampère, 60 Volt	Zerstreutes Tageslicht	Sonne (Winter)
2	Paramäcien tot nach 2 Stunden	tot nach $2^1/_2$ Std.	tot nach 2 Stunden
6	„ „ $4^1/_2$ „	„ „ $4^1/_2$ „	„ „ 3 „
12	„ „ 9 „	sterbend nach 9 Std. (nur mehr rollende Bewegungen)	„ „ 7 „
18	alle Paramäcien normal lebendig	ebenso	Bewegungen der Paramäcien träge.

Paramäcien in Eosinlösung 1:1200, nur durch Vorlage einer 5 cm dicken Schicht konz. Kupfersulfatlösung geschützt gegen die strahlende Wärme, werden durch Zutritt dieser 3 Lichtarten in $1—1^1/_2$ Stunden getötet, wogegen Paramäcienkultur ohne Eosinzusatz, bei Anwendung der Kupfervorlage durch solche Beleuchtungen von 9 Stunden Dauer nicht merkbar affiziert werden.

Der Versuch zeigt, daß bereits die Dicke von 18 mm einer 0.05 % Eosinlösung genügt, um die Paramäcien von der photodynamischen Wirkung einer Eosinlösung von 1:1200 bei Zutritt von elektrischen Kohlenbogenlicht von 25 Ampère oder zerstreutem Tageslicht von 9 Stunden Dauer vollständig zu schützen. Nur bei Anwendung von Sonnenlicht ist der Schutz noch kein vollständiger. Analog ist die Wirkung bei Enzymen. Die photodynamische Wirkung einer Lösung von 0,05 % Eosin oder Magdalarot

---

1) Münchener med. Wochenschr. 1900, S. 1 und Zeitschr. f. Biol. Bd. 39, S. 537.

des Handels (G r ü b l e r), ein Gemenge von Dijodfluoresceïn und Tetrabromdichlorfluoresceïn, auf Diastase und Invertin wird durch Vorlage einer 0,05 proz. Lösung von Eosin resp. „Magdalarot" in 5—10 cm Dicke vollständig aufgehoben.

Den zweiten Teil obigen Satzes beweisen Versuche mit Strahlenfiltern, die nur jene Strahlen durchlassen, welche die verwendete photodynamische Substanz absorbiert. Bereits von O. R a a b wurde gefunden, daß die Wirkung einer Acridinlösung nicht wesentlich vermindert wird, wenn das zutretende Licht eine Lösung von schwefelsaurem Chinin passiert hatte, die ultravioletten Strahlen also ausgeschaltet und die äußeren violetten abgeschwächt worden waren.

In welcher Weise die photodynamische Wirkung von Eosin und Chinolinrot, deren verdünnte Lösungen im wesentlichen nur grüne Strahlen zwischen Wellenlänge 540 und 486 absorbieren, durch Licht, das Strahlenfilter verschiedener Art passiert beeinflußt wird, zeigt die Tabelle auf folgender Seite.

Die Paramäcien befanden sich im hängenden Tropfen oder im Uhrglas, der Eintritt des Todes ist in Stunden angegeben.

Von Strahlenfiltern wurde verwendet: Wasser in 3 cm Schichtendicke, das einen Teil der infraroten Strahlen absorbiert, konzentrierte Kupfersulfatlösung in 3 cm Dicke, welche die infraroten, roten, orangeroten und gelben Strahlen (bis ungefähr zur Wellenlänge 550 $\mu\mu$) absorbiert; konzentrierte Pikrinsäurelösung von 1 cm Dicke, welche von Blau (477 $\mu\mu$) an bis in das äußerste Ultraviolett absorbiert[1]); eine Mischung von 1 Teil einer gesättigten Lösung von Kupfersulfat + Pikrinsäure mit 2 Teilen konzentrierter Kupfersulfatlösung in 3 cm Dicke, welche nur grüne Strahlen (vollkommen von 560—490 $\mu\mu$) durchläßt. Kontrollversuche ergaben, daß Paramäcien im Dunkeln in Chinolinrotlösung 1 : 100 000 5 Stunden, in Eosinlösung 1200 24 Stunden am Leben blieben.

Die Tabelle zeigt, daß der Tod der Paramäcien bei jenen Vorlagen am frühesten eintritt, welche nur einen Teil der schädlichen „Wärmestrahlen" abzuhalten vermögen (Wasser und Pikrinsäure). Bei den anderen Vorlagen erfolgt er später und zwar macht es keinen oder keinen wesentlichen Unterschied, ob dieselben nur grüne Strahlen oder auch andere sichtbare resp. ultraviolette Strahlen hindurch lassen.

Daß für die Wirksamkeit einer Eosinlösung die grünen Strahlen das maßgebendste sind, wurde überdies von O. R a a b auch durch die Untersuchung in prismatisch zerlegtem Lichte erwiesen.[2])

---

1) v. H ü b e l, Die Dreifarbenphotographie. Halle 1902, S. 129.
2) a. a. O., S. 538.

Art der Lichtquelle und der Substanz		Art des Strahlenfilters, Tod der Paramäcien in Stunden				
		Ohne Schirm	Wasser 3 cm	Konz. Kupfersulfat 3 cm	Pikrinsäure 1 cm	Kupfersulfat + Pikrinsäure 3 cm
Zerstreutes Tageslicht.	Chinolinrot 1 : 100 000	1 St.	$1^1/_4$ St.	2 St.	2 St.	$2^1/_2$ St.
„	Eosin 1 : 1200	1 St.	1 „	$1^1/_2$ „	$1^1/_2$ „	$1^1/_2$ „
Sonnenlicht (Winter).	Chinolinrot 1 : 100 000	—	1 „	2 „	1 „	2 „
„	Eosin 1 : 1200	—	1 „	1 „	1 „	1 „
„	Eosin 1 : 5000	—	$1^1/_4$ „	2 „	$1^1/_4$ „	$2^1/_2$ „
„	Eosin 1 : 10 000	—	2 „	$2^1/_2$ „	2 „	$3^1/_4$ „

2.

Die Erscheinung ist indes kein einfacher Absorptionsvorgang. Zahlreiche Farbstoffe, welche sich durch Absorption in verschiedenen Teilen des Spektrums auszeichnen, haben keine photodynamische Wirkung weder auf Paramäcien noch auf Enzyme, wie die folgenden Versuche dartun.

A. Versuche an Paramäcien.

Das Eindringen der Substanz konnte meist durch die Giftigkeit oder zum Teil auch direkt durch die Färbung konstatiert werden.

55. Nitrosofarbstoff: Naphtolgrün B.

Absorption: Im Rot und Anfang Gelb (— 10,4) und von b_1 bis ins Ultraviolett.

Konzentration	Hell	Dunkel
1 : 200	lebend nach 24 St.	ebenso

Paramäcienfärbung nicht bemerkbar.

56. Nitrofarbstoff: Pikrinsäure.

Absorption: Blau bis ins Ultraviolett.

Konzentration	Hell	Dunkel
1 : 2000	sofort tot	ebenso
1 : 5000	tot nach 5 St.	„
1 : 10 000	„ „ 10 „	tot nach 12 St.
1 : 20 000	„ „ 24 „	ebenso
1 : 40 000	alles lebend nach 24 St.	„

Azofarbstoffe.

57. Victoriaviolett 4 BS.

Absorption in Konzentration 1 : 20 000 Ende von Rot bis Anfang von Grün (9,2—12,5). In Konzentration von 1 : 200 sind Paramacien nach 48 St. in Hell und Dunkel normal, nicht gefärbt.

58. Azobordeaux [By].

Absorption in Lösung 1 : 5000 von D-F.

Konzentration	Hell	Dunkel
1 : 500	tot nach 5 St.	ebenso
1 : 600	„ „ 8 „	„
1 : 800	„ „ 24 „	tot nach 48 St.
1 : 1000	lebend „ 24 „	ebenso

59. Azofuchsin S. [By] Absorption in Lösung von 1 : 1000 von D-G.

Konzentration	Hell	Dunkel
1 : 500	tot nach 5 St.	ebenso
1 : 600	„ „ 8 „	„
1 : 1000	lebend „ 24 „	„

60. Benzopurpurin 4 B [By].

In Konzentration 1 : 20 000 schwache Absorption im Ende von Grün.

Konzentration	Hell	Dunkel
1 : 4000	tot nach 3 St.	ebenso
1 : 10 000	rollend nach 1 St., tot nach 18 St.	rollend nach 2 St., tot nach 17. St.
1 : 20 000	lebend nach 48 St.	ebenso

Die Paramäcien zeigen sich bei allen Verdünnungen gefärbt.

61. Azoblau [By].

Absorption: geringe zwischen 8,5—9, intensivere zwischen 10 bis 13,3.

In Konzentration von 1 : 2000 nach 24 Stunden in Hell und Dunkel lebend, nicht gefärbt. Der Farbstoff scheint nach dem Zusatze der Paramäcien teilweise auszufallen.

62. Diamingrün G.

Absorption im Roten bei 8.

Konzentration	Hell	Dunkel
1 : 2000	tot nach 4 Min.	ebenso
1 : 3000	lebend nach 24 St.	„

63. Diphenylmethanfarbstoff: Auramin.

Hellgelbe Lösung. Absorption: Im Blauen.

Trüber Tag.

Konzentration	Hell	Dunkel
1:100 000	sofort tot	ebenso
1:800 000	tot nach 1 St.	„
1:1 200 000	„ „ 10 „	„
1:2 000 000	„ „ 24 „	„

Triphenylmethanfarbstoffe.

64. Methylviolett, Gemenge von Penta- und Hexamethylpararosanilin.

Absorption von Mitte Rot bis Anfang Gelb.

Konzentration	Hell	Dunkel
1:160 000	tot nach $1^1/_2$ St.	tot nach 2 St.
1:320 000	„ „ 4 „	$^1/_3$ „ „ 4 „
1:500 000	„ „ $8^1/_2$ „	$^1/_2$ „ „ 8 „
1:700 000	„ „ $8^1/_2$ „	$^1/_2$ „ „ 24 „
1:1 200 000	„ „ 48 „	alles lebend „ 48 „

65. Krystallviolett, salzsaures Hexamethylpararosanilin.

Konzentration	Hell	Dunkel
1:500 000	tot nach 8 St.	$^1/_2$ tot nach 24 St.
1:700 000	„ „ $8^1/_2$ „	alles lebend nach 24 St.
1:1 000 000	„ „ 9 „	„
1:1 500 000	$^1/_2$ „ „ 9 „	„

Beide Körper scheinen nach diesen Versuchen eine schwache, aber unverkennbare „Lichtwirkung" zu besitzen, obgleich sie nicht fluorescieren. An diesen Ergebnissen änderte sich auch nichts, als reinstes salzsaures Hexamethylpararosanilin (von O. Fischer, Erlangen freundlichst überlassen) zur Verwendung kam. Die „Lichtwirkung" ist indes nur eine- scheinbare. Die Körper besitzen starke Absorption im gelben bis orangeroten Teil des Spektrums und außerdem noch ausgedehnte Absorption im infraroten.[1) Es war daher möglich, daß es sich nur um eine Umsetzung der absorbierten strahlenden Energie in Wärme gehandelt habe. Wenn diese Vermutung richtig war, mußte der Unterschied in der Wirkung zwischen Hell und Dunkel aufhören oder wenigstens sehr abgeschwächt werden, wenn der Versuch unter Vorlage einer 5,4 cm dicken Schicht von 7 proz. saurer Lösung von schwefelsaurem Eisenoxydul erfolgte, welche die sichtbaren Strahlen ungeschwächt durchläßt, die infraroten aber bis auf 1,2 $^0/_0$ der gesamten Strahlung absorbiert.[2)

---

1) Nach Hans Lehmann, Die ultraroten Spektren der Alkalien. Freiburg 1900.

2) R. Zsigmondy, Wied. Ann. 49, 533.

65a. Krystallviolett.

Eisenoxydulvorlage.

Konzentration	Hell	Dunkel
1 : 600 000	tot nach 4 St.	tot nach 4 St.
1 : 700 000	„ „ $4\frac{1}{2}$ „	„ „ $4\frac{1}{2}$ „
1 : 800 000	$\frac{1}{2}$ „ „ $2\frac{3}{4}$ „	$\frac{1}{2}$ „ „ 3 „
	alles „ „ 5 „	alles „ „ 4 „
1 : 900 000	$\frac{2}{5}$ „ „ 4 „	$\frac{1}{5}$ „ „ 4 „
	$\frac{1}{2}$ „ „ 7 „	$\frac{2}{5}$ „ „ 7 „
1 : 1 000 000	$\frac{2}{5}$ „ „ 8 „	$\frac{1}{5}$ „ „ 8 „
	$\frac{4}{5}$ „ „ 12 „	$\frac{1}{2}$ „ „ 12 „
1 : 1 200 000	$\frac{1}{2}$ „ „ 8 „	$\frac{1}{2}$ „ „ 8 „
	$\frac{3}{4}$ „ „ 24 „	$\frac{3}{4}$ „ „ 24 „
1 : 1 400 000	alle lebend „ 48 „	ebenso

Die Unterschiede im Dunkeln in diesem Versuche und den beiden
früheren, erklären sich daraus, daß dieser Versuch in einer späteren
Zeit mit einer anderen Generation von Paramäcien, die gegen die Giftwirkung des Krystallvioletts als solche empfindlicher war, angestellt
wurde. Das Hauptresultat des Versuches, daß die Wirkung zwischen
Hell und Dunkel durch die Eisenvorlage so gut wie aufgehoben ist,
wird dadurch nicht beeinflußt. Wie bedeutend die Umsetzung von strah-
lender Energie in Wärmeenergie durch eine Krystallviolettlösung ist,
zeigt nebenbei auch folgender einfacher Versuch. Eine der Sonne (März)
ausgesetzte Lösung von 1 : 1000 erwärmte sich in 4 Stunden von 18^0
auf 37^0, eine Lösung von 1 : 10 000 an einem anderen Tage in 3 Stunden von 19^0 auf 37^0, während Wasser unter gleichen Umständen das
erstemal nur die Temperatur von $33,3^0$, das zweitemal eine solche von
$33,2^0$ erreichte. Daß die scheinbare Lichtwirkung des Methyl- und Krystallvioletts in der Tat nur in diesen besonderen Verhältnissen liegt, ergaben auch die Versuche mit anderen Körpern dieser Gruppe, in denen
allen kein Unterschied zwischen Hell und Dunkel auftrat.

66. Salzsaures Pararosanilin (Parafuchsin).

Absorption in Konzentration 1 : 50 000 im Grün (von 10,5 — blau).
In Konzentration 1 : 200 000 von 11,2—13,3.

Heller Tag.

Konzentration	Hell	Dunkel
1 : 40 000	tot nach 2 St.	ebenso
1 : 80 000	„ „ 4 „	„
1 : 160 000	alle lebend „ 9 „	„
1 : 320 000	„	„

67. Salzsaures Rosanilin (Fuchsin).

Absorption in Konzentration 1 : 200 000 von 11,2—13,3.

Trüber Tag.

Konzentration	Hell	Dunkel
1 : 1000	tot sofort nach d. Ansetzen	desgl.
1 : 16 000	„	„

Konzentration	Hell	Dunkel
1 : 20 000	tot nach 2 St.	tot nach 3 St.
1 : 40 000	„ „ 4 „	$^1/_2$ „ „ 4 „
1 : 50 000	lebend „ 48 „	desgl.
1 : 60 000	„	„

68. Pararosolsäure (Aurin) in neutraler Lösung.

Absorption in Konzentration 1 : 100 000: Ende Gelb und Anfang Grün, 11,7—13,5.

Trüber Tag.

Konzentration	Hell	Dunkel
1 : 20 000	tot nach $^1/_2$ St.	ebenso
1 : 40 000	„ „ 1 „	„
1 : 80 000	„ „ 2 „	„
1 : 160 000	$^1/_2$ „ „ 9 „	$^1/_5$ tot nach 9 St.
1 : 320 000	alle lebend „ 9 „	ebenso

69. Rosolsäure in neutraler Lösung.

Absorption in Konzentration 1 : 100 000 wie Aurin.

Heller Tag.

Konzentration	Hell	Dunkel
1 : 40 000	tot nach $^3/_4$ St.	ebenso
1 : 80 000	„ „ 1 „	„
1 : 160 000	$^3/_4$ „ „ 9 „	$^1/_2$ tot nach 9 St.
1 : 320 000	alle lebend „ 9 „	ebenso

70. Malachitgrün.

Absorption: von 8,2—10,7 mit größter Intensität bei 9.

Konzentration	Hell	Dunkel
1 : 2000	sofort tot	ebenso
1 : 200 000	tot nach 3 St.	„
1 : 400 000	„ „ 4 „	„
1 : 800 000	$^1/_2$ „ „ 4 „	„
	alle „ „ 24 „	
1 : 1 600 000	„	„
1 : 2 500 000	alle lebend nach 24 St.	„

Die bedeutend größere Giftigkeit des Malachitgrüns, es war die Zinkverbindung, gegenüber seinen chem. Verwandten ist bemerkenswert.

71. Indigodisulfosaures Natron (Indigokarmin).

Absorption in Konzentration 1 : 100 000 von 8,4—10.

Eisenoxydulvorlage.

Konzentration	Hell	Dunkel
1 : 500	tot nach $^1/_2$ St.	ebenso
1 : 1000	„ „ 18 „	tot nach 24 St.
1 : 5000	„ „ 18 „	ebenso
1 : 20 000	„ „ 24 „	tot nach 18 St.

Die Versuche fielen auch bei Wiederholung sehr ungleich aus, bald waren die hellen bald die dunkeln voraus.

72. Hämatoxylin, Farbstoff des Blauholzes.

Heller Tag.

Konzentration	Hell	Dunkel
1 : 2000	tot nach $^1/_4$ St.	ebenso
1 : 10 000	„ „ 4 „	„
1 : 20 000	„ „ 9 „	„

Die Lösung wird auf Paramäcienzusatz rot.

Invertierungsversuche.

Anordnung I.

Azofarbstoffe und Triphenylmethanfarbstoffe.

	Dauer der Exposition in Stunden inklusive der Nachtzeit	Drehung		
		hell	dunkel	
Ohne Zusatz	6	$+ 0^0\ 30'$	$+ 0^0\ 33'$	
	22	$- 0^0\ 29'$	$- 0^0\ 30'$	
Azofuchsin 0,05 %	6	$+ 0^0\ 32'$	$+ 0^0\ 34'$	
	22	$- 0^0\ 36'$	$- 0^0\ 38'$	
Salzsaures Rosanilin 0,05 %	6	$+ 2^0\ 08'$	$+ 2^0\ 13'$	
	22	$+ 1^0\ 43'$	$+ 1^0\ 40'$	
Ohne Zusatz	6	$+ 1^0\ 0'$	$+ 0^0\ 57'$	
	22	$- 0^0\ 30'$	$- 0^0\ 29'$	
Azobordeaux 0,05 %	6	$+ 1^0\ 02'$	$+ 1^0\ 03'$	
	22	$- 0^0\ 30'$	$- 0^0\ 29'$	
Kristallviolett 0,05 %	8	$+ 2^0\ 28'$	$+ 2^0\ 28'$	
	22	$+ 2^0\ 25'$	$+ 2^0\ 25'$	
„ 0,002 %	8	$+ 1^0\ 25'$	$+ 1^0\ 25'$	
	22	$- 0^0\ 05'$	$- 0^0\ 06'$	

Anordnung II.

	Dauer der Exposition in Stunden inklusive der Nachtzeit	hell	dunkel	
Ohne Zusatz	33	$+ 1^0\ 31'$	$+ 1^0\ 12'$	
Naphtolgrün B 0,025 %	33	$- 0^0\ 05'$	$- 0^0\ 04'$	Befördert den Prozeß auch im Hellen.
Viktoriaviolett 0,01 %	33	$+ 1^0\ 30'$	$+ 1^0\ 11'$	
Azobordeaux 0,05 %	33	$+ 1^0\ 0'$	$+ 0^0\ 38'$	
Azofuchsin 0,05 %	33	$+ 1^0\ 09'$	$+ 0^0\ 39'$	
„ 0,01 %	33	$+ 1^0\ 09'$	$+ 0^0\ 51'$	
Benzopurpurin 0,05 %	33	$+ 1^0\ 52'$	$+ 1^0\ 47'$	
Azoblau 0,05 %	33	$+ 1^0\ 20'$	$+ 1^0\ 42'$	
„ 0,01 %	33	$+ 0^0\ 58'$	$+ 1^0\ 0'$	
Diamingrün 0,01 %	33	$+ 1^0\ 0'$	$+ 1^0\ 01'$	
Auramin 0,05 %	33	$+ 1^0\ 49'$	$+ 1^0\ 28'$	
Säurefuchsin 0,05 %	33	$+ 0^0\ 45'$	$+ 0^0\ 30'$	Ohne Toluolzusatz.
Malachitgrün 0,02 %	33	$+ 1^0\ 32'$	$+ 1^0\ 01'$	
Ohne Zusatz	33	$+ 0^0\ 53'$	$+ 0^0\ 45'$	Ohne Toluolzusatz.
Kristallviolett 0,01 %	33	$+ 1^0\ 15'$	$+ 1^0\ 25'$	„
Ohne Zusatz	57	$+ 1^0\ 58'$	$+ 1^0\ 42'$	
Indigotine 0,05 %	57	$+ 1^0\ 20'$	$+ 1^0\ 21'$	Befördert im Hellen u. Dunkeln d. Prozeß.

3.

Die Erscheinung wurde bisher ausnahmslos nur an Substanzen beobachtet, welche auch die Eigenschaft zu fluorescieren besitzen. Da die Untersuchung sich über eine sehr große Anzahl von fluorescierenden (53) und nicht fluorescierenden Substanzen (32) erstreckt, ist die Wahrscheinlichkeit, daß die photodynamische Wirkung mit Fluorescenz im Zusammenhange steht, eine große. Immerhin muß aber hervorgehoben werden, daß so lange dieser Satz rein auf Erfahrung beruht, und seine Begründung durch die theoretische Analyse der Erscheinung nicht gefunden hat, die Möglichkeit besteht, daß noch photodynamische Substanzen gefunden werden, welche nicht gleichzeitig die Eigenschaft zu fluorescieren besitzen. Wenn nun die Erscheinung wirklich mit Fluorescenz im Zusammenhange steht, so ist die erste Frage, ist das ausgesandte Fluorescenzlicht das Wirksame?

Zur Beantwortung dieser Frage unternommene spezielle Versuche haben ergeben, daß dies nicht der Fall ist. Setzt man Glasröhrchen mit Paramäcienkultur oder einer Enzymlösung gefüllt in ein enges Gefäß, in welchem sich eine fluorescierende Flüssigkeit befindet, dem Lichte aus, so daß das Röhrchen von allen Seiten von Fluorescenzlicht bestrahlt wird, so bemerkt man an den Paramäcien oder dem Enzyme keine Veränderung, selbst bei stunden- oder tagelanger Exposition. Man kann diesen Versuchen einwenden, daß vielleicht im Fluorescenzlichte etwas enthalten ist, das Glas nicht zu passieren vermag und daß gerade dies das für Paramäcien und Enzyme schädliche darstellt. Um auch diesem Einwande zu begegnen, wurde folgende allerdings nur für Paramäcien ausführbare Versuchsanordnung getroffen. Man füllt die auf dem Objektträger aufgekittete feuchte Kammer mit einer fluorescierenden Flüssigkeit bis zum Rande. Auf den gebildeten konkaven Meniskus kann man nun das Deckglas, an dessen unteren Seite ein Tropfen Paramäcienkultur hängt, so aufsetzen, daß ein Zwischenraum mit freiem Auge nicht mehr wahrzunehmen ist, die Luftschichte, welche die konkave Oberfläche der fluorescierenden Flüssigkeit von der konvexen des Tropfens trennt, also nur minimal ist. Man kann nun dieses Präparat intensivem zerstreuten Tages- oder Sonnenlicht von oben und durch Spiegelvorrichtung von unten stundenlang aussetzen, ohne die geringste Veränderung an den Paramäcien mit dem Mikroskope wahrnehmen zu können. Die Versuche wurden

mehrfach mit Eosin, Erythrosin, Chinolinrot, Dichloranthracendisulfosaurem Natron und anderen fluorescierenden Substanzen
ausgeführt.

4.

Für die Tatsache, daß nicht das ausgesandte Fluorescenzlicht,
sondern die vom fluoreszierenden Stoff absorbierte strahlende
Energie das maßgebende ist, spricht ferner folgende wichtige Beobachtung: In einer Gruppe chemisch verwandter fluorescierender Stoffe ist in der Regel die photodynamische Wirkung um so größer, je geringer die Fluorescenzhelligkeit, vorausgesetzt, daß diese Größe nicht unter
ein gewisses Minimum sinkt, welches praktisch in der Regel etwa
dahin bezeichnet werden kann, daß die Substanz mit kleiner Linse
in Sonnenlicht untersucht, keinen deutlich (farbig) differenzierten
Lichtkegel mehr gibt. Am schönsten zeigt sich dies in der
Fluoresceïnreihe. Die Fluorescenzhelligkeit nimmt ab, die
photodynamische Wirkung für Paramäcien und Invertin zu in
folgender Reihenfolge:

Substanz	Fluorescenz-helligkeit	Giftigkeit für Paramäcien im zerstreuten Tageslicht, jene im Dunkeln = 1 gesetzt	Schädigung des Invertin in Proz. (Versuche nach II. Anordnung, bei 3 St. Expositionszeit)
Fluoresceïn	sehr stark	11	0
Tetrachlorfluoresceïn	stark	35	10
Tetrabromfluoresceïn	mäßig	60	57
Tetrajodfluoresceïn	sehr schwach	80	89
Dichlortetrabromfluoresceïn	nur mit Linse im Sonnenlicht bemerkbar	150	89
Dichlortetrajodfluoresceïn	„	100	96
Tetrachlortetrajodfluoresceïn	„	170	89

Sobald aber die Fluorescenz völlig erloschen ist (genauer bezeichnet, unter das oben bezeichnete Minimum gesunken ist), hört
auch die Photodynamie auf, so im Tetranitrofluoresceïn, im Hydro-
chinonphtalein, das sich vom Fluoresceïn nur durch die Stellung der
Hydroxylgruppen unterscheidet und im Phenolphtalein, in welchem
der Pyronring (die fluorophore Gruppe) gesprengt ist, zugleich ein
neuer Beleg dafür, daß die Erscheinung wirklich mit Fluorescenz
zusammenhängt.

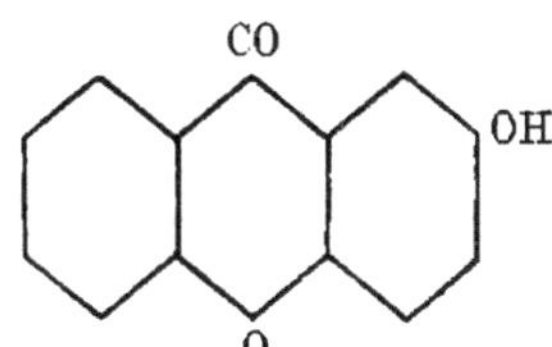

Flnoresceïn. Hydrochinonphtaleïn. Phenolphtaleïn.

Analoge Verhältnisse ergab die Xanthongruppe, deren Glieder je nach der Stellung der Hydroxyle sich optisch sehr verschieden verhalten. In der folgenden Zusammenstellung[1]), die sich nur auf Paramäcien bezieht, da die Wirkung auf Enzyme nicht untersucht wurde, erkennt man, daß die photodynamische Wirkung zunimmt, mit Abnahme der Fluorescenz und aufhört, mit dem völligen Erlöschen derselben. Interessant ist auch die je nach der Stellung der Hydroxyle sehr verschiedene Giftigkeit der Dioxyxanthone, wenn man z. B. die Konzentrationen vergleicht, welche im Dunkeln nach 24 Stunden zum Tode führen.

1-Oxyxanthon.

Alkalische Lösung gelblich, keine Fluorescenz, keine Photodynamie.

2-Oxyxanthon.

Alkalische Lösung gelb, sehr schwach grüne Fluorescenz, sehr deutliche Photodynamie.

1,3-Dioxyxanthon.

Alkalische Lösung gelblich, ohne Fluorescenz und ohne Photodynamie. Letale Konzentration 1:20,000.

1,6-Dioxyxanthon.

Alkalilösung gelblich, violette Fluorescenz, schwache Photodynamie. Letale Konzentration: 1:80000.

1,7-Dioxyxanthon.

Alkalilösung grünlich gelb, ohne Fluorescenz und ohne Photodynamie. Letale Konzentration: 1:150000.

3,6-Dioxyxanthon.

Alkalilösung schwach gelb, starke violette Fluorescenz. Sehr deutliche Photodynamie, indes schwächer als 2-Oxyxanthon. Letale Konzentration: 1:2000.

1) Nach R. Meyer, Z. f. physik. Ch. 24, 493, über einige Beziehung zwischen Fluorescenz und chem. Konstitution geordnet. Sie ist nicht vollständig, da der Autor, dessen Güte wir diese Präparate verdanken, uns nicht mehr alle Glieder zur Verfügung stellen konnte.

Paramäcien.

73. Tetranitrofluoresceïn.

Trüber Tag.

Konzentration	Hell	Dunkel
1 : 200	tot nach 20 Min.	ebenso
1 : 400	„ „ 6 St.	„
1 : 800	„ „ 48 „	die Hälfte tot nach 48 St.
1 : 1200	alles lebend nach 48 St.	ebenso
1 : 1500	„	„

74. Hydrochinonphtaleïn.

Heller Tag.

Konzentration	Hell	Dunkel
1 : 60 000	tot nach 25 Min.	ebenso
1 : 80 000	„ „ $3^1/_2$ St.	„
1 : 100 000	lebend nach 8 St.	„

75. Phenolphtaleïn.

In der doppelten Menge Natriumkarbonat gelöst. Trüber Tag.

Konzentration	Hell	Dunkel
1 : 30 000	tot nach 45 Min.	ebenso
1 : 50 000	„ „ 1 St.	„
1 : 80 000	„ „ 4 „	„
1 : 100 000	„ „ 8 $^1/_2$ St.	„

Die bedeutend größere Giftigkeit des Hydrochinonphtaleïns und noch mehr des Phenolphtaleïns gegenüber dem Tetranitrofluoresceïn und den meisten anderen Fluoresceïnen ist bemerkenswert.

76. 1-Oxyxanthon.

Vom sehr schwerlöslichen Natronsalz konnte nur eine Lösung von 1 : 200 000 hergestellt werden, sie zeigte sich ungiftig im Hellen und Dunkeln.

77. 2-Oxyxanthon.

Konzentration	Hell	Dunkel
1 : 2000	tot nach $^1/_4$ St.	ebenso
1 : 20 000	„ „ 1 „	tot nach 2 St.
1 : 40 000	„ „ 3 „	alle lebend nach 24 St.
1 : 60 000	„ „ 4 „	„
1 : 80 000	„ „ 7 „	„
1 : 100 000	die Hälfte tot nach 7 St., $^3/_4$ nach 24 St.	„
1 : 150 000	alle lebend nach 24 St.	„

78. 1,3 - Dioxyxanthon.

Konzentration	Hell	Dunkel
1 : 2000	tot nach $^1/_2$ St.	ebenso
1 : 6000	„ „ 15 „	„
1 : 10 000	„ „ 18 „	„
1 : 20 000	„ „ 24 „	„
1 : 40 000	lebend nach 24 St.	„

79. 1,6 - Dioxyxanthon.

Konzentration	Hell	Dunkel
1 : 2000	tot nach $^1/_2$ St.	ebenso
1 : 20 000	„ „ $1^1/_2$ „	tot nach 4 St.
1 : 40 000	„ „ 16 „	die Hälfte tot nach 16 St.
1 : 80 000	„ „ 16 „	tot nach 24 St.
1 : 150 000	die Hälfte tot nach 24 St.	alle lebend nach 24 St.

80. 3,6 - Dioxyxanthon.

Konzentration	Hell	Dunkel
1 : 500	tot nach 2 St.	tot nach 5 St.
1 : 1000	„ „ 5 „	„ „ 9 „
1 : 2000	„ „ 6 „	„ „ 24 „
1 : 3000	„ „ 9 „	lebend nach 24 St.
1 : 5000	„ „ 17 „	„
1 : 7000	„ „ 24 „	„
1 : 9000	lebend nach 24 St.	„

81. 1,7 - Dioxyxanthon.

Konzentration	Hell	Dunkel
1 : 2000	tot nach $^1/_4$ St.	ebenso
1 : 20 000	„ „ $^1/_2$ „	tot nach $^3/_4$ St.
1 : 80 000	„ „ 4 „	„ „ 5 „
1 : 100 000	„ „ 15 „	ebenso
1 : 150 000	„ „ 32 „	„
1 : 200 000	lebend nach 24 St.	„

Invertin.

	Dauer der Exposition in Stunden inkl. der Nachtzeit	Drehung		Bemerkung
		hell	dunkel	
Ohne Zusatz	8	$+ 1^0\,10'$	$+ 1^0\,10'$	
	22	$- 0^0\,10'$	$- 0^0\,10'$	Nach Anordnung I.
Tetranitrofluoresceïn Na 0,05 %	8	$+ 1^0\,15'$	$+ 1^0\,15'$	
	22	$+ 0^0\,02'$	$+ 0^0\,03'$	
Ohne Zusatz	33	$+ 1^0\,32'$	$+ 1^0\,32'$	Nach Anordnung II.
Tetranitrofluoresceïn Na 0,05 %	33	$+ 1^0\,50'$	$+ 1^0\,40'$	Ohne Toluolzusatz.

5.

Bei ein und derselben Substanz nimmt die photodynamische Wirkung zu resp. ab, im selben Sinne wie die Fluorescenz, wenigstens nach den bisherigen Erfahrungen; so nimmt die Fluorescenz der β-Naphtoltrisulfosäure auf Zusatz von etwas Soda erheblich zu, ebenso die photodynamische Wirkung (Beleg Nr. 42). Umgekehrt wirkt Kochsalz oder Natriumacetat bei Chininsulfat und Bisulfat.[1] Die Flurescenz geht hierdurch bekanntlich sehr stark zurück und auch die photodynamische Wirkung nimmt ab. Die Unterschiede sind allerdings nicht sehr bedeutend, weil die Lichtwirkung der Chininsalze überhaupt eine schwache ist. Beleg Nr. 50. Weitere Untersuchungen in dieser Richtung sind in Aussicht genommen.

6.

Chemische Zersetzung der photodynamischen Substanz. Erhöhung ihrer Giftigkeit. Sensibilisierung.

Nach dem Vorausgegangenen muß die photodynamische Wirkung mit einer eigenartigen Umsetzung eines Teiles der absorbierten strahlenden Energie, die nicht wieder als Fluorescenzlicht zum Vorschein kommt, im Zusammenhange stehen.

Eine nähere Erklärung der Erscheinung aber ist vorerst nicht zu geben, um so mehr, als auch die physikalische Seite der Fluorescenzerscheinung theoretisch noch ganz unvollkommen analysiert ist. Man kann derzeit nur einige Richtungen bezeichnen, nach denen sie nicht gemacht werden darf.

1. Das nächstliegendste ist die Annahme, daß ein Teil dieser Energie zu einer chemischen Zersetzung der photodynamischen Substanz geführt habe und auf diese die im Lichte erhöhte, resp. überhaupt erst auftretende Wirkung auf Zellen, Enzyme und Toxine zurückzuführen sei. Nun sind in der Tat nicht wenige der verwendeten Farbstoffe lichtunächt, d. h. sie bleichen ab, offenbar infolge chemischer Umwandlung. Diese Lichtempfindlichkeit ist indes doch bei den meisten nicht so groß, daß sie bei der verwendeten schwachen Lichtquelle (zerstreutes Tageslicht) während der Dauer der Versuche in Betracht käme. Andererseits zeigen auch viele Körper Photodynamie, welche keine Farbstoffe sind und von denen eine Zersetzung im Lichte nicht bekannt ist. Überhaupt wäre es doch sehr merkwürdig, daß bei allen diesen photodynamischen

---

1) E. Buckingham, Zeitschr. f. physikal. Chem. 14, 129.

Substanzen der verschiedensten chemischen Konstitution so leicht chemische Umwandlung durch Lichtwirkung einträte und daß dann gerade immer Zellen, Enzyme und Toxine schädigende Zersetzungsprodukte auftreten sollten. Der z. T. schon in der ersten Mitteilung (1900) angeführte stringente Beweis, daß derartige chemische Vorgänge bei der photodynamischen Wirkung nicht im Spiele sind, ist der folgende: Lösungen vom Fluoresceïn, Eosin, Erythrosin, Acridin, Phosphin, Chinolinrot, Dichloranthracendisulfosäure etc. längere Zeit dem Lichte ausgesetzt und einige Zeit nachher erst im Dunkeln mit Paramäcien oder Enzymen zusammengebracht, verhalten sich nicht anders als im Dunkeln bereitete.

Wenn daraus der Schluß gezogen wird, daß die photodynamische Wirkung nicht auf einer chemischen Zersetzung der photodynamischen Substanz durch das Licht beruhen könne, so ist dadurch natürlich nicht ausgeschlossen, daß Veränderungen ganz anderer Art, die im Dunkeln alsbald wieder rückgängig werden, bzw. verschwinden, vielleicht eine Rolle spielen.

Eine Erklärung der photodynamischen Wirkung von fluorescierenden Körpern durch ihre chemische Umwandlung in giftige Substanzen, glaubte Ledoux-Lebard[1]) aus den Ergebnissen zweier hübsch erdachten Versuchsreihen, die er mit Eosin an Paramäcien anstellte, entnehmen zu dürfen. In der ersten setzte er im Dunkelzimmer Paramäcien einerseits einer vorher längere Zeit hindurch belichteten, andererseits einer nicht belichteten Eosinlösung zu und beobachtete, daß in der vorher belichteten Eosinlösung die Tiere früher zugrunde gingen, als in der nicht belichteten.

Als wir die Ledoux-Lebard'schen Versuche in sehr großem Umfange nachmachten, indem wir im Dunkeln frisch bereitete Lösungen zur Hälfte dem Lichte (Sonne) aussetzten, zur anderen Hälfte im Dunkeln beließen und dann nach Verlauf einiger Stunden im Dunkelzimmer beiden Lösungen, nachdem sie auf gleiche Temperatur gebracht waren, Paramäcien zusetzten, sahen wir, daß den Untersuchungen von Ledoux-Lebard, was die Fluoresceïngruppe anlangt, eine gewisse Richtigkeit nicht abzusprechen ist. Allerdings sind die Unterschiede viel weniger scharf, als sie Ledoux-Lebard angibt, und sehr oft mit Zahlen kaum ausdrückbar. Am deutlichsten erscheinen sie gleich beim Zusatz der Paramäcien, indem die Tiere in den vorher belichteten Lösungen nach kurzer Zeit Rollbewegungen zeigen, die aber später wiederum verschwinden, so daß dann kein wahrnehmbarer Unterschied zwischen den beiden Präparaten besteht. Diese anfängliche Schädigung der Tiere bringt es aber mit sich, daß schließlich der Tod der Tiere in der vorher belichteten Lösung früher eintritt, als der in der nicht belichteten. So

---

1) Annal. de l'Institut Pasteur 1902 Bd. 16 p. 387, Action de la lumière sur a toxicité de l'eosine.

sind in Uhrschälchen, die mit je 2 ccm Eosinlösung von der Konzentration 1 : 500, die teils vorher belichtet war (a-Schälchen), teils nicht belichtet war (b-Schälchen), und 0,2 ccm Paramäcienkultur beschickt waren, die Tiere in a nach 24 Stunden alle tot, die Tiere in b nur zur Hälfte. Die Erscheinung fehlt dagegen gänzlich bei Chinolinrot, Dichloranthracendisulfosäure, Chininum sulfuricum und Phenosafraninchlorid.

Wird die belichtete Eosinlösung einige Stunden im Dunkeln stehen gelassen und erst dann der Zusatz von Paramäcien gemacht, so tritt sie ebenfalls nicht mehr auf. Ebenso verschwindet sie bei der Abdampfung der belichteten Lösung und Wiederauflösung mit Wasser, wie Ledoux-Lebard gezeigt hat.

Es sei bei Anstellung derartiger Paramäcienversuche nochmals besonders darauf aufmerksam gemacht, daß die belichteten Lösungen vor dem Zusatze der Tiere genau auf die gleiche Temperatur der nicht belichteten zu bringen sind, zumal da bei der Belichtung Eosinlösungen sich höher temperieren als Wasser: Eosinlösung 1 : 1000 zeigte im Sonnenlichte (Januarsonne) nach 3 Stunden eine Temperatur von 26,4 ° C, die entsprechend gestellte Wassermenge eine solche von 24,2 ° C.

Wird diese Maßnahme nicht eingehalten, so ist die intensivere Wirkung der belichteten Lösung z. T. auf die höhere Temperatur zurückzuführen und dieser Umstand könnte die Ursache sein für die größere Differenz in der Wirkung belichteter und nicht belichteter Lösungen bei Ledoux-Lebard.

In der zweiten Versuchsreihe setzte Ledoux-Lebard im Dunkelzimmer vorher belichteten Lösungen derselben Konzentration eine verschieden große Anzahl von Paramäcien zu und beobachtete, daß die Paramäcien in den Schälchen, in denen viele dieser Tierchen enthalten waren, länger am Leben blieben, als in denen, die wenig enthielten.

Auch diese Angabe konnten wir im wesentlichen bestätigen:

8 Uhrschälchen werden mit je 2 ccm einer Eosinlösung 1 : 500 beschickt. Dann je zweien 0,1 ccm Paramäcienkultur $+$ 0,9 ccm Brunnenwasser (Gläschen 1 a und 1 b), je zweien 0,3 ccm Paramäcienkultur $+$ 0,7 ccm Brunnenwasser (Gläschen 2 a und 2 b), je zweien 0,5 ccm Paramäcienkultur $+$ 0,5 ccm Brunnenwasser (Gläschen 3 a und 3 b), endlich je zweien 0,8 ccm Paramäcienkultur $+$ 0,2 ccm Brunnenwasser (Gläschen 4 a und 4 b) zugegeben. Die a-Gläschen werden in zerstreutes Tageslicht, die b-Gläschen ins Dunkle gestellt.

Schälchen	a	b
1	$+$ nach $1^3/_4$ St.	$^1/_{10}$ $+$ nach 24 St.
2	$+$ „ $1^3/_4$ „	$^1/_{10}$ $+$ „ 24 „
3	$+$ „ $2^1/_4$ „	$^1/_{20}$ $+$ „ 24 „
4	$+$ „ $2^1/_2$ „	$^1/_{20}$ $+$ „ 24 „

Ledoux-Lebard schloß daraus, daß sich im ersteren Fall das gebildete Gift auf viele Tiere verteilt und dadurch auf das Einzelindividuum nicht die tödliche Giftmenge getroffen habe, während im letzteren Falle das nur auf wenig Individuen verteilte Gift für den Tod der Tiere ausreichte. Gegen diese Annahme von Ledoux-Lebard spricht schon der Umstand, daß das gleiche auch im Hellen auftritt, daß also auch im Hellen in den Lösungen, die viele Paramäcien enthalten, die Tiere länger leben als in denen, die wenige enthalten. Dies ließe sich aber nicht erklären mit den Anschauungen Ledoux-Lebard's, wonach sich immer neue Giftmengen in den Lösungen während der Belichtung bilden nach dem Aufzehren des Giftes durch die Tiere. Der obige Versuch findet seine Erklärung vielmehr darin, daß die Tiere nicht alle zu gleicher Zeit sterben, sondern daß die schwächeren Tiere rascher zugrunde gehen. Nun nehmen die lebenden Tiere nur sehr wenig Eosin in ihr Inneres auf; im Momente des Absterbens aber färben sie sich sehr intensiv, wodurch die Konzentration der Lösung natürlich etwas abnimmt. Diese Konzentrationsabminderung aber ist genügend, die widerstandsfähigeren Tiere länger am Leben zu erhalten als in der anfänglich konzentrierten Lösung. Diese Anhäufung des Farbstoffes in den Paramäcien beim Absterben ist mikroskopisch leicht zu sehen.

Endlich spricht gegen die Auffassung von Ledoux-Lebard der negative Ausfall des von uns unternommenen Versuches, eine belichtete Eosinlösung im Dunkeln durch Paramäcienzusatz zu entgiften: 2 Uhrschälchen, von denen jedes mit 2 ccm einer Eosinlösung 1 : 1000 beschickt wurde und außerdem das eine mit 0,2 ccm Paramäcienkultur, das andere mit 0,2 ccm Brunnenwasser, standen so lange dem Lichte ausgesetzt, bis die Paramäcien in dem einen Schälchen tot waren. Dann wurden beide Lösungen ins Dunkle gebracht, centrifugiert und von jeder Lösung 1 ccm abgehoben und mit 0,1 ccm Paramäcienkultur versetzt. Nach der Auffassung Ledoux-Lebard's müßte in der Lösung, die anfänglich schon die Paramäcien enthielt, weniger Gift vorhanden sein, da die Paramäcien das Gift aufgezehrt hätten. Der Versuch fiel aber so aus, daß die Tiere im Dunkeln in den beiden Lösungen zu gleicher Zeit zugrunde gingen.

Alles zusammen ist die Ledoux-Lebard'sche Ansicht vom Entstehen eines Giftes durch chemische Umwandlung des fluorescierenden Stoffes nicht haltbar.

Dessen ungeachtet aber ist es möglich, daß in seinen Versuchen die ersten Ansätze zu einer Erklärung der photodynamischen Wirkung auf chemischen Wege enthalten sind, bei welcher der Sauerstoff eine wichtige Rolle zu spielen scheint. Er sagt hierüber „Le contact de la solution avec l'air pur une large surface favorise l'apparition du pouvoir toxique. Celuici est faible lorsque la solution est contenue dans un tube fermé, effilé et rempli de liquide jusque dans l'effilure. Le vide incomplet obtenu à l'aide de la trompe diminue également la production de substance toxique, sous l'influence de la lumière."

Ledoux-Lebard scheint dabei nur an die Bildung eines toxischen Umwandlungsproduktes der photodynamischen Substanz durch Oxydation zu denken. Da diese nun nach unseren Erfahrungen wenig wahrscheinlich ist, muß an eine Beteiligung des Sauerstoffes in ganz anderer Weise gedacht werden, deren experimentelle Prüfung den Inhalt einer folgenden Mitteilung bilden soll.

2. Solange die photodynamische Erscheinung nur für Paramaecien und nur für wenige fluorescierende Substanzen bekannt war, konnte man weiter an die Möglichkeit denken, daß ein Teil der absorbierten Energie zur Erhöhung der Giftigkeit der photodynamischen Substanz als solcher verwendet werde. Nachdem aber erkannt wurde, daß diese Erscheinung auch auf Enzyme und Toxine in offenbar ursächlich ganz analoger Weise sich erstreckt, ist dieser Erklärungsmöglichkeit keine Bedeutung mehr beizulegen, denn der Versuch einer Erklärung muß umfassender Natur sein, d. h. auch auf diese letzteren Wirkungen sich erstrecken, und auf diese ist die Annahme einer Erhöhung der Giftigkeit im toxikologischen Sinne doch wohl nicht anwendbar. Überdies haben sich im Fortgang der Untersuchungen mehrere Tatsachen ergeben, welche mit Entschiedenheit dafür sprechen, daß diese Erklärung auch nur auf Paramäcien resp. Zellen angewendet nicht zulässig ist. Dieselben sind folgende:

a) Das lebhaft fluorescierende Aesculin ist selbst in Konzentrationen von 1:500 für Paramäcien im Dunkeln völlig ungiftig und zeigte in O. Raab's Versuchen auch im durch Kupfersulfat gesiebten Sonnenlichte keine photodynamische Wirkung. Daraus wurde der Schluß gezogen, daß ein fluorescierender Körper nur dann eine Lichtwirkung besitze, wenn er auch im Dunkeln giftig sei.

Bei Wiederholung dieser Versuche durch uns ergab sich, daß die Beobachtungen O. Raab's nicht absolut zutreffend sind, indem der Körper eine Spur von photodynamischer Wirkung erkennen läßt, immerhin eine auffallend geringe (Beleg Nr. 54). Ganz analog verhält sich das sehr schön fluorescierende Natronsalz der Fluorindindisulfosäure. Es ist selbst in Konzentration von 0,5 % auf Paramäcien im Dunkeln ohne Wirkung und zeigt auch keine deutlich bemerkbare im Lichte, wenigstens nicht im zerstreuten Tageslichte (Beleg Nr. 32). Die Lösung ist nun durch intensive blaue Farbe ausgezeichnet. Trotzdem ist in den Paramäcien, wenn sie aus der Lösung durch Abzentrifugieren isoliert und mehrmals mit physiologischer Kochsalzlösung gewaschen wurden, so daß die sie umgebende Flüssigkeit farblos ist, keine Spur von Blaufärbung zu erkennen. Der Farbstoff dringt also nicht in die Paramäcien ein, so daß vielleicht allein schon durch diesen Umstand die Unwirksamkeit des Körpers bedingt sein kann. Möglicherweise verhält es sich so auch beim Aesculin, über dessen osmotisches Verhalten zu Zellen sich wegen der Farblosigkeit seiner Lösung direkt nichts aussagen läßt. Wahrscheinlicher aber ist es, daß die Unwirksamkeit der Fluorindindisulfosäure und des Aesculins einen allgemeineren Grund hat. Denn diese Körper wirken, nach den bisher angestellten Untersuchungen, auch nicht auf Enzyme und Toxine. Hier kann das Nichteindringen wohl kaum eine Rolle spielen. Der Grund dürfte daher optischer Natur sein.

Vielleicht gibt eine Untersuchung über das Verhältnis von Absorption zum Fluorescenzvermögen Aufschluß.

b) Man könnte erwarten, daß, wenn das fluorescierende Aesculin deshalb nicht wirkt, weil es auch im Dunkeln so gut wie ungiftig ist, daß es dann doch wenigstens imstande sei, die Wirkung einer nicht photodynamischen, d. h. im Dunkeln und Hellen gleich giftigen Substanz bei Zutritt des Lichtes zu erhöhen. Der mit Morphin und Strychnin unter Zusatz von Aesculin an Paramäcien unternommene Versuch hat diese Erwartung nicht bestätigt. Die Resultate waren im Hellen und Dunkeln vollkommen gleich.

$$\text{Morphinchlorid} + 0,2\,\%\ \text{Aesculin.}$$

Konzentration des Morphins	Hell	Dunkel
1 : 100	die Hälfte tot nach 2 St., alle nach 24 St.	ebenso
1 : 200	die Hälfte tot nach 24 St.	„
1 : 300	alle lebend nach 24 St.	„
1 : 400	„	„
1 : 500	„	„

$$\text{Strychninnitrat} + 0,2\,\%\ \text{Aesculin.}$$

Konzentration des Strychnins	Hell	Dunkel
1 : 4000	alles tot nach $1^1/_2$ St.	ebenso
1 : 6000	die Hälfte tot nach 5 St., alle nach 12 St.	alle tot nach $5^1/_2$ St.
1 : 8000	alles noch lebend, aufgequollen u. nur mehr rollend n. 12 St., vollkommen tot n. 24 St.	ebenso
1 : 10 000	alle tot nach 24 St.	„
1 : 20 000	„	„

c) Wenn die photodynamische Wirkung in einer Steigerung der Giftigkeit bestände, möchte man ferner wohl auch erwarten, daß diese Steigerung bei allen Substanzen eine annähernd gleichmäßige sei. In Wirklichkeit finden sich aber die größten Verschiedenheiten. Bald ist die Wirksamkeit im Hellen gegenüber dem Dunkeln um das Doppelte, bald um das 100-, ja 1000 fache gesteigert.

d) In dem schön violettblau fluorescierenden Natronsalz der Dichloranthracendisulfosäure wurde eine Substanz gefunden, welche für Paramäcien im Dunkeln ganz ungiftig ist, im Lichte aber sehr stark photodynamisch wirkt. Im Dunkeln nämlich leben Paramäcien unverändert 48 Stunden lang in Konzentrationen von 1 : 75, also in Lösungen von 1,33 $\%$. Der Körper wirkt also nicht einmal so stark, wie eine anorganische Salzlösung. Paramäcien ertragen von Kochsalz eine Lösung von 0,30 $\%$ im Dunkeln und von 0,29 $\%$ im Hellen, d. h. sie leben in dieser Lösung über 24 Stunden. Für Natriumkarbonat, wasserfrei berechnet, sind die entsprechenden Zahlen 0,15 $\%$ und 0,14 $\%$. Die Zahlen sind im Hellen etwas kleiner als im Dunkeln, trotzdem sie im ersteren Falle unter Eisenoxydulvorlage gewonnen wurden, so daß es den Anschein gewinnt, als ob hier eine Andeutung von Photodynamie vorläge. Der Unterschied erklärt sich aber in genügender Weise dadurch, daß in diesen eben noch für gewisse Zeit ertragbaren Salzwirkungen sich im Hellen eine weitere Schädlichkeit, nämlich der Einfluß der „strahlenden Wärme“ hinzugesellt, welche nur bezüglich des infraroten Teiles durch die gewählte Vorlage ausgeschaltet wurde. Trotzdem nun also das dichloranthracendisulfosaure Natron nicht einmal die gewöhnliche Salzwirkung zeigt, wirkt es im Hellen noch in ungemein großer Verdünnung. Eine solche von 1 : 1 000 000 z. B. tötet noch nach 24 Stunden (Beleg Nr. 18), womit dargetan ist, daß ein Körper im Dunkeln nicht giftig zu sein braucht, um im Hellen starke photodynamische Wirkung zu besitzen.

3. Beruht die photodynamische Wirkung auf Sensibilisierung? Die gewöhnlichen photographischen Bromsilbergelatineplatten sind bekanntlich nur für die stärker brechbaren Strahlen des Spektrums (Blau, Violett, und Ultraviolett) empfindlich. Erst bei sehr langer Belichtung kommen auch die links von der Frauenhofer'schen Linie F befindlichen gelbgrünen, gelben und roten Strahlen zur Wirkung. Nach den mit Prismenspektograph angestellten Messungen von Hans Lehmann wird bei zerstreutem Tageslicht die volle Wirkung bei Expositionsdauer von 10 Sekunden erreicht von ultraviolett bis F; bei Exposition von 10 Minuten reichte die Schwärzung bis zur Linie D; bei 20 Minuten bis zur Linie C. H. W. Vogel[1]) machte nun 1873 die Entdeckung, daß bei Gegenwart gewisser Farbstoffe Bromsilber auch für die weniger brechbaren Strahlen empfindlich ist und zwar für dasjenige Licht, welches der zugefügte Farbstoff absorbiert. Er bezeichnete diese auch heute noch nicht völlig aufgeklärte Erscheinung als Sensibilisierung und nannte die hierfür tauglichen Stoffe Sensibilisatoren. Seitdem spielen dieselben in der Photographie (Herstellung von orthochromatischen und panchromatischen Platten) eine wichtige Rolle.

Auf die Möglichkeit eines Zusammenhanges zwischen dieser optischen Sensibilisierung und der photodynamischen Wirkung wurde bereits in der ersten Mitteilung (Münchener med. Wochenschrift 1900 Nr. 1) in bestimmter Weise hingewiesen. Nach Besprechung der biologischen Bedeutung der neuen Lichtwirkung wird mit folgendem Satze geschlossen: „Umgekehrt können sich vielleicht durch Einverleibung resp. Auftragung von gewissen fluorescierenden Stoffen bei Einwirkung des Lichtes auch thera-

---

1) Photographische Mitteilungen 9, S. 236.

peutisch verwendbare Wirkungen einstellen, so daß dann solche Stoffe z. B. in der Dermatologie eine ähnliche Wirkung finden würden, wie es in der Photographie empirisch schon seit ca. 10 Jahren mit dem Eosin und anderen fluorescierenden Farbstoffen als „Sensibilisatoren" der Fall ist."[1])

Die Frage, ob die photodynamische Wirkung der fluoreszierenden Substanzen und die Sensibilisierung identische Vorgänge sind, kann an den älteren Sensibilisatoren nicht entschieden werden, weil diese eben sämtlich fluorescieren. Verschiedene neuere, darunter die derzeit besten, besitzen glücklicherweise diese Eigenschaft nicht oder genauer gesagt, die Fluorescenz ist, wenn vorhanden, so minimal, daß sie sich mit Linse im Sonnenlicht nicht erkennen läßt.

Die mit diesen Sensibilisatoren an Paramäcien und Enzymen (Invertin) vorgenommene Untersuchung mußte daher die Frage zur Entscheidung bringen.

Versuche an Paramäcien.

Methylviolett, Fuchsin.

Sie haben keine erkennbare photodynamische Wirkung, Beleg Nr. 64 bis 67.

82. Alizarinblau S.

Dioxyanthrachinonchinolin-Natriumbisulfit.

Die braunen Lösungen werden nach dem Zusatz der Paramäcien infolge der alkalischen Reaktionen derselben blau.

Trüber Tag.

Konzentration	Hell	Dunkel
1 : 10 000	tot nach 10 Min.	ebenso
1 : 20 000	die Hälfte tot nach 8 St.	„
1 : 30 000	$^1/_3$ „ „ 8 „	„

[1] Die wörtliche Citierung dieses Satzes ist notwendig, weil von G. Dreyer 1903 in der Dermatologischen Zeitschrift Bd. 10, S. 578 eine Mitteilung erschien unter dem Titel: Lichtbehandlung nach Sensibilisierung, in welcher den zeitlich mehrere Jahre vorausgegangenen Arbeiten des Münchener pharmakologischen Institutes über dieses Gebiet keine Erwähnung getan wird, so daß es dadurch den Anschein gewinnt, als ob die Mitteilung G. Dreyer's neu und originell wäre. Da dieser Versuch, die Entdeckung anderer sich selbst zuzuweisen, von A. Neißer und L. Halberstädter (Breslau), Deutsche med. Wochenschr. 1904 Nr. 8, Münchener med. Wochenschr. Nr. 14, eine Unterstützung erfuhr, mußte zur Wahrung der Priorität dagegen eingeschritten werden und wurde in denselben Wochenschriften S. 579 resp. 714 auseinandergesetzt, daß die Arbeit G. Dreyer's weder bezüglich der aufgefundenen Tatsachen noch bezüglich der Erklärung Neues von grundlegender Bedeutung enthalte.

83—85. Diazoschwarz, Glycinrot, Nigrosin.

Trüber Tag.

In Lösungen 1:1000 waren die Paramäcien im Hellen und Dunkeln lebend nach 24 St., ein Eindringen des Farbstoffes war nicht zu konstatieren.

86. Äthylrot (Miethe).

1. Versuch. Trüber Tag.

Konzentration	Hell	Dunkel
1:6000	sofort tot	ebenso
1:30000	tot nach 5 Min.	"
1:60000	rot gefärbt, rollend n. 1 St. tot nach 2 St.	"
1:100000	" " 3 "	"
1:180000	alle lebend nach 24 St.	"

2. Versuch. Heller Tag.

Konzentration	Hell	Dunkel
1:100000	tot nach 1 St.	tot nach $1^1/_2$ St.
1:150000	" " $1^1/_2$ "	" " 2 "
1:200000	" " $1^1/_2$ "	" " $1^1/_2$ "
1:250000	" " 4 "	$3/_4$ " " 4 "
1:300000	$4/_5$ " " 5 "	$3/_4$ " " 5 "
	alle " " 6 "	fast alle " 6 "
1:350000	$4/_5$ " " 5 "	$2/_3$ " " 6 "
	alle " " 6 "	alle " " 7 "
1:400000	lebend " 24 "	die Hälfte tot nach 24 St.
	tot " 36 "	alle " " 32 "
1:600000	"	$1/_3$ " " 24 "
		alle " " 32 "
1:800000	alle lebend nach 48 St.	alle lebend " 48 "

Invertinversuche.

Anordnung I.

	Dauer der Exposition in Stunden	Hell	Dunkel	Bemerkungen
Ohne Zusatz	8	$+ 1^0\ 25'$	$+ 1^0\ 25'$	
	22	$- 0^0\ 08'$	$- 0^0\ 08'$	
Diazoschwarz 0,01 %	8	$+ 1^0\ 25'$	$+ 1^0\ 20'$	
	22	$- 0^0\ 0'$	$- 0^0\ 02'$	
Nicrosin 0,01%	8	$+ 1^0\ 12'$	$+ 1^0\ 10'$	
	22	$- 0^0\ 08'$	$- 0^0\ 08'$	
Äthylrot 0,02%	8	$+ 2^0\ 10'$	$+ 2^0\ 10'$	Hemmt im Hellen wie im
	22	$+ 0^0\ 50'$	$+ 0^0\ 50'$	Dunkeln.
Ohne Zusatz	6	$+ 0^0\ 30'$	$+ 0^0\ 33'$	
	22	$- 0^0\ 29'$	$- 0^0\ 30'$	
Krystallviolett 0,05%	8	$+ 2^0\ 28'$	$+ 2^0\ 28'$	Hemmt in dieser Konde
	22	$+ 2^0\ 25'$	$+ 2^0\ 25'$	tration im Hellen uznn-
" 0,002%	8	$+ 1^0\ 25'$	$+ 1^0\ 25'$	Dunkeln.
	22	$- 0^0\ 05'$	$- 0^0\ 06'$	

Anordnung II.

	Dauer der Exposition in Stunden	Hell	Dunkel	Bemerkungen
Ohne Zusatz	33	$+ 0^0\ 53'$	$+ 0^0\ 45'$	Ohne Tolnol.
Alizarinblau S bisulfit. 0,005 %	33	$- 0^0\ 10'$	$- 0^0\ 12'$	
Diazoschwarz 0,005 %	33	$+ 0^0\ 45'$	$+ 0^0\ 25'$	Ohne Toluol. Zur Klärung bei der Polarisation ziemlich viel Kohle nötig.
Glycinrot 0,005 %	33	$+ 0^0\ 10'$	$+ 0^0\ 10'$	"
Nigrosin 0,005 %	33	$+ 0^0\ 10'$	0^0	"
Ohne Zusatz	57	$+ 1^0\ 15'$	$+ 1^0\ 10'$	
Äthylrot 0,005 %	57	$+ 1^0\ 40'$	$+ 1^0\ 20'$	Hemmt im Hellen wie im Dunkeln.
Ohne Zusatz	9	$+ 1^0\ 0'$	$+ 1^0\ 02'$	Ohne Toluol.
	33	$+ 0^0\ 45'$	$+ 0^0\ 45'$	
Äthylrot 0,005 %	9	$+ 1^0\ 30'$	$+ 0^0\ 58'$	
	33	$+ 1^0\ 42'$	$+ 1^0\ 23'$	

Das Ergebnis dieser Versuche ist folgendes: Auf Paramäcien hatten Methylviolett, Fuchsin, Alizarinblau, Diazoschwarz, Glycinrot, Nigrosin und Äthylrot gar keine photodynamische Wirkung. Das gleiche ist für das Invertin der Fall. Da die untersuchten Substanzen zu den derzeit besten Sensibilisatoren gehören, müßte auch ihre photodynamische Wirkung eine hervorragend starke sein. Da dies nun ganz und gar nicht der Fall ist, läßt die aufgeworfene Frage nach dem derzeitigen Stande der Untersuchungen nur eine Beantwortung zu: Sensibilisierung und photodynamische Wirkung sind keine identischen Vorgänge. Die Eigenschaft der Sensibilisierung und photodynamischen Wirkung vereint, besitzen nur jene Stoffe, welche nicht bloß absorbieren, sondern auch fluorescieren.

Der Beweis, daß die photodynamische Wirkung mit optischer Sensibilisierung nichts zu tun hat, kann auch in umgekehrter Weise erbracht werden, durch den Nachweis, daß eine hervorragend starke photodynamisch wirksame Substanz keine sensibilisierende Wirkung hat. Eine solche ist das Natronsalz der Dichloranthracendisulfosäure. Ihre Prüfung als Sensibilisator wurde auf Veranlassung des einen von uns (T.) von Dr. Hans Lehmann vorgenommen.

Hochempfindliche Bromsilbergelatineplatten wurden in üblicher Weise mit dem Salze in Konzentration von 0,008 % und 0,016 % gebadet. Die Lösungen des Salzes zeigen in diesen Konzentrationen starke Absorption von 255—275 $\mu\mu$. Bei Exposition im Eisenfunken-licht resp. Kohlenbogenlicht in der Dauer von 1 resp. 3, 6, 24, 60 Sekunden, zeigte sich nun an dieser Stelle keine Spur von stärkerer Schwärzung, ein Beweis, daß die Substanz nicht sen-sibilisiert.

Gegen den Gebrauch der Bezeichnung Sensibilisierung, welche manchen zur Annahme verleitet hat, als ob damit etwas erklärt sei, spricht auch noch ein allgemeiner Grund. Die Physiker be-zeichnen nach dem Vorgange von H. W. Vogel mit Sensibilisierung die gesteigerte Empfindlichkeit der photographischen Platte. Im Falle der Verwendung des Eosins z. B. die Steigerung der Wirksamkeit der grünen Strahlen derart, daß sie sich nun jener der brechbaren nähert. Wenn nun, um mit diesem Beispiele fort-zufahren, die biologische Wirkung des Eosins im Lichte auch nur in einer Steigerung der Wirksamkeit der grünen Strahlen be-stünde, müßten diese auch für sich allein Paramäcien und Fermente bei langer und intensiver Einwirkung zu vernichten imstande sein. Das ist aber keineswegs der Fall. Paramäcienkulturen durch Glaswolle filtriert, also klar, in 0,8 cm dicker Schichte zeigten sich unter Kupfersulfat-Pikrinsäurefiltern von früher erwähnter An-ordnung oder einem Doppelfilter aus 1 cm dicker einprozentiger Chininbisulfatlösung und 3 cm konz. Kupfersulfatlösung, welche die grünen resp. gelbgrünen bis violetten Strahlen durchlassen, 14 Tage lang bei offenem Fenster täglich 5 Stunden der intensiven Mittags-sonne ausgesetzt, nicht merkbar geschädigt. Dasselbe ist bei Invertinlösungen für die Dauer von 5 Tagen der Fall, solange dieselben sich eben auch im Dunkeln ohne stärkere Abnahme ihrer Wirksamkeit konservieren lassen. Ein Zusatz von Eosin 1:10000 resp. 1:100000 aber genügt, um sämtliche Tiere in 15 resp. 30 Minuten zu töten. Ähnliches leistet eine Eosin-lösung 1:2000 bei Invertin. Bei dieser Sachlage kann von einer bloßen Steigerung der Lichtwirkung, also von einer Sensibilisierung in der von den Physikern gebrauchten Bedeutung des Wortes nicht mehr die Rede sein. Es ist offenbar eine ganz neue Wir-kung, welche beim Zusatz des Eosins bzw. anderer analoger Stoffe zur Geltung kommt. Ist die photodynamische Substanz un-giftig, so tritt eine Schädigung der Organismen und Gewebszellen erst im Lichte auf; ist sie giftig, so addiert sich die photodyna-mische Wirkung zur Giftwirkung. Der Vorschlag des einen von uns (T.), diese Stoffe mit einem Namen zu bezeichnen: photodynami-sche d. h. im Lichte resp. bei Bestrahlung wirkend, ist daher durchaus gerechtfertigt. Er präjudiziert nichts und kann fallen gelassen werden, wenn der weitere Verlauf der Untersuchung die unzweifelhafte Berechtigung gibt, von Fluorescenzwirkung resp. Fluorescenztherapie zu sprechen.

Schließlich sei noch, um auch diese Seite der „Radiologie" zu berühren, an die ziemlich vergessene Untersuchung von Bence Jones „on the existence in the textures of animals of a fluorescent substance closely resembling quinine" erinnert,[1] wonach es nicht unmöglich erscheint, daß ein Teil der Wirkung des Sonnen- und Bogenlichtes eine photodynamische ist.

---

[1] Medical Times and Gazette 1866.

II.

Über die Wirkung photodynamischer (fluorescierender) Substanzen auf Paramäcien und Enzyme bei Röntgen- und Radiumbestrahlung.

Von

A. Jodlbauer.

Diese Arbeit wurde auf Veranlassung Prof. v. Tappeiner's in der Absicht unternommen, zu erfahren, ob photodynamische Substanzen bei Zutritt von Radium- und Röntgenstrahlen auf Paramäcienkulturen und Enzymlösungen eine ähnliche Wirkung ausüben wie bei Bestrahlung mit gewöhnlichem Tageslicht.

1. Versuche mit Röntgenstrahlen.

Dieselben wurden in einem Kabinett für medizinische Röntgenphotographie mit Verwendung mehrerer großen Röhren angestellt. Die Entfernung der Objekte von der Röhre betrug 10 cm. Das Versuchsobjekt, das stets in einer nach oben offenen Glasschale aufgestellt war, befand sich zur Abhaltung der gewöhnlichen Lichtstrahlen unter einer Kapsel photographischen Papiers, während das Kontrollpräparat unter einer Bleikapsel war. Je 30 Sekunden lang wurde bestrahlt, dann eine Pause gemacht von $2^1/_2$ Minuten, und so fort bis zu 8 Stunden. Während der Pausen wurden die Papier- und Bleikapsel zur Vermeidung von schädlichen Temperatursteigerungen abgehoben. Das Zimmer war dabei vollkommen dunkel.

Paramäcien.

Zuerst wurde der Einfluß der Röntgenstrahlen als solcher auf Paramäcien festgestellt:

Eine Paramäcienkultur in Uhrschälchen zeigte nach 8 stündiger Bestrahlung keine Veränderung. Die Tierchen bewegten sich lebhaft, ganz so wie im Kontrollschälchen. Auch nach 3 Wochen war in beiden Schälchen kein Unterschied wahrzunehmen.

In ganz analoger Weise verhielten sich die mit Eosin versetzten

Paramäcienkulturen. Die nach 8 stündiger Bestrahlung im Dunkeln aufbewahrten Paramäcien mit Eosin 1 : 1200 gingen am 4. Tage gleichzeitig mit der nicht bestrahlten und ebenfalls im Dunkeln aufbewahrten Kultur an der Giftwirkung des Eosins zugrunde. In den Uhrgläsern mit Eosinzusatz 1 : 5000 waren die bestrahlte und die Kontrollkultur noch nach 10 Tagen am Leben.

Invertin.

10 ccm einer Invertinaufschwemmung von 1,2 $^0/_0$ wurden nach 8 stündiger Bestrahlung mit Wasser auf 100 ccm ergänzt und mit ebensoviel 10 $^0/_0$ Rohrzuckerlösung versetzt. 12 Stunden bei Zimmertemperatur stehen gelassen. Die anfängliche Drehung von $+ 3^0 18'$ war nach Ablauf dieser Zeit auf $+ 0^0 58'$ zurückgegangen, ebensoviel wie im Kontrollversuche, dessen Drehung nach derselben Zeit $+ 0^0 59'$ betrug. Die Wirksamkeit des Invertins war also durch die Röntgenbestrahlung nicht verändert worden. Die gleiche Invertinaufschwemmung gerade so lange bestrahlt und eine ebensolche nicht bestrahlt, ergaben nach Zuckerzusatz und 12 stündiger Invertierung auch keine Drehungsdifferenz.

Ebenso war die Invertierung einer 4,5 $^0/_0$ Rohrzuckerlösung, versetzt mit 0,06 Invertin, bei Gegenwart von 0,05 Eosin durch 6 stündige Bestrahlung nicht gehemmt worden. Die Drehung betrug nach diesen 6 Stunden $+ 2$ weiteren Stunden Stehens im Dunkeln $+ 0,08'$, diejenige der im Dunkeln unter Bleikapsel gerade solange gehaltenen Kontrollprobe ebensoviel.

2. Versuche mit Radium.

Hierzu diente ein Präparat von Radiumbromid von Prof. Giesel in Braunschweig im Gewichte von ca. 0,05, das uns von Herrn Prof. Walkhoff freundlichst zur Verfügung gestellt wurde und mit welchem Walkhoff bekanntlich als erster die Wirkungen auf tierisches Gewebe entdeckte. Alle Versuche geschahen im Dunkelzimmer.

Paramäcien.

1. Versuche im offenen Uhrschälchen gefüllt mit 2 ccm einer Eosinlösung 1 : 1000 $+ 3$ Tropfen Paramäcienkultur. Die Radiumkapsel befand sich 3 cm über dem Flüssigkeitsspiegel. Die Bestrahlung dauerte ununterbrochen 24 Stunden. Unmittelbar hernach war keine Einwirkung zu erkennen und bei weiterer Aufbewahrung des vor Verdunstung geschützten Präparates im Dunkeln trat das Absterben der Paramäcien erst nach 3 Tagen ein, und zwar als Giftwirkung der Eosinlösung, da die Tiere im unbestrahlten andauernd im Dunkeln gehaltenen Kontrolluhrgläschen, zur selben Zeit starben.

2. In zwei analog behandelten Uhrgläschen, mit Eosinlösung 1 : 5000 $+ 3$ Tropfen Paramäcienkultur beschickt, von denen eines 24 Stunden lang bestrahlt und beide dann im Dunkeln unter geeigneten Kulturbedingungen fortgehalten wurden, waren nach 20 Tagen lebende Paramäcien enthalten, im bestrahlten nicht weniger als im Kontrollglase. In einem Uhrschälchen

ohne Eosinzusatz, ebensolange bestrahlt, fanden sich nach 20 Tagen natürlich auch reichlich lebende Paramäcien.

3. Paramäcien im hängenden Tropfen in feuchter Kammer in Eosinlösung 1 : 1000 wurden 48 Stunden lang bestrahlt. Die Kapsel lag unmittelbar auf dem Deckglase. Die Tierchen waren nach dieser Zeit von unveränderter Lebhaftigkeit ihrer Bewegungen und gingen erst nach 5 Tagen zugrunde, zur selben Zeit, wie die nicht bestrahlten im Kontrollversuch.

Invertin.

1. Eine Invertinlösung von 0,12 % und eine ebensolche mit Zusatz von 0,05 % Eosin wurde 36 Stunden lang in offenen Schalen bestrahlt, sodann mit gleichen Teilen einer Rohrzuckerlösung von 10 % versetzt; nach 15 Stunden langem Stehen bei Zimmertemperatur wurde der Prozeß abgebrochen und die Drehung bestimmt. Sie betrug in der bestrahlten Lösung ohne Eosinzusatz $+ 1^0\ 27'$, in der bestrahlten Lösung mit Eosinzusatz $+ 0^0\ 56'$, in einer nicht bestrahlten, im übrigen analog behandelten Kontrollösung ohne Eosin $+ 1^0\ 20'$, mit Eosin $+ 0^0\ 52'$. Eine Wirkung auf das Invertin durch das Radium ist somit nicht zu erkennen. Das Zurückbleiben der bestrahlten Probe ohne Eosinzusatz erklärt sich aus der Förderung, welche das Eosin im Dunkeln auf den Intervierungsprozeß ausübte.

2. Eine Lösung von 4,5 % Rohrzucker mit 0,06 % Invertin und 0,05 Eosin wurde 9 Stunden lang bestrahlt und sodann analysiert. Das gleiche geschah mit einer im Dunkeln gehaltenen nicht bestrahlten ebensolchen Lösung und einer ebenso behandelten Rohrzuckerinvertinlösung ohne Eosinzusatz. Die Drehungen waren $+ 0^0\ 29'$, $+ 0^0\ 27'$, $+ 0^0\ 56'$. Also wiederum kein Einfluß der Bestrahlung.

Diastase.

Eine Diastaselösung von 0,1 % und eine ebensolche mit Zusatz von 0,05 % Eosin wurden 12 Stunden lang bestrahlt, sodann je 10 Teile derselben mit 90 Teilen Stärkelösung von 1 % versetzt. Das gleiche geschah mit einer unbestrahlt gebliebenen Diastaseeosinlösung analogen Prozentgehaltes. In allen dreien wurde sodann der Fortschritt der Stärkeumwandlung mittels Jodjodkaliumtüpfelprobe verfolgt: Die Zeiten, in denen das Erythrodextrin auftrat und das Amylodextrin verschwand, waren in allen drei Proben die gleichen. Letzteres war nach 5 Stunden eingetreten.

Das Ergebnis der Versuche ist, daß weder Röntgen- noch Radiumstrahlen einen Einfluß auf Paramäcien und Enzyme erkennen ließen. Die Paramäcien hatten unmittelbar nach der Bestrahlung die Lebhaftigkeit ihrer Bewegungen bewahrt und verhielten sich während der nächsten Wochen ebenso wie die Kontrolltiere. Die Wirksamkeit des Invertins und der Diastase hatte ebenfalls keine Einbuße erlitten.[1] Ob eine solche etwa erst

<hr>

[1] Für Trypsin ist dies bereits von J. Danysz (Compt. rend. **137**, 1296)

längere Zeit nach der Bestrahlung sich einstellt, wurde wegen der leichten Zersetzlichkeit dieser Enzyme nicht verfolgt. Es ist dies nicht sehr wahrscheinlich, da es sich hier ja nicht um Einwirkung auf Zellen, sondern auf „gelöste" Versuchsobjekte handelt.

Ob bei den Bestrahlungen eine fluorescierende Substanz (Eosin) zugegen war oder nicht, machte keinen Unterschied. Derartige Substanzen in Lösung werden eben von diesen Strahlenarten nicht erregt, wie man sich leicht überzeugen konnte und auch dne Physikern schon bekannt ist. Ob bei sehr langer Behandlung mit Röntgen- oder Radiumstrahlen resp. Verwendung eines neueren Radiumspräparates ohne Glimmerbedeckung nicht doch ein Effekt zu erlangen wäre, bleibt dahingestellt. Die Versuche sind lediglich als orientierende zu betrachten. Nachdem sich ergeben hatte, daß eine Wirkung, welche jener der photodynamischen Substanzen im Lichte entspräche, bei ungefähr gleichlanger Einwirkungsdauer nicht zu erkennen ist, wurden sie abgebrochen, da der Zweck ihrer Vornahme erreicht war.

---

nach 14stündiger Radiumbestrahlung gefunden worden. Der Antor fand sogar etwas Zunahme der Wirksamkeit. Weitere Literaturangaben würden den kleinen Rahmen dieser Arbeit überschreiten.

III.

Über das photodynamische und optische Verhalten der Anthrachinone.

Von

H. v. Tappeiner.

(Mit 1 Abbildung).

Die Anthrachinone unterscheiden sich in ihrer Konstitution von den Anthracenen durch folgende Konstitutionsformel:

CH — Anthracen.   CO — Anthrachinon.

Die Derivate des Anthracens sind sämtlich durch deutliche, z. T. sehr starke Fluorescenz ausgezeichnet[1]) und ihre sulfosauren Salze haben hervorragende photodynamische Wirkung auf Paramäcien und Enzyme,[2]) sowie Toxine. Die Anthrachinonreihe hingegen zeigt keine mit freiem Auge erkennbare Fluorescenz und schien daher ein gutes Objekt für die Prüfung, ob photodynamische Wirkung mit Fluorescenz im Zusammenhang steht oder nicht. Ich habe von diesem Gesichtspunkte aus in Verbindung mit Dr. Jodlbauer die Wirkung mehrerer Derivate des Anthrachinons auf Paramäcien und Invertin im zerstreuten Tageslichte untersucht nach denselben Methoden, welche bei den früheren Untersuchungen von fluorescierenden Substanzen angewandt wurden.[3]) Die Paramäcienversuche geschahen im hängenden Tropfen unter Anwendung von dünnen Deckgläschen, welche bekanntlich die ultravioletten Strahlen, soweit sie im Tageslichte vorhanden sind (bis ca. Wellenlänge 300) noch durchlassen. Die Invertinlösungen (0,12 prozentig) wurden teils in Glas-

1) C. Liebermann, Über die Fluorescenz in der Anthracenreihe. Ber. d. deutsch. chem. Gesellsch. 13, 913.

2) H. v. Tappeiner u. A. Jodlbauer, Über die Wirkung der photodynamischen (fluorescierenden) Stoffe auf Protozoen und Enzyme. Abhandlung I S. 12, 31 und 33.

3) Die Präparate (chem. rein) verdanke ich größtenteils der Gefälligkeit der Farbwerke vorm. Bayer u. Co.

flaschen, teils in offenen Schalen bei offenem Fenster 12 Stunden dem Tageslichte ausgesetzt, dann mit 10 % Rohrzucker versetzt und nach 12 Stunden die Invertierung im Saccharimeter bestimmt. Die Drehung vor der Invertierung beträgt $+3° 20'$, nach der Invertierung, welche jedoch in dieser Zeit noch nicht ganz vollendet ist $0° 54'$. Hiernach kann die Schädigung des Fermentes aus der in der Tabelle angegebenen Drehung beurteilt werden.

1. Paramäcienversuche.

Anthrachinon-α-monosulfosaures Kali.

Weißes kristallinisches Salz in 350 Teilen Wasser löslich.

Konzentration	Hell	Dunkel
1 : 500	—	Die Hälfte tot nach 24 St.
1 : 1000	—	Alle lebend nach 48 St.
1 : 3000	tot nach 4 St.	„
1 : 6000	„ „ 24 „	„
1 : 10 000	„ „ 36 „	„
1 : 20 000	Die meisten lebend n. 48 St.	„

2,7 Anthrachinondisulfosaures Natron.

Konzentration	Hell	Dunkel
1 : 200	—	Lebend nach 24 St., die Hälfte tot nach 48 St.
1 : 2000	tot nach 4 St.	Lebend nach 48 St.
1 : 4000	„ „ $4^{1}/_{2}$ „	„
1 : 16 000	„ „ 6 „	„
1 : 25 000	„ „ 36 „	„
1 : 30 000	lebend „ 48 „	„

Chrysophansaures Natron.

Unter Eisenoxydulvorlage.

Konzentration	Hell	Dunkel
1 : 100 000	tot nach 10 Min.	tot nach 24 St.
1 : 300 000	„ „ 30 „	lebend „ 48 „
1 : 1 000 000	„ „ 1 St.	„
1 : 4 500 000	„ „ 2 „	„
1 : 10 000 000	„ „ $7^{1}/_{2}$ „	„

2. Invertinversuche.

	Dauer der Exposit. in Stund.	Drehung		Bemerkungen
		hell	dunkel	
a) In Glasflaschen.				
Ohne Zusatz	12	$-0° 30'$	$-0° 32'$	
Dichloranthracendisulfos. Natr. 0,05 %	12	$+2° 31'$	$-0° 27'$	zum Vergleiche beigegeben

	Dauer der Exposit. in Stund.	Drehung		
		hell	dunkel	Bemerkungen
2,7 Anthrachinondisulfos. Natr. 0,05 %	12	— 0° 17'	— 0° 30'	
Anthrachinon-α-monosulfos. Kali 0,005 %	12	— 0° 30'	— 0° 29'	

Chrysophansäure konute nicht untersucht werden. Konzentrationen des Natrousalzes von 0,025 % können nur bei einem gewissen, wenn auch sehr geringen Überschusse an Natron erhalten werden, der die Invertierung in Hell und Dunkel vollständig hemmt. Durch Verdünnung auf 0,01 % wird diese Hemmung zwar bedeutend vermindert, die Lösung scheidet dann aber infolge der Hydrodissoziation des Salzes allmählich Chrysophansäure ab.

b) In offenen Schalen bei wolkenlosem Himmel. Der Konzentrationserhöhung durch Verdunstung wird durch von Zeit zu Zeit erfolgenden Zusatz von destilliertem Wasser entgegengetreten.

	Dauer der Exposit. in Stund.	Drehung		Bemerkungen
		hell	dunkel	
Ohne Zusatz	12	+ 0° 03'	— 0° 20'	
2,7 Anthrachinondisulfosaures Natron 0,05 %	12	+ 2° 05'	— 0° 02'	Die dem Lichte ausgesetzte
do. 0,1 %	12	+ 2° 15'	— 0° 01'	Lösung färbt sich allmählich bräunlich.
Anthrachinon-α-monosulfosaures Natron 0,005 %	12	+ 0° 07'	— 0° 11'	
do. 0,01 %	12	+ 0° 38'	— 0° 05'	

Das Ergebnis der Versuche ist folgendes:

Auf Paramäcien hatten die beiden Anthrachinonsulfosäuren ausgesprochene photodynamische Wirkung, ungefähr so wie die entsprechenden Anthracensäuren, ganz hervorragend starke, ähnlich der Dichloranthracendisulfosäure, zeigte die Chrysophansäure. Auf Invertin waren die Anthrachinonsulfosäuren in den Versuchen in Glasflaschen ohne Wirkung. Bei der Wiederholung derselben in offenen Schalen bei offenem Fenster, also bei Einwirkung sämtlicher im zerstreuten Tageslicht vorhandenen ultravioletten Strahlen, hatte wenigstens das in höherer Konzentration untersuchte anthrachinondisulfosaure Natron eine bis zur totalen Schädigung herangehende Wirkung.

Die Frage, ob diese photodynamische Wirkung auf Zellen und Enzyme bei der Anwendung des Chrysarobins resp. der Chrysophansäure bei Psoriasis und bestimmten Ekzemformen parasitärer Grundlage eine Rolle spielt, muß den Dermatologen zur Entscheidung überlassen werden.

In der Anthrachinonreihe wäre die erste Ausnahme von der Regel gegeben, daß nur solche Stoffe die Erscheinung der

Photodynamie zeigen, welche auch die Eigenschaft der Fluorescenz besitzen. Liebermann sagt indes „die Fluorescenz habe ich stets nur mit bloßem Auge beobachtet, da eine weitere Durcharbeitung des Gegenstandes, als sie der Nachweis einer bei diesen Fluorescenzen stattfindenden Regelmäßigkeit nach chemischen Merkmalen erfordert, nicht in meiner Absicht lag". Anthrachinonsäuren zeigten indes auch im Sonnenlichte mit Glaslinse untersucht keine merkbare Fluorescenz. Auch dieses Resultat ist indes noch nicht entscheidend. Es bleiben noch zwei Möglichkeiten. 1. Die Fluorescenz ist nicht sichtbar, d. h. das ausgesandte Fluorescenzlicht setzt sich aus ultravioletten Strahlen zusammen. Ein solcher Fall von Fluorescenz ist bisher allerdings nicht bekannt, sein Zutreffen muß indes im allgemeinen als möglich bezeichnet werden, um so mehr, als die Absorption der in Rede stehenden Anthrachinonkörper im Ultraviolett liegt. 2. Die Fluorescenz ist sichtbar, jedoch so schwach, daß sie nur im verdunkelten Raum, vielleicht auch nur bei Anwendung von Lichtquellen, die reich an ultravioletten Strahlen sind, beobachtet werden kann. Die folgende physikalische Untersuchung, welche ich in Verbindung mit Dr. Hans Lehmann vornahm,[1]) ergibt, daß dies letztere in der Tat der zutreffende Fall ist.

Anthrachinon-α-monosulfosäure.

Absorption. Die wässerige Lösung des Kaliumsalzes 0,01:100 zeigte einen schwachen Absorptionsstreifen in der Gegend von 250 $\mu\mu$, in Konzentration von 0,2:100 eine starke kontinuierliche Absorption, die plötzlich bei 360 einsetzte (Ziffer 2 der Abbildung).

Fluorescenz. Die Lösungen wurden in der Quarzcuvette seitlich in der Weise durch Eisenfunkenlicht beleuchtet, daß nur das eventuelle Fluorescenzlicht in den Spektrographen eintreten und auf die photographische Platte desselben wirken konnte. Nach einer Beleuchtung bis zu 15 Minuten Dauer ließen sich auf der Platte keine geschwärzten Stellen erkennen, womit der wohl einwandfreie Nachweis geliefert ist, daß der Körper im Ultraviolett nicht fluoresciert.[2]) Hingegen gelang es, eine dem Auge erkennbare Fluores-

---

1) Mit gütiger Erlaubnis der Herren A. v. Baeyer und K. Hoffmann am Spektrographen mit Quarzoptik des chem. Laboratoriums des K. Generalkonservatoriums.

2) Um die Brauchbarkeit der Methode zu prüfen, wurde die 0,01 proz. Lösung des dichloranthracendisulfos. Natrons, welche lebhaft blauviolett fluoresciert und zwischen 255 u. 275 $\mu\mu$ stark absorbiert in gleicher Weise behandelt. Schon nach 1 Minute zeigte sich starke Schwärzung der Platte in Blau und Violett bis zu 380 $\mu\mu$ (7—9 der Abbildung).

cenz nachzuweisen. Wurde nämlich das vom Spektrographen zerlegte Eisenfunkenlicht auf die mit der Lösung gefüllte Quarzcuvette oder einen mit ihr getränkten Streifen Filtrierpapier projiziert, so zeigte sich in dem Spektralgebiete, wo der Körper absorbierte, also im Ultraviolett, eine schwache gelbgrüne Fluorescenz. Dieselbe war auch deutlich erkennbar, als die Strahlen des Eisenfunkenlichtes mittels Quarzlinse auf die in der Quarzcuvette befindliche Lösung konzentriert wurde. Diese schwache Fluorescenz läßt sich durch die wenig empfindliche grünsensibilisierte Platte nicht mehr photographisch nachweisen.

2,7-Anthrachinon-disulfosäure.

Sie verhält sich ähnlich wie vorige. Ihr Natronsalz zeigte in Konzentration von 0,1:100 eine deutliche Absorption bei 360 $\mu\mu$ und eine schwache, aber deutliche gelbgrüne Fluorescenz, bei Beleuchtung der Lösung durch Eisenfunkenlicht und Quarzlinse.

Bei Bogenlicht war dieselbe wesentlich schwächer, weil hier das erregende Ultraviolett schwächer ist.

Chrysophansäure.

Sie wurde in etwas überschüssiger Natronlauge gelöst. Letztere zeigte, allein für sich untersucht, eine merkliche Absorption bei 210 $\mu\mu$ (4 der Abbildung).

Die Absorption in Konzentration von 0,01:100 beginnt bei ca. 360 $\mu\mu$, steigt allmählich und wird bei 230 total (5 der Abbildung). Photographisch war eine blaue oder violette Fluorescenz nicht nachzuweisen. Optisch dagegen zeigte der Körper im Eisenfunkenlicht eine ganz deutliche blaugrüne Fluorescenz; mit Bogenlicht nur eine moosgrüne. Chrysarobin in Eißessig gibt schon mit Glaslinse in Sonnenlicht einen gelbgrünen Lichtkegel.

Die physikalische Untersuchung ergibt somit, daß auch Glieder der Anthrachinonreihe eine deutlich nachweisbare, wenngleich sehr schwache Fluorescenz besitzen. Sie bilden somit keine Ausnahme von der Regel, daß die photodynamische Wirkung nur bei jenen Stoffen zu finden ist, welche auch die Eigenschaft zu fluorescieren besitzen. Im Gegenteil, dieser Satz hat an Sicherheit nicht unbedeutend gewonnen, indem die photodynamische Reaktion zur Entdeckung der bis dahin unbekannten Fluorescenz der Körper der Anthrachinonreihe geführt hat.

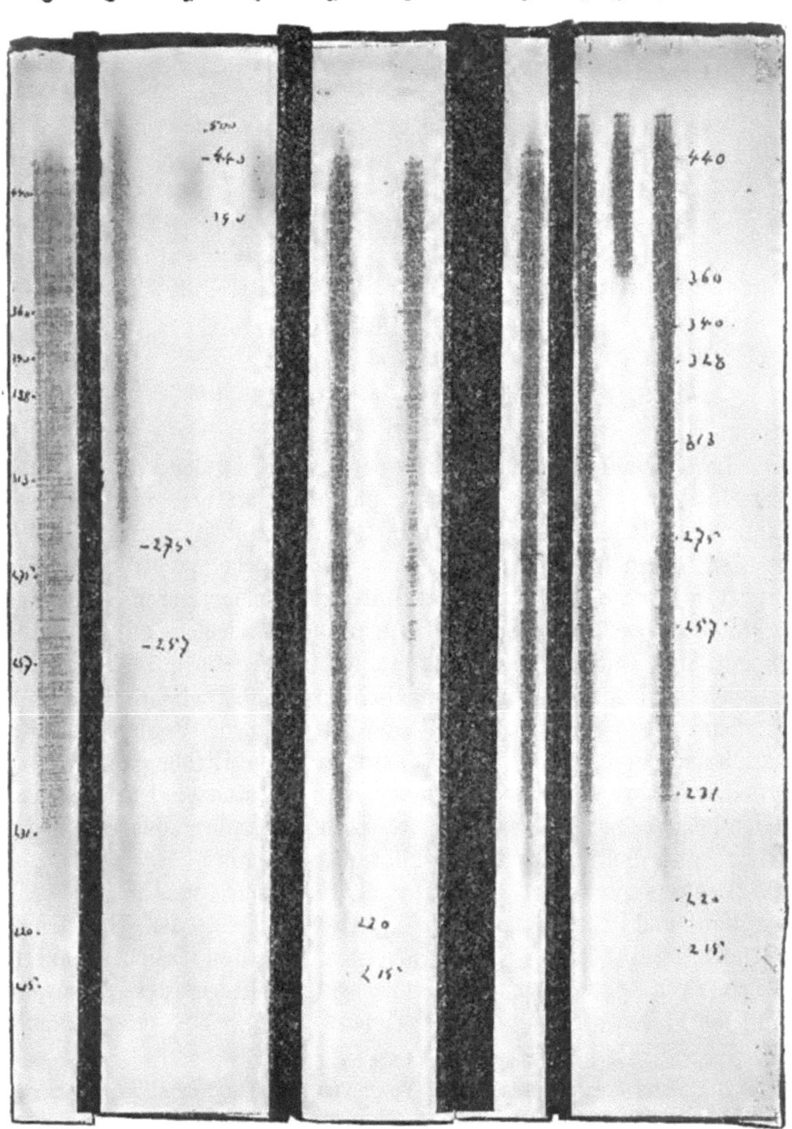

1. Absorption von H_2O.
2.   „   „   anthrachinon-α-monosulfosaurem Kali in H_2O (0,2 : 100).
3. Eisenfunken-Spektrum allein.
4. Absorption von NaOH.
5.   „   „   chrysophansaurem Natron.
6. Eisenfunkenspektrum allein.
7. Exposition 6 Min. } Fluorescenz-Spektrum des dichloranthracendisulfos. Natron.
8.   „   1   „   } (0,01 : 100).
9. Absorptions-Spektrum des   „   „
10. Eisenfunkenspektrum allein.

IV.

Zur Behandlung der Hautcarcinome mit fluorescierenden Stoffen.

Von

A. Jesionek und **H. von Tappeiner.**

(Mit Tafel I—VI.)

Im folgenden veröffentlichen wir einen Teil der von uns nach verschiedenen Richtungen [1]) mit photodynamischen resp. fluorescierenden Stoffen unternommenen therapeutischen Versuche. Wir wählen hierzu die Form von Photogrammen, da sie am besten geeignet sind, die erlangten Resultate zu demonstrieren. Es sind 6 Fälle von Haut- resp. Schleimhautcarcinomen, welche mit Aufpinselungen und Injektionen in das erkrankte Gewebe unter möglichst ausgiebiger Exposition im Sonnenlichte oder Bogenlichte behandelt wurden. Photogramm A stellt den Befund vor Beginn der Behandlung, Photogramm B. den damit erzielten Erfolg dar.[2])

Die angewandten photodynamischen Substanzen waren: Salze der Fluoresceinreihe, insbesondere Eosin (Tetrabromfluorescein-Natrium), und dichloranthracendisulfosaures Natron.

Die erstgenannten Körper sind Farbstoffe, welche ihre Absorption und Fluorescenz im sichtbaren Teile des Spektrums (Grün bis Gelb) haben. Sie eignen sich nach den Gesichtspunkten, welche von dem einen von uns aufgestellt wurden,[3]) sowohl für Oberflächenwirkung wie für Tiefenwirkung. Der letztgenannte

---

1) Münchener med. Wochenschr. 1903 Nr. 47.

2) Es sind Reproduktionen von Vergrößerungen auf Bromsilberpapier nach der einen Hälfte stereoskopischer Aufnahmen auf orthochromatischen Platten. Hierin findet der Umstand seine Erklärung, daß in der Reproduktion die rechte Seite der linken Seite des photographierten Objektes entspricht. Dem Assistenzarzte der dermatologischen Klinik Herrn Dr. Kleintjes sind wir für die Herstellung der Photogramme zu großem Danke verpflichtet. — Ein vorläufiger Bericht über diese Fälle ist in den Mitteilungen Jesionek, Lichttherapie nach Prof. v. Tappeiner, Münch. med. Wochenschr. 1904 Nr. 19, 22 u. 23 enthalten.

3) H. v. Tappeiner, Über d. Wirkungen photodynamischer (fluorescierender) Substanzen, Verhandlungen des XXI. Kongresses für innere Med. in Leipzig 1904 und Münch. med. Wochenschr. 1904 Nr. 17.

Körper gibt mit Wasser eine gelbliche Lösung, welche hauptsächlich ultraviolette Strahlen absorbiert und blau-violett fluoresciert. Er eignet sich nur für Oberflächenwirkung, besitzt jedoch den Vorteil, die behandelte Stelle nicht auffällig zu färben.

Die Versuche sind auf der dermatologischen Klinik von Professor Posselt zu München gemacht unter Verwendung eines a. o. Zuschusses, welcher dem Etat des pharmakologischen Institutes zu Versuchen mit photodynamischen Stoffen vom Ministerium für Kirchen- und Schulangelegenheiten bewilligt wurde.

Tafel I.

Frau H. B., 70 Jahre alte Taglöhnerswitwe. Multiple Carcinome der Haut.

A. Aufnahme am 10. September 1903.

B. Aufnahme am 14. November 1903.

In der linken Temporalgegend und nach abwärts davon im Bereiche des Arcus zygomaticus geschwulstartige Wucherungen carcinomatösen Gewebes, z. T. 1—2 cm hoch das Niveau der gesunden Umgebung überragend. In der linken Superciliargegend und im Bereiche der linken Ohrmuschel Geschwüre vom Aussehen des Ulcus rodens. Seborrhoische Alterswarzen haben den Ausgangspunkt der carcinomatösen Erkrankung gebildet.

Behandlung: Täglich wiederholte 6—8 Stunden während Exposition der carcinomatösen Herde in Sonnenlicht, zerstreutem Tageslicht oder Kohlenbogenlicht von 25 Ampère unter ständig erneuerter Bepinselung derselben mit verschieden stark konzentrierten wäßrigen Lösungen von Eosin (0,01—5,0 %) und wiederholt vorgenommenen Injektionen solcher Lösungen in das Gewebe der Geschwulstmassen.

Bild B. zeigt eine pigmentierte runde Stelle in der Temporalgrube und an Stelle der früheren Geschwulstbildungen kleine Knötchen; diese sind von gesundem Epithel überzogen. Vor dem Ohre findet sich eine ziemlich tiefgreifende Ulceration.

In der Zeit nach dem 14. November 1903 erkrankte Patientin wiederholt an Erysipelas faciei; während dieser interkurrenten Affektion recidivierte das Carcinom im gesamten Bereiche der früheren Herde. Die Lichttherapie wurde anfänglich wieder aufgenommen, aber nur in sehr geringem Umfange durchgeführt, bald vollkommen sistiert. Zurzeit sind Geschwulst- und Geschwürsbildung im Bereiche der linken Gesichtshälfte beträchtlicher und umfangreicher denn je.

Tafel II.

J. E., 60 Jahre alter Taglöhner. Ulcus rodens der Gla-
bella und deren Umgebung (angeblich seit 18 Jahren bestehend).

A. Aufnahme am 19. September 1903.

B. Aufnahme am 14. November 1903.

Behandlung: Eosin wie im ersten Falle.

Nachdem die Geschwürsfläche anfänglich nach allen Seiten hin
sich vergrößert hatte, erfolgte von bestimmten Stellen der Rand-
partien aus Neubildung gesunden Deckepithels, das, wie implantiert,
den Substanzverlust allmählich beinahe vollkommen ausglich.

In der Folgezeit wiederholt Zerfall und unter Fortsetzung der
Behandlung neuerliche Benarbung. Patient starb am 20. Mai 1904
an Erysipelas faciei, ohne daß es gelungen wäre, eine vollkommene
Heilung zu erzielen. Während die erysipelatöse Rötung und
Schwellung über die ganze Kopfhaut sich hinzog, war es im Bereiche des früheren Geschwüres aufs neue zu ausgedehntem Zerfalle
gekommen.

Tafel III.

Frau B. W., 64 Jahre alt. Ulcus rodens an der Nase
und an der Unterlippe.

A. Aufnahme am 28. November 1903.

B. Aufnahme am 29. Dezember 1903.

Behandlung: Belichtung unter Aufpinselung 1,0—5,0 proz.
Lösungen von Magdalarot des Handels (Grübler) in der
Zeit vom 29. November bis 15. Dezember. Anfänglich waren an
dem nasalen Krankheitsherd auch intraparenchymatöse Injektionen
vorgenommen worden.

Am 16. Dezember war das Geschwür an der Lippe verheilt.
Vom 16. bis 20. Dezember erysipelartige Erkrankung; Ichthyolpaste.
Vom 21. bis 30. Dezember indifferente Salben. Am letztgenannten
Tage, beim Austritt der Patientin aus dem Krankenhause, war an
der Nase noch ein „suspektes" Knötchen von Stecknadelkopfgröße
vorhanden.

Am 5. Mai 1904 kam Patientin neuerdings in die Klinik; das
erwähnte Knötchen hatte Mitte April begonnen sich in ein Geschwürchen zu verwandeln, das seither häufig blutete und Schmerzen
verursachte. Die Narbe an der Unterlippe war unverändert geblieben; man hätte aus ihrer Beschaffenheit sich nicht den Schluß
gestatten können, daß hier jemals ein Ulcus rodens gesessen habe.
Im Bereiche des früheren Geschwüres an der Nase konstatierten
wir drei kleine Krankheitsherde; der größte davon war ein hirse-

korngroßes ulceriertes wenig prominentes, derbes Knötchen, die beiden anderen Herde waren kleiner, stellten stecknadelkopfgroße Erosionen dar, die trotz ihrer Kleinheit eine gewisse Resistenz dem tastenden Finger erkennen ließen, so daß wir nicht daran zweifelten ein Recidiv des früheren Cancroides vor uns zu haben. Wir haben neuerdings unter Bepinselung mit sehr verdünnten Eosinlösungen unsere Lichttherapie in Anwendung gezogen und haben beobachtet, wie unter dieser Behandlung die Erosionen ihren Umfang um etwa das Doppelte vermehrten, dann aber sich mit gesunder Epidermis bedeckten, so daß am 1. Juni nur mehr ein einziges stecknadelkopfgroßes Geschwürchen vorhanden war. Zum Zwecke mikroskopischer Untersuchung haben wir dasselbe mittels eines Flachschnittes am 2. Juni abgetragen. Bis zum 5. Juni war auch diese Wunde vernarbt, so daß wir an diesem Tage Patientin geheilt entlassen konnten.

Tafel IV.

J. W., 63 Jahre alter Dienstmann. Cancroid der Nase (Recidiv).

A. Aufnahme am 16. November 1903.

B. Aufnahme am 15. Januar 1904.

Patient stand seit dem Frühjahr 1899 wegen „Nasenkrebs“ in chirurgischer Behandlung, hat sich wiederholt plastischen Operationen unterzogen. Hinter der intakt erhaltenen Nasenspitze führt ein geschwürig zerfallenes Loch in das Innere der Nase. Auf dem rechten Anteile des Nasenrückens findet sich ein typisches Ulcus rodens; auch der aus der Stirnhaut gebildete Ersatz des linken Teiles des Nasenrückens zeigt an ein paar Stellen geschwürigen Zerfall.

Behandlung: Vom 17. November bis 1. Dezember, Belichtung der Geschwüre und Bepinselung mit 1 proz. Lösungen von Fluorescein; vom 9. bis 19. Dezember verwendeten wir zur Bepinselung 1 proz. und schwächere Lösungen von Eosin.

Vom 20. Dezember bis 3. Januar 1904 Sistierung der Lichttherapie wegen erysipelartiger Erkrankung der Gesichtshaut.

Vom 4. bis 14. Januar Belichtung und Bepinselung mit 1 proz. und schwächeren Lösungen von Eosin.

Sämtliche Krankheitsherde waren inzwischen der Heilung zugeführt worden.

Tafel V.

J. R., 50 Jahre alter Wechselwärter. Ulcus rodens der Unterlippe.

A. Aufnahme am 22. März 1904.

B. Aufnahme am 31. Mai 1904.

Behandlung: Belichtung unter Bepinselung mit 5—1 proz. Lösungen von E o s i n vom 23. März bis 21. April, mit 0,1—0,01 proz. vom 22. April bis 30. Mai.

Am 31. Mai war die Geschwürsfläche mit gesund aussehendem Epithel überzogen. Die ursprüngliche Härte der Geschwürbasis und der Geschwürsränder hatte sich bei fortschreitender Epidermisierung immer mehr und mehr verringert. Immerhin war zur Zeit der Entlassung des Patienten aus dem Krankenhaus am 31. Mai die Konsistenz der benarbten Fläche noch ziemlich derb, gegenüber der Umgebung nicht unwesentlich vermehrt.

Im Laufe eines weiteren halben Jahres hat sich diese Derbheit der Narbe so verringert. daß dieselbe kaum mehr bemerkbar ist.

Tafel VI.

Frau D., 50 Jahre alt. U l c u s r o d e n s a n d e r N a s e.

A. Aufnahme vom 23. Januar 1904.

B. Aufnahme vom 5. Juli 1904.

Behandlung: 24. Januar bis 26. Februar, Belichtung unter Bepinselung mit 5 proz. Eosinlösung. Als Patientin am 27. Februar die Klinik verließ, war der Heilungsprozeß nur sehr wenig vorgeschritten. Wir empfahlen der Patientin die Behandlung in der Weise fortzusetzen, daß sie möglichst häufig, soweit ihre häuslichen Verhältnisse es erlaubten, von einer 1 proz. L ö s u n g v o n d i - c h l o r a n t h r a c e n d i s u l f o s a u r e m N a t r o n auf die Geschwürsfläche aufpinsele und dann dem Lichte sich aussetze. Patientin ist diesem Rate nachgekommen, so gut sie konnte. Vom Fortschritt der Heilung überzeugten wir uns bei wiederholten Vorstellungen der Patientin. Anfangs Juli war die Geschwürsfläche von gesundem Epithel überzogen. An der oberen Circumferenz des früheren Geschwüres fand sich ein etwa $^1/_2$ cm langer 3 mm breiter Wulst, dessen Deutung ohne mikroskopische Untersuchung uns unmöglich schien; man konnte daran denken, daß von dem carcinomatösen Prozesse Residuen zurückgeblieben wären, die den Ausgangspunkt eines späteren Recidives darstellen könnten, oder aber daß diesem Wulste fibromartiges Narbengewebe entspräche.

Nachtrag bei der Korrektur: Die Fälle der Tafeln III—VI sind bis 15. Jan. 1905 recidivfrei geblieben.

V.

Die Beteiligung des Sauerstoffs bei der Wirkung fluorescierender Stoffe.

Von

A. Jodlbauer und **H. v. Tappeiner.**

Die Möglichkeit der Erklärung der Wirkung der fluorescierenden Stoffe durch Bildung aktiven Sauerstoffes war schon in der ersten ausführlichen Publikation, welche aus dem Münchener pharmakologischen Institute über diesen Gegenstand erschien, ins Auge gefaßt.[1]) Die Prüfung einer belichteten Akridinlösung mit Jodkalistärkekleister ergab indes ein negatives Resultat, weil zu wenig intensiv belichtet und kein Überschuß des Reagens angewandt worden war (vgl. Abschnitt III dieser Abhandlung).

Positive Anhaltspunkte für die Beteiligung des Sauerstoffs brachte sodann Ledoux-Lebard.[2]) Er fand die Wirkung fluorescierender Lösungen auf Paramäcien viel größer, wenn dieselben in einer weiten offenen Schale sich befanden, statt in einer bis oben gefüllten geschlossenen Röhre. Belege für diesen Befund sind in seiner Mitteilung indes nicht enthalten. Wir haben auf die große Wichtigkeit dieses Befundes von Ledoux-Lebard bereits in einer früheren Mitteilung hingewiesen und die Vornahme weiterer Versuche in dieser Richtung angekündigt.[3]) Während wir damit beschäftigt waren, erschien eine Mitteilung von W. Straub über denselben Gegenstand[4]), welche uns nötigte, die bis dahin er-

---

1) O. Raab, Zeitschr. f. Biologie Bd. 39 S. 533 1900.

2) Annalen de l'institut Pasteur 1902 S. 593.

3) Über die Wirkung d. photodynamischen (fluorescierenden) Stoffe auf Protozoen und Enzyme. Abhandlung I p. 52.

4) W. Straub, Über chemische Vorgänge bei der Einwirkung von Licht auf fluorescierende Substanzen und die Bedeutung dieser Vorgänge für die Giftwirkung. Münchener med. Wochenschr. 1904 Nr. 25.

haltenen Ergebnisse in einer vorläufigen Mitteilung[1]) zu veröffentlichen.

I. Notwendigkeit der Gegenwart von Sauerstoff.

a) Versuche an Bakterien.

Die Verwendung von Infusorien zur Entscheidung der Frage, ob die Gegenwart von Sauerstoff zur photodynamischen Wirkung auf niedere Organismen und Zellen notwendig ist, ließen wegen der Empfindlichkeit dieser Tiere gegen Sauerstoffmangel keine eindeutigen Ergebnisse erwarten. Wir wandten uns daher, nachdem wir gefunden hatten, daß auch Bakterien photodynamisch beeinflußbar sind[2]), an diese und wählten das fakultativ anaërobe Bacterium vulgare (Proteus vulgaris Hauser); dasselbe wächst in sauerstoffhaltigen und sauerstofffreien Medien gleich gut. Drei möglichst dünnwandige Glasröhren von 14 cm Länge und 12 ccm Rauminhalt, welche oben ein Glashahn mit weiter Bohrung angeschmolzen war, wurden zu $^1/_8$ mit physiologischer Kochsalzlösung $+ 0,05\,\%$ Tetrabromtetrajodfluoresceïnnatrium (Rose bengale) $+ 0,5$ ccm einer 24 Stunden alten Bouillonkultur von Proteus gefüllt. Röhre 1 wurde sofort ins Dunkle verbracht. Röhre 2 an einem Nordfenster dem zerstreuten Tageslicht ausgesetzt, ebenso Röhre 3, nachdem sie mittels einer sehr gut wirkenden Quecksilberluftpumpe von Donle (Sprengel's System) vollständig evakuiert worden war. Da nach Pfeffer[3]) manche Bakterienarten Sauerstoff locker zu binden vermögen und denselben erst im sauerstofffreien Raum allmählich abgeben, wurde vorsichtshalber am nächsten Tage die Evakuation wiederholt, obgleich B. Proteus die genannte Eigenschaft nach Pfeffer nicht besitzt.

In genau gleicher Weise wurde mit je 3 Röhren, die mit $0,001\,\%$ Phenosafranin resp. $0,001\,\%$ Methylenblau versetzt waren, verfahren, alles unter streng antiseptischen Kautelen. Nach 2 Tagen (ca. 30 Lichtstunden) wurden aus allen 9 Röhren in bekannter Weise auf Nährgelatine übertragen und die ausgegossenen Platten in einem mäßig warmen Raum aufbewahrt.

Das Ergebnis ihrer Besichtigung nach 3 Tagen war folgendes:
Die Platten der Dunkelröhren waren mit zahl-

---

1) A. Jodlbauer u. H. v. Tappeiner, Über die Beteiligung des Sauerstoffs bei der photodynamischen Wirkung. Ibidem 1904 Nr. 26.

2) A. Jodlbauer und H. v. Tappeiner, Über die Wirkung fluorescierender Stoffe auf Bakterien. Münchener med. Wochenschr. 1904 Nr. 25.

3) Zentralblatt für Bakteriologie II. 763.

reichen Kolonien besetzt, ebenso die Platten der belichteten luftleeren Platten. Die Platten der belichteten lufthaltigen Röhren waren steril. Damit ist bewiesen, daß die Anwesenheit von Sauerstoff zur Entfaltung der photodynamischen Wirkung auf Bakterien und Zellen notwendig ist.

b) Versuche mit Enzymen und Toxinen.

Auf die Versuche mit den Enzymen (Invertin und Diastase) ist besonderer Wert zu legen, da sie die Beantwortung der Frage über die Beteiligung des Sauerstoffes in objektiver und quantitativ scharf bestimmbarer Weise zu geben erlauben.

Versuchsanordnung.

Dünnwandige Gaswaschflaschen aus einem Stück geblasen wurden zu $1/_4$ mit Fermentlösung ($\pm$ Erythrosin) gefüllt. Hierauf wurde im Dunkelzimmer reiner entwickelter Wasserstoff durchgeleitet, mit Quecksilberpumpe evakuiert und nach Wiederfüllung mit Wasserstoff zugeschmolzen. Eine gleiche Zahl von Flaschen erhielt in analoger Weise eine Füllung mit Sauerstoff. Der eine Teil der Flaschen wurde sodann mehrere Tage hinter einem Fenster dem zerstreuten Tageslicht ausgesetzt, der andere Teil in einen dunkeln Raum gleicher Temperatur gestellt. Zur Bestimmung der Intervertinwirkung wurde die aus den geöffneten Flaschen genommene Probe mit $5\,^0/_0$ Rohrzucker versetzt und nach 7 Stunden Stehen im Dunkeln bei Zimmertemperatur die Invertierung polarimetrisch gemessen. Bei den Diastaseversuchen wurden 10 ccm Flascheninhalt mit 90 ccm Stärkekleister von $0,9\,^0/_0$ versetzt und nach 7 Stunden Stehen im Dunkelzimmer 25 ccm zur Analyse nach Allihn verwendet. Das weitere besagen die Tabellen.

1. Versuch mit Invertin.

Invertin $0,12\,^0/_0$. Erythrosin $0,0088\,^0/_0 = 1/_{10000}$ normal. Exposition 5 Tage. Trübes Wetter.

				Drehung	Gebildeter Invertzucker in $^0/_0$
Hell	ohne	Erythrosin	in O	$+\ 0^0\ 27'$	70,7
„	mit	„	in O	$+\ 3^0\ 10'$	4,1
„	mit	„	in H	$+\ 0^0\ 23'$	72,2
Dunkel	ohne	„	in O	$+\ 0^0\ 15'$	75,4
„	mit	„	in O	$+\ 0^0\ 15'$	75,4
„	mit	„	in H	$+\ 0^0\ 16'$	75,2

2. Versuch mit Diastase.

Diastase $0,1\,^0/_0$. Erythrosin $0,0088\,^0/_0$. Exposition 2 Tage.

				Kupferoxyd in mg
Hell	ohne	Erythrosin	in H	136,5
„	ohne	„	in O	135,1

<pre>
                              Kupferoxyd in mg
Hell mit Erythrosin in H   137,3
  „   mit   „   in O   5,0
Dunkel ohne   „   in H   136,1
  „   ohne   „   in O   135,6
  „   mit   „   in H   137,2
  „   mit   „   in O   136,9
</pre>

3. Versuch mit Ricin.

Ricin (E. Merck) 1 Teil zu 99 Teilen Kochsalzlösung von 5 %. 2 ccm Blut, 1 : 5 verdünnt, brauchen hiervon zur beginnenden Agglutinierung 0,75 ccm, zur vollständigen 0,9 ccm. Versuchsanordnung wie bei den Enzymen. Erythrosin 0,0088 %. Exposition 2 Tage.

<pre>
Dunkel ohne Erythrosin in H Zur beginnenden Agglutinierung sind not-
                                wendig 0,75 ccm, zur vollständigen 0,9 ccm.
  „   ohne   „   in O   desgl.
  „   mit   „   in H   desgl.
  „   mit   „   in O   desgl.
Hell ohne   „   in H   desgl.
  „   ohne   „   in O   desgl.
  „   mit   „   in H   desgl.
  „   mit   „   in O Die Agglutinierung wird erst merkbar bei
                              der 15fachen Menge (3 ccm Toxin : 0,4 ccm
                              unverdünntes Blut) und wird auch bei noch
                              viel größerem Zusatz nicht vollständig.
</pre>

Das Ergebnis dieser und anderer hier nicht wiedergegebener Versuche ist folgendes:

1. **Fluorescierende Stoffe (Erythrosin) im Lichte vernichten die Wirkung von Enzymen und Toxinen (Invertin, Diastase, Ricin) nur bei Gegenwart von Sauerstoff.** In Wasserstoffatmosphäre sind sie unwirksam, wie in den Dunkelversuchen.

2. **Die zur Schädigung notwendigen Mengen von Sauerstoff sind sehr gering.** Es lehren dies mehrere unter beträchtlicher Schädigung verlaufene Versuche, in denen der Ausschluß des Sauerstoffs nicht vollkommen gelungen war.[1]

3. **Sauerstoff unter erhöhtem Drucke scheint denselben Einfluß auf photodynamische Erscheinung zu haben.** wie unter Atmosphärendruck, denn in einer Invertin-Erythrosinflasche, welche während der Lichtexposition an eine Sauerstoffbombe unter 5 Atmosphären Druck angeschlossen war, wurde das Enzym ebenso intensiv geschädigt, wie in einer Kontrollflasche unter Atmosphärendruck. Der Versuch wurde in

---

1) Stark Inaug. Diss. München 1903.

Anknüpfung an die bekannte Erscheinung unternommen, daß manche Oxydationen (Phosphor) oberhalb einer gewissen Druckgrenze gehemmt werden.

c) Versuche, die früher bei Invertin unwirksam befundenen fluorescierenden Stoffe zur Wirkung zu bringen.

Die Erkenntnis der Bedeutung des Sauerstoffes bei der photodynamischen Reaktion der Enzyme legten derartige Versuche nahe. Die in Abhandlung I aufgeführten Versuche waren im Winter bei sehr mäßigem zerstreuten Tageslichte angestellt, Sauerstoff der Luft zwar immer zugegen, aber für reichliche Zufuhr nicht gesorgt. Die Wiederholung der Versuche im Sommer in möglichst dünner Schichte (1 cm), bei offenem Fenster und bestem zerstreuten Tageslichte, z. T. mit Zuhilfenahme von Sauerstoffdurchleitung erschien daher angezeigt. Sie ergab folgendes: Chinin und Harmalin hoben die Wirkung des Invertins nach 2 Tagen nahezu vollständig auf; Acridin brauchte hierzu 4 Tage, Fluoresceïn bewirkte in derselben Zeit nur eine Schädigung von ca. $50\,\%$, γ-Phenylchinaldin eine noch geringere. Toluylenrot, Nilblau, Fluorindindisulfosäure und Aeskulin zeigten auch bei 4tägiger Exposition in zerstreutem Tageslicht, resp. 2tägiger in Sonne keine deutliche Wirkung.

Die kleine bei Fluorindindisulfosäure gefundene Differenz, die auch bei Sonnenlicht nicht größer wurde, ist sehr zweifelhafter Natur.

Beleg.

Sämtliche Stoffe wurden zur selben Zeit exponiert. Nur jene, welche Wirkung zeigten sind aufgeführt.

	Drehung		Invertzucker in g; 5,0 = vollständige Invertierung	
	hell,	dunkel	hell	dunkel
	2 Tage Exposition		2 Tage Exposition	
Ohne Zusatz	$+\,0^0\;05'$	$-\,0^0\;10'$	3,7	3,9
Chininbisulfat	$+\,2^0\;25'$	$+\,0^0\;42'$	1,0	3,0
Harmalinchlorid . . .	$+\,2^0\;05'$	$+\,1^0\;12'$	1,4	2,4
	4 Tage Exposition		4 Tage Exposition	
Ohne Zusatz	$-\,0^0\;20'$	$-\,0^0\;22'$	4,2	4,2
Acridinchlorid . . .	$+\,2^0\;05'$	$-\,0^0\;05'$	1,4	3,9
Fluoresceïnnatrium . .	$+\,1^0\;20'$	$+\,0^0\;20'$	2,3	3,4
γ-Phenylchinaldinchlorid	$+\,0^0\;55'$	$-\,0^0\;45'$	2,7	4,6
Fluorindindisulfosaures Natron	$+\,0^0\;25'$	$0^0\;00'$	3,3	3,8

Noch länger fortgesetzte Expositionen sind zwecklos, weil die Bleichung dann sich allzusehr geltend macht.

II. Oxydationsversuche.

a) Diastase.

Nachdem die Notwendigkeit der Anwesenheit des Sauerstoffs zur photodynamischen Wirkung auf Zellen und Enzyme bewiesen ist, erhebt sich die Frage: besteht dieselbe in einer Oxydation? Es erschien uns nicht überflüssig, dieser Frage durch den Versuch bei einem Enzyme Verbrennungsprodukte nachzuweisen, näherzutreten. Im Fall dieselben nur in Wasser bestehen, war er aussichtslos, die Bildung von Kohlensäure aber mußte sich feststellen lassen.

Da die Menge des bei der photodynamischen Reaktion auf Enzyme beteiligten Sauerstoffs nur sehr gering ist und daher auch nur eine sehr geringe Menge von CO_2 zu erwarten war, wurden die Versuche in großem Maßstabe mit je 3,2 g Diastase (E. Merck) unternommen. In 2 Versuchen bei Sommertemperatur, ca. 22 °, war die in der Diastase-Erythrosinflasche hell gebildete Kohlensäure eben noch titrierbar, in den Kontrollflaschen nicht. In einem Winterversuche (0 °) war diese Menge noch unbedeutender und ein deutlicher Unterschied gegenüber den Kontrollflaschen nicht festzustellen. Die Bildung von Kohlensäure bei der photodynamischen Wirkung auf Enzyme (Diastase) ist demnach selbst bei Anwendung großer Mengen äußerst gering, und mit voller Sicherheit nicht festzustellen. Die Prüfung des Enzyms aus den Lichtflaschen ergab stets nahezu totale Schädigung.

1. Versuch. 3 geräumige, wie Gaswaschflaschen montierte Flaschen wurden mit je 400 ccm einer wässerigen Lösung von 0,01 % Erythrosin, Flasche 2 und 3 noch mit einem Zusatz von 0,8 % Diastase (des geringeren Preises halber statt Invertin genommen) und 4 % Borsäure zur Abhaltung bakterieller Kohlensäurebildung beschickt. Sie wurden sodann mit Quecksilberluftpumpe evakuiert, Sauerstoff durchgeleitet, nochmals evakuiert usw., bis man nach 5 maliger Wiederholung sicher sein konnte, alle etwa vorher in der Lösung absorbierte Kohlensäure entfernt zu haben. Die 3 Flaschen wurden schließlich mit Sauerstoff gefüllt nebeneinander an ein Nordfenster gestellt; Flasche 3 mit einer mehrfachen Lage schwarzen Tuches vollständig bedeckt. Nach 3 Tagen wurden aus den Flaschen die gebildete CO_2 durch Sauerstoffdurchleitung in eine Vorlage von 20 ccm Barytwasser $^1/_{100}$ normal übergeführt. In Flasche 1 (Erythrosin, hell, allein) war nur ein Hauch von Trübung, in Flasche 2 (Erythrosin + Diastase, hell) wurden zur Zurücktitrierung gebraucht 15,4 ccm $^1/_{100}$ Normaloxalsäure, in Flasche 3 (Erythrosin + Diastase, dunkel) 19,2 ccm. Da $^1/_{100}$ Oxalsäure 0,2 mg CO_2 anzeigt, sind aus der Diastase unter dem Einflusse des Erythrosin im Lichte 0,0008 g CO_2 gebildet worden. Die Diastase war fast bis zur vollständigen Unwirk

samkeit geschädigt worden, denn um gleiche Mengen von Stärke in gleicher Zeit umzuwandeln mußte von der Lichtflasche 50 mal mehr Enzymlösung genommen werden als von der Dunkelflasche.

2. Die Wiederholung des Versuches unter gleichen Bedingungen ergab für die 3 Flaschen die Werte 20,0. 15,9, 18,8.

3. Bei diesem Versuche wurden 4 Flaschen (Erlenmeyerkolben) aufgestellt: Diastase allein hell und dunkel, Diastase + Erythrosin hell und dunkel. Die quantitativen Verhältnisse waren die gleichen wie in Versuch 1. Zunächst wurde durch die Kolben im Dunkeln so lange Wasserstoff geleitet bis das austretende Gas beim mehrstündigen Durchleiten durch Barytröhre keine Spur von Kohlensäure abgab. Eine Flasche Diastase allein und Diastase + Erythrosin wurde sodann 3 Tage bei ca. 0⁰ dem zerstreuten Tageslicht ausgesetzt, das andere Paar blieb bei gleicher Temperatur im Dunkeln. Resultat: In den hellen Flaschen war ein schmaler Belag von kohlensaurem Baryt gebildet (untitrierbar) und ohne deutliche Differenz zwischen Flasche Diastase allein und Diastase + Erythrosin; in den Dunkelflaschen bemerkte man nur einen Hauch.

b) Versuche mit sog. Ozon-Reagentien und mit leicht oxydabeln Substanzen.

Qualitative Versuche. Die Prüfung mit verschiedenen Reagentien, welche zum Nachweise „aktiven Sauerstoffs" verwendet werden, führte bei den stärkeren photodynamischen Stoffen zu folgenden Ergebnissen: Schwärzung metallischen Silbers durch Bildung von Silberoxyd, Bläuung von Guajakharz in Chloralhydratlösung, Bläuung der Tetrabase von Arnold und Mentzel. Die Indophenolreaktion und die Bläuung von Wurster's Tetrapapier konnte gleichfalls erhalten werden.[1]

Qantitative Versuche. Die Prüfung der Intensität der oxydativen Wirkung einer Reihe von Stoffen, welche zum Studium der Peroxyde und der Oxydation in tierischen Geweben benützt werden ergab folgendes.

Oxydiert wurden: Arsenige Säure zu Arsensäure, Indigo zu Isatin, Benzylalkohol zu Benzoësäure, Salicylaldehyd zu Salicylsäure, Pyrogallol unter CO_2-Entwicklung.

---

1) Angeregt durch unsere vorläufige Mitteilung fand Edlefsen, daß durch Resorufin, Eosin und Chinin im Lichte schwefelsaures Eisenoxydul zu Oxyd und β-Naphtol zu β-Naphtochinon rasch oxydiert werden. Münch. med. Wochenschr. 1904 Nr. 36.

Möglicherweise gehört auch die Beschleunigung der Bleichung von Farbstoffen durch andere Farbstoffe z. B. des Fuchsins durch Chrysanilin, der Leukobasen der Fluoresceïne durch ihre Farbstoffe usw., welche von O. Gros, Zeitschr. f. physik. Chem. **37**, 157 näher untersucht und als ein katalytischer Vorgang bezeichnet wurde, hierher. Der Umstand, daß die Farbstoffe, bei

Die Intensität der Oxydation war überall gering; nach Abzug der Oxydation durch das Licht allein ca. 1—8 Prozent der angewandten Substanz.[1])

Unoxydiert blieben Dextrose und Formaldehyd, obgleich diese Stoffe von Blut und Lebergewebe bekanntlich ziemlich leicht angegriffen werden.

Die geringe oder völlig ausbleibende Oxydation der untersuchten leicht angreifbaren Substanzen trotz der besten Bedingungen (mehrtägige Exposition in Sonne, bei alkalischer Reaktion und Schüttelung mit Sauerstoff) steht in auffallendem Kontraste zur intensiven Reaktion des Zellprotoplasmas, der Enzyme, Toxine, Antitoxine, Komplimente[2]) und Alexine[3]) bei schwacher Lichtintensität und geringer Sauerstoffzufuhr.

Da die Menge des zur Schädigung von Enzymen und Toxinen nötigen Sauerstoffs sehr gering ist und Kohlensäurebildung sich nicht mit Sicherheit nachweisen läßt, handelt es sich offenbar nicht um eine Verbrennung der ganzen Moleküle, sondern um eine Veränderung sehr beschränkten Umfanges, um eine auswählende Wirkung auf gewisse labile, leicht veränderbare Gruppen, von denen die spezifische Wirkung abhängt. Für diese Auffassung läßt sich auch ein biologischer Beleg beibringen. Mit Eosin + Licht vorbehandeltes Diphtherietoxin wird von Meerschweinchen in vielfach letaler Dosis ertragen. Die Tiere blieben bis auf eins am Leben, als ihnen 12 Tage darauf die $1\frac{1}{2}$ fache letale Dosis wirksamen Toxins injiziert wurde. Das vorbehandelte Diphtherietoxin hat also wie ein Antikörper gewirkt resp. zur Bildung eines solchen

---

welchen diese Wirkung bisher gefunden wurde lauter fluorescierende sind, ist wenigstens sehr auffallend.

1) Man kann diese Wirkung als Sensibilisierung ansprechen. Denn die photodynamische Reaktion durch Licht gleicher Art und Intensität allein ist hier meßbar vorhanden und die Wirkung der fluorescierenden Stoffe nur die einer Beschleunigung um das 2—5fache. Die in Abhandlung I enthaltenen Versuche und Darlegungen werden dadurch nicht berührt, denn sie beziehen sich auf Zellen und Enzyme und sind gegen die Identifizierung der photodynamischen Erscheinung mit photographischer Sensibilisierung (Dreyer u. Halberstäter) und das unterscheidungslose Zusammenwerfen mit anderen Sensibilisierungsvorgängen gerichtet.

2) Lichtwitz, Münch. med. Wochenschr. 1904 Nr. 36.

3) Die von O. Raab (Zeitschr. f. Biolog. 1900) beobachtete Giftigkeit des Blutserums für Paramäcien, wird durch Erwärmung desselben auf 55° aufgehoben und den Alexinen zugeschrieben (Ledoux-Lebard, Ann. Pasteur 16. 510). Diese Entgiftung des Serums gelingt nach einer von Gunni Busk auf

im Tierkörper Veranlassung gegeben. Hieraus muß wohl der Schluß gezogen werden, daß die photodynamische Wirkung eine weitgehende chemische Veränderung des Giftes nicht bewirkt haben kann.

Schließlich möge noch hervorgehoben werden, daß zu den photodynamisch leicht reagierenden Stoffen insbesondere auch alle Körper zu gehören scheinen, welche nach P. Ehrlich durch haptophore Gruppen befähigt sind, immunisatorisch die Auslösung von Antikörpern zu veranlassen.

Belege.

1. Qualitative Versuche.

Metallisches Silber. Läßt man einen Tropfen der wässerigen Lösung einer stark photodynamischen Substanz auf blankem Silberblech in der Sonne verdunsten, so entstehen um den sich stetig verkleinernden Tropfen schwarze Ringe und nach dem Abspülen hinterbleibt ein mehr oder weniger intensiv schwarzer Fleck. Durch Abreiben und Auskochen in Wasser läßt er sich nicht entfernen, wohl aber löst er sich in verdünntem Ammoniak und beim Darüberleiten von Wasserstoff unter Rotglut wird die blanke Metallfläche sehr rasch wieder hergestellt. Die Schwärzung kann daher durch nichts anderes verursacht sein, als durch Bildung von Silberoxyd. Die Reaktion fällt stark aus bei Tetrachlortetrabromfluoresceïnnatrium, dichloranthracendisulfosaurem Natron, Phenazinchlorid und salzsaurem γ-Phenylchinaldin; schwach oder nur angedeutet bei Akridinchlorid, Benzoflavin und Eosin. Sie gelingt nur, wenn hoch konzentrierte Lösungen angewendet werden. Man kann sie auch in der Weise anstellen, daß man die fluorescierende Lösung auf molekulares Silber einwirken läßt, dieses dann mit verdünntem Ammoniak auszieht und mit Salzsäure versetzt. Man erhält den käsigen Niederschlag des Chlorsilbers.

Guajak. Einige Tropfen frisch bereiteter Tinktur gaben in konzentrierten Lösungen von Akridinchlorid, Benzoflavin und Chinolinrot emulgiert und der Sonne ausgesetzt, nach ca. 10 Minuten eine Spur von Grünfärbung, an der Oberfläche einsetzend, ohne daß die Färbung mit der Zeit wesentlich intensiver wurde. Starke, fast sofort eintretende Blaufärbung gab 1 %/₀ Lösung des dichloranthracendisulfosauren Natrons. Da jedoch die photodynamisch viel schwächeren Salze der Anthracen-α-monosulfosäure und der β-Anthracendisulfosäure, die Reaktion ebenfalls sehr intensiv geben, steht die Erscheinung hier wohl mit besonderen Verhältnissen der Anthracengruppe in Verbindung. Mit einer Auflösung von 10 %/₀ Guajakharz in 50 proz. wässriger Chlorhydratlösung [1]) gaben Benzoflavin, Chinolinrot, salzsaures Harmalin fast sofort deutliche Blaufärbung, γ-Phenylchinaldinchlorid sogar sehr intensiv.

Tetramethyl-p, p′-diamidodiphenylmethan (Tetrabase). Das zum Nachweise von gelöstem „Ozon" von Arnold und Mentzel

meine Veranlassung unternommenen Untersuchung auch leicht durch Zusatz fluorescierender Stoffe und Exposition in zerstreutem Tageslicht (Tappeiner).

<hr>

1) Arnold u. Mentzel, Ber. d. chem. Gesellsch. 35, 1324.

angegebene Reagens, aus 1—2 ccm Silbernitratlösung von $2\,^0/_0$ und 1—2 Tropfen der gesättigten Lösung der Tetrabase in Methylalkohol bestehend, färbt sich auf Zusatz einiger Tropfen konzentrierter Lösung von dichloranthracendisulfosaurem Natron, Rose bengale, Eosin, γ-Phenyl-chinaldinchlorid bereits im zerstreuten Tageslichte fast sofort, resp. nach wenigen Minuten, blau. Die Färbung tritt viel rascher und intensiver auf, als bei dem dem Lichte ausgesetzten Reagens ohne Zusatz.

Salzsaures Tetramethylparaphenylendiamin (Wurster's Tetrapapier) gab beim Betupfen mit den konzentrierten Lösungen von dichloranthracendisulfosaurem Natron, von γ-Phenylchinaldin und vielleicht auch von Tetrajodtetrachlorfluoresceïn nach 2—3 Minuten eine schwache Bläuung im Sonnenlichte, stärker, als es frisch destilliertes Wasser allein bewirkte. Da das Reagens empfindlich war, indem sehr verdünnte salpetrige Säure sofort starke Bläuung gab, ist der schwache Ausfall der Reaktion auffallend.

α-Naphtol + Paraphenylendiamin in alkalischer Lösung färbte sich auf Zusatz von Eosin und anderen fluorescierenden Stoffen, der Sonne ausgesetzt früher violett als in den Kontrollversuchen, besonders deutlich bei den ungefärbten Substanzen z. B. Dichloranthracendisulfosäure.

2. Quantitative Versuche.

In den Versuchen mit Substanzen, welche im Ultraviolett absorbieren (dichloranthracendisulfosaures Natron) befand sich die Lösung 1 cm hoch in weiten offenen Schalen bei offenem Fenster der Sonne ausgesetzt. Häufig trat hierzu noch Zuleitung von Sauerstoff, der aus zahlreichen Öffnungen einer eingelegten spiraligen Glasröhre herausperlte. Die Änderung der Konzentration durch Verdunstung wurde durch öfteres Zugießen von Wasser aufgehoben. Zur Herstellung alkalischer Reaktion und zur Bindung von Reaktionsprodukten wurde Magnesiumoxyd oder Soda verwendet. Derartige Versuche sind in der Folge als **Schalenver-suche** bezeichnet. In den Versuchen mit Substanzen, deren Absorption den sichtbaren Teile des Spektrums liegt (Erythrosin) oder wo es auf flüchtige Reaktionsprodukte ankam, wurde die Lösung in dünnwandigen Glasröhren von 3 cm Durchmesser und 1 m Länge an den Enden U-förmig aufgebogen mit Sauerstoff auf einer Schüttelvorrichtung in der Sonne geschüttelt: **Röhrenversuche.** Die Versuche nach beiden Arten waren von entsprechenden Kontrollversuchen begleitet: eine Schale oder Röhre in Sonne ohne fluorescierende Substanz; zwei mit und ohne Substanz im Dunkeln.

1. **Arsenige Säure.**[1]) Röhrenversuch. 2 Röhren gefüllt mit je 150 ccm einer neutralen Lösung des Natronsalzes entsprechend 0,5408 As_2O_3, die eine noch mit einem Zusatz von $0,05\,^0/_0$ Eosin, wurden nebeneinander 2 Tage lang in Sonne (Spätherbst) mit Sauerstoff ge-schüttelt. Dasselbe geschah mit einem zweiten Paar solcher Röhren im Dunkeln. Die Oxydation zu As_2O_5 wurde durch Titrierung mit $^1/_{100}$

---

1) Auf die Oxydierbarkeit dieser Substanz wurden wir durch eine freundliche briefliche Mitteilung von Prof. **Heffter** aufmerksam gemacht.

Jodlösung ermittelt. In den Dunkelröhren hatte keine Oxydation stattgefunden, in der bestrahlten Röhre ohne Eosin war $0,0103 = 1,9 \%$
oxydiert worden, in der bestrahlten Röhre mit Eosin $0,0403 = 7,4 \%$.
Eosin hat also $5,5 \%$ **arsenige Säure oxydiert.**

2. **Indigo.** Schalenversuch. Lösung von Indigokarmin, von den
10 ccm 1,80 ccm $^1/_{100}$ Normal-Permanganat zur Entfärbung brauchten.
Exposition: 1 Tag in Sonne (Spätherbst). In den Dunkelschalen hatte
keine Oxydation stattgefunden, es wurden in allen 1,80 ccm gebraucht.
In den Sonnenschalen war die zur Entfärbung nötigen ccm folgende:

Ohne Zusatz	mit $0,025 \%$ Eosin	mit $0,025 \%$ dichloranthra- cendisulfosaurem Natron
1,65 ccm	1,55 ccm	0,65 ccm

Die hieraus berechnete **Menge des in Reaktion getretenen
Sauerstoff beträgt ohne Zusatz 0,012 mg, bei Eosin 0,020
bei der Anthracensäure 0,092 mg.** Ein Versuch mit Äskulin
konnte quantitativ nicht durchgeführt werden, weil es durch Permanganat
zu einer grünen Lösung unter Auftreten eines intensiv blau fluorescierenden
Zwischenproduktes verändert wurde. Eine photodynamische Reaktion
war aber eingetreten, denn die belichtete Lösung war heller blau als die
unbelichtete.

3. **Pyrogallol.** Drei Röhren wurden gefüllt a) mit 150 ccm
einer neutralen wässerigen Lösung von 1% Pyrogallol $+ 0,05 \%$ Erythrosin, b) mit ebensoviel einer Lösung von Pyrogallol allein, c) mit
Erythrosin allein. Sie wurden nebeneinander auf einen Schüttelapparat
zwei Tage in zerstreutem Tageslicht mit Sauerstoff geschüttelt und sodann die gebildete Kohlensäure durch Durchleiten von Sauerstoff in einer
Vorlage von 20 ccm $^1/_{10}$ Normalbarytlauge aufgefangen.

In Röhre c war keine Kohlensäure gebildet, in Röhre b 0,002, in
Röhre a 0,013. **Es ist somit durch Erythrosin mehr Pyrogallol
oxydiert als durch Licht allein.**

4. **Benzylalkohol.** Die Lösungen hatten einen Gehalt von $0,1 \%$
Benzylalkohol und wurden in folgender Weise auf Benzoesäure untersucht: Fällung des größten Teiles Farbstoffs (der Farbsäure) durch möglichst wenig HCl, Entfernung des Benzylalkohols durch Eindampfen des
Filtrates bei alkalischer Reaktion, Ausziehen mit heißem Alkohol, Ausziehen des Rückstandes nach Verdampfung des Alkohols bei saurer Reaktion mit Äther, Wägung des Ätherrückstandes. Derselbe war zuweilen
durch übergangenen Farbstoff gefärbt. Der kolorimetrische Vergleich
ergab aber, daß es in allen diesen Fällen nur um unwägbaren Spuren
ca. $^1/_{20}$ mg handelte.

Bei einem Schalenversuch mit O-Durchleitung und $0,02 \%$ Dichloranthracendisulfosäure trat in der belichteten Schale nach einiger Zeit
intensiver Geruch nach Benzylaldehyd auf, der in den Kontrollschalen
nur ganz schwach zu bemerken war. Unter dem Einfluß der fluorescierenden Substanz war also **Benzylalkohol zu Benzylaldehyd**
oxydiert worden. Von Benzoësäure nach 2 Tagen Exposition wurden
nur einige Milligramm erhalten.

Der Versuch wurde in Röhren mit 0,05 Erythrosin $+$ 0,3 % CO_3Na_2 unter O-Schüttelung wiederholt. Nach 3 Tagen waren aus Röhre hell $+$ Erythrosin 25 mg, aus Röhre hell 9 mg Benzoesäure gebildet.

Durch Erythrosin im Lichte wurden somit in runder Zahl 8 % des Benzylalkohol zu Benzoësäure oxydiert.

5. Salicylaldehyd. In Schalenversuchen ohne Sauerstoffdurchleitung mit 0,2 % des Aldehyds und 0,05 % Erythrosin oder Dichloranthracendisulfosäure vorgenommen, ließ sich nach 8 stündiger Exposition Salicylsäure nicht einmal qualitativ durch die Eisenchloridprobe nachweisen, selbst wenn Magnesia usta zugesetzt worden war. Die Untersuchung geschah nach dem von Schmiedeberg angegebenen Verfahren: Ausschütteln den angesäuerten Versuchsflüssigkeit mit Äther, Entfernung des Aldehyds durch Natrium bisulfurosum und Überführung des Ätherauszugs in konzentrierte wässerige Lösung.

Ein Röhrenversuch mit 200 ccm einer Lösung von 0,2 % Aldehyd $+$ 0,05 % Erythrosin $+$ 0,3 % CO_3Na_2, der nach dem beim Benzaldehyd befolgten Verfahren auf Salicylsäure verarbeitet wurde, ergab nach 3 Tagen Exposition in Röhre hell mit Erythrosin 10 mg, in Röhre hell ohne Erythrosin 4 mg, durch Erythrosin $+$ Licht wurden somit gebildet 1,5 % Salicylsäure.

6. Formaldehyd. Zur Isolierung der Ameisensäure wurde zunächst bei alkalischer, dann bei saurer Reaktion destilliert und die Ameisensäure qualitativ durch Quecksilberchlorid, quantitativ durch Titrierung mit $^1/_{10}$ Normallauge zu bestimmen gesucht.

Schalenversuche mit 0,5 % Aldehyd $+$ 0,05 Erythrosin oder dichloranthracendisulfosaurem Natron fielen auch bei Zusatz von MgO ganz negativ aus, ebenso ein Röhrenversuch mit 200 ccm $+$ 0,05 % Erythrosin, 6 Tage Exposition. Es war zwar etwas Säure nachweisbar, aber in beiden Fällen gleich viel: Die Destillate der 2 Dunkelröhren mit und ohne Farbstoff verbrauchten 0,2 ccm $^1/_{10}$ Normallauge; die Destillate der beiden Sonnenröhren mit und ohne Farbstoff je 0,8 ccm. Um dem Einwande zu begegnen, daß die entstandene Ameisensäure sogleich zu Kohlensäure weiter oxydiert worden sei, wurde in einem zweiten Versuche am Schlusse der in den Röhren enthaltene Sauerstoff durch $^1/_{10}$ Barytlauge geleitet. Es war jedoch in keiner der 4 Röhren eine titrierbare Menge von Kohlensäure gebildet worden.

Durch fluorescierende Stoffe im Lichte wird die Oxydation von Formaldehyd zu Ameisensäure nicht gefördert.

7. Dextrose. Das Ergebnis mehrfacher Versuche mit neutralen und alkalischen Lösungen war folgendes: Das Reduktionsvermögen bestimmt nach Allihn wird durch Eosin oder Erythrosin im Lichte nur sehr wenig herabgesetzt, nicht mehr als es in Lösungen ohne fluorescierende Substanz der Fall ist. Als Beleg sei folgender Versuch angeführt: Schalenversuch mit einer Lösung von 0,2 % Dextrose, 0,01 % Erythrosin, 0,3 % Soda, Sauerstoffdurchleitung, Exposition 2 Tage in Sommersonne. Zur Analyse verwendet je 25 ccm. Die erhaltenen Kupfermengen waren: In Dunkel-

schale ohne Erythrosin 0,0938, mit Erythrosin 0,0939; in Sonnenschale ohne Erythrosin 0,0885, mit Erythrosin 0,0881.

III. Die Jodkaliumreaktion.

Wie eingangs erwähnt, gelang es O. Raab nicht, in einer Acridinlösung, welche mit Jodkaliumstärke dem zerstreuten Tageslichte ausgesetzt war, die Abspaltung von Jod zu erhalten. Der Grund hierfür war die zu geringe Lichtintensität und der zu geringe Zusatz von Jodkalium. Glücklicher war W. Straub bei Eosin, dadurch, daß er die Reaktion im Sonnenlichte mit einem großen Überschuß anstellte und die Bedeutung desselben für die Sensibilität der Reaktion erkannte. Straub scheint es entgangen zu sein, daß bereits vor ihm Pinnow[1]) gefunden hatte, daß fluorescierende Stoffe (Acridin und Chinin) die photochemische Zersetzung der Jodwasserstoffsäure stark beschleunigen. Die Reaktion beginnt nach Straub's Angaben mit 0,002 % Eosin und Exposition in Sommersonne von 10 Minuten Dauer erst bei Zusatz von 0,5 % Jodkalium und erlangt das Maximum der Empfindlichkeit bei Zusatz von 3—6 %.

Die Empfindlichkeit der Reaktion nimmt auch zu mit der Dichte des Stärkekleisters, wie folgende Bestimmung des abgespaltenen Jods an je 20 ccm einer Lösung von 0,002 Eosin + 0,2 Jodkalium bei steigendem Stärkegehalt dartut.

Glas 1 mit 0,01 Stärke verbrauchte 4,9 ccm 2 $^0/_{00}$ Thiosulfat
    „ 2 „ 0,05 „ „ 8,4 „ „ „
    „ 3 „ 0,20 „ „ 15,4 „ „ „

Den gleichen Einfluß besitzt die lösliche Stärke. Äquimolekulare Lösungen von Äskulin mit 3 % Jodkalium verbrauchten gleiche Zeit der Sonne ausgesetzt folgende Mengen von 2 $^0/_{00}$ Thiosulfat:

			ohne Stärke	mit Stärke
$^1/_{100}$	molekular	= 0,332 %	0,4 ccm	2,1 ccm
$^1/_{1000}$	„	= 0,033 %	0,2 „	1,0 „
$^1/_{10000}$	„	= 0,003 %	0,0 „	0,2 „

Diese Beschleunigung der Reaktion ist um so bemerkenswerter, als ihr 2 Momente entgegenarbeiten: Durch die Bildung der Jodstärke wird der Lichtzutritt erschwert und durch die Viskosität der Stärke die Reaktion verzögert.

Die Verlangsamung der Reaktion durch andere Kolloide zeigt folgender Versuch: 25 ccm einer Lösung von Jodkalium + Stärke + Eosin in Wasser verbrauchten nach 15 Minuten Exposition in Sonne 1,6 ccm Thiosulfat, die gleiche Menge Lösung mit Zusatz von ca. 0,3 % Gelatine nur 0,3 ccm. Dieses auffallende Ergebnis ist wohl

---

1) Ber. d. D. chem. Gesellsch. 1901 Bd. 34 S. 2528

auf Hemmung der Schichtenbewegungen in der Lösung durch das Kolloïd[1]) bzw. die Erschwerung des Eindringens des Sauerstoffs aus der Luft zurückzuführen.

Die Jodkaliumreaktion wurde von Straub nur für Eosin und Chinin nachgewiesen und durch Versuche mit Lichtfiltern als Absorptionserscheinung erkannt. **Anhaltspunkte, daß die Reaktion mit Fluorescenz in Zusammenhang steht, wurden von Straub nicht beigebracht.[2])** Solange dies aber nicht geschehen ist, ist ihre Verwendung zu photodynamischen Untersuchungen ohne Berechtigung. Es war daher vor allem notwendig, solche Anhaltspunkte beizuschaffen. Nachstehende Versuche verfolgen dieses Ziel.

Vergleichende Untersuchung einer größeren Anzahl von fluorescierenden und nicht fluorescierenden Stoffen.

Die Anordnung der Versuche, bei denen uns J. Weiß (Inaug. Diss. München 1904) wirksam unterstützte, war folgende:

Je 20 ccm der Versuchslösung wurden in offenen Schälchen von gleichen Dimensionen 15 Minuten der Sommersonne ausgesetzt. Die Konzentration des Jodkaliums war auf 3 $\%$ beschränkt, weil die aussalzende Wirkung höherer Konzentrationen die Untersuchung einer noch größeren Anzahl von Stoffen als so wie so schon der Fall war, unmöglich gemacht hätte. Die Konzentration der Versuchssubstanz konnte in der Mehrzahl der Fälle nicht höher als 0,0025 $\%$ genommen werden, wegen genannter Fällbarkeit durch Jodkalium oder der die Titrierung störenden Eigenfarbe. Wo diese hindernden Umstände nicht zutrafen, wurden auch höhere Konzentrationen untersucht. Jeder Versuchsreihe wurde ein Schälchen mit Jodkalium allein und mit Jodkalium + Eosin beigegeben. Die von letzterem verbrauchten Mengen 2 $\%_{00}$ iger Natriumthiosulfat, welche in den verschiedenen Reihen je nach Konzentration und Lichtintensität 1,7 bis 3,7 ccm betrugen, wurden = 1 gesetzt und die bei den Substanzen erhaltenen Werte darauf umgerechnet.

1. Nicht fluorescierende Stoffe.

Keine Reaktion gaben: Die Nitroso- und Azofarbstoffe: Naphtolgrün B, Viktoriaviolett, Azobordeaux, Azofuchsin, Benzopurpurin; die Di- und Triphenylmethanfarbstoffe: Auramin, Fuchsin, Malachitgrün, sowie Indigokarmin und Hämatoxylin.

---

1) H. v. Tappeiner, Über die Wirkung der Mucilaginosa. Arch. internat. de Pharmakodynamie et de Therapie **10** p. 67.

2) Die von Straub in dieser Absicht angestellten Versuche mit Eosin und Chinin in saurer Lösung (S. 1095) können hierauf keinen Anspruch erheben, weil u. a. nicht berücksichtigt wurde, daß aus saurer Jodkaliumlösung im Lichte schon für sich allein reichlich Jod abgeschieden wird. Sie wurden überdies von Straub in seiner zweiten Mitteilung, Arch. f. exp. Pathol. u. Pharmakol. **51**, 388 zurückgezogen.

Ebenso, wie besonders hervorzuheben ist, das Tetranitrofluoresceïn und die photographischen Sensibilisatoren: Alizarin-
blaubisulfit, Nigrosin, Glycinrot und Äthylrot.

Reaktion gaben: die Alkaloide Morphin und Strychnin
in 1,0 resp. 0,2 % Lösung. Sie erschien jedoch quantitativ in gleicher
Stärke auch im Dunkeln, daher die Ausnahme nur eine scheinbare ist. Sie werden bereits von Bach (Compt. rend. 1897 p. 952)
unter den Substanzen aufgezählt, welche die Reaktionen der Peroxyde
geben „avec ou sans le concours de la lumière".

2. Fluorescierende Stoffe.

Die Säuren wurden als Natronsalze, die Basen als Chloride, wie
immer, untersucht. Die Konzentration der Lösungen war bei
den Fluresceïnen 0,025 %, bei den übrigen 0,0025 %. Die durch
Ultraviolett erregten Stoffe wurden bei offenem Fenster untersucht.

	Verbrauchtes Thiosulfat, der gleichzeitig für Eosin erhaltene Wert = 1,0 gesetzt		Verbrauchtes Thiosulfat, der gleichzeitig für Eosin erhaltene Wert = 1,0 gesetzt
Fluoresceïn	1,3	Phenosafranin	0,1
Tetrachlorfluoresceïn	1,3	Fluorindindisulfosäure[3]	1,6
Tetrabromfluoresceïn	1,0	Azokarmin (auch in	
Tetrajodfluoresceïn	1,3	Konz. 0,025)	0,0
Dichlortetrabromfluoresceïn	1,5	Resorufin	1,7
		Chinolinrot	0,4
Dichlortetrajodfluoresceïn	1,9	α-Naphtoltrisulfosäure	0,0
		β-Naphtoltrisulfosäure	0,3
Tetrachlortetrajodfluoresceïn	1,6	α-Naphtylamindisulfosäure	0,0
α- u. β-Anthracendisulfosäure	1,0	β-Naphtylamindisulfosäure	1,5
Dichloranthracendisulfosäure	1,3	Amidonaphtolmonosulfo·säure	0,1
Anthrachinonmonosulfosäure[1]	0,1	Naphtionsäure	0,0
		γ-Phenylchinaldin[4]	?
Acridin[2]	1,7	Harmalin	0,8
Methylphosphin	0,9	Äsculin[5]	0,1

---

1) Bei Konzentration von 0,25 hingegen noch stärker als gleich konzen-
triertes Eosin.

2) Der hohe Wert ist z. T. Folge der sauren Reaktion, welche auch das
reine Chlorid besitzt.

3) Die blaue Lösung wird im Lichte alsbald rötlich, so daß die Titrierung
möglich ist.

4) Nur bei guter Ansäuerung erscheinen einzelne blaue Flocken, von denen
es aber zweifelhaft bleibt, ob sie als Jodstärke anzusprechen sind, auch sind sie
wegen der sauren Reaktion nicht beweisend.

5) In höheren Konzentrationen erhält man auffallend viel größere Werte,
wie die am Anfang dieses Abschnittes bei Besprechung des Verhaltens der Stärke

Das Ergebnis läßt sich in folgende Sätze zusammenfassen:

1. Die Jodkaliumreaktion ist nur fluorescierenden Stoffen eigen, sie fehlt allen nicht fluorescierenden. Die Wahrscheinlichkeit, daß sie mit der Fluorescenzfähigkeit zusammenhängt, ist daher eine große.

2. Mehrere fluorescierende Stoffe, darunter solche, welche auf Zellen und Enzyme sehr stark wirken, geben die Jodkaliumreaktion nur sehr schwach oder gar nicht. Besonders hervorzuheben sind Phenosafranin, Azokarmin und γ-Phenylchinaldin. Ferner gehören hierher α-Naphtoltrisulfosäure, β-Naphtylamindisulfosäure, Naphtionsäure.

3. Einige fluorescierende Stoffe, welche auf Zellen und Enzyme unwirksam sind, wirken auf Jodkalium sehr intensiv, dies gilt besonders für Fluorindindisulfosäure und Äsculin.

Nach diesen Erfahrungen geht die Jodkaliumreaktion mit der photodynamischen Erscheinung nicht immer parallel. Sie kann daher nur mit Einschränkung und unter steter Kontrolle durch die qualitativ ihr weit überlegene Paramäcienreaktion und die quantitativ ebenso scharf meßbare und empfindlich Enzymreaktion zu photodynamischen Untersuchungen herangezogen werden.

Die Jodkaliumreaktion ist ferner vielen Fehlerquellen ausgesetzt. Während aus neutraler und aus schwach alkalischer (NaOH) Jodkaliumlösung erst durch Sonnenbelichtung von mehreren Stunden Dauer eine wesentliche Menge von Jod freigemacht wird, beschleunigen Spuren von Säuren und verschiedene andere Stoffe diese Reaktion außerordentlich.[1]) Diese Fehlerquellen können namentlich bei länger dauernden Versuchen in intensivem Lichte wegen der dabei stattfindenden chemischen Zersetzung des fluorescierenden Stoffes (Bleichung) und der Absorption von jodabspaltenden Gasen aus der Luft erheblich ins Gewicht fallen.

IV. Erklärungsversuche durch die „Peroxydtheorie".

Die in den vorausgegangenen Abschnitten aufgeführten Versuche zeigen, daß fluorescierende Stoffe bei Gegenwart von Licht und Sauerstoff Oxydationen bewirken, welche durch Licht und Sauerstoff allein entweder nicht merkbar oder nur langsam zustande kommen. Es frägt sich nunmehr, in welcher Weise wird der

---

mitgeteilten Versuche dartun. Die Fluorescenz des Äsculins geht durch den Jodkaliumzusatz stark zurück.

1) M. Gomberg, Ber. d. D. chem. Gesellsch. 35, 1833.

Sauerstoff hierbei „aktiviert", als Molekül oder als Atom (Ion). Wenn der Sauerstoff als Molekül in Reaktion tritt, so kann an die Heranziehung der von Bach und Engler[1]) aufgestellten Theorie der Autoxydationen gedacht werden. Dieselbe wurde von Straub bereits mit großer Bestimmtheit als die einzige mögliche Erklärung der von ihm gefundenen Jodabspaltung durch Eosin und Chinin im Lichte und der photodynamischen Erscheinungen im allgemeinen bezeichnet. Nach dieser Theorie lagert sich molekularer Sauerstoff an einen anderen Körper, den Autoxydator A, an und es bildet sich eine superoxydartige Verbindung, ein Peroxyd AO_2. Nur solche Stoffe können Autoxydation zeigen, welche ungesättigt (additionsfähig) sind. Es soll vorläufig ununtersucht bleiben, ob diese Bedingung bei allen fluorescierenden Stoffen gegeben ist. Der in Peroxydform aufgenommene Sauerstoff kann nun in verschiedener Weise auf einen anderen anwesenden Körper B, den Acceptor, übertragen werden, z. B. entweder zur Hälfte nach dem Schema $AO_2 + B \rightarrow AO + BO$; oder wenn AO noch weiter oxydierend wirken kann, vollständig, so daß A sich regeneriert: $AO + B \rightarrow A + BO$.

In der Lösung einer fluorescierenden Substanz A, in welcher kein Acceptor (B) sich befindet, sind nun folgende Veränderungen des während der Belichtung gebildeten hypothetischen Peroxyds AO_2 nach der Versetzung ins Dunkle denkbar:

I. Das Peroxyd AO_2 zerfällt sofort zu $A + O_2$. In diesem Falle müßte aus der Lösung, wenn sie während der Belichtung durch Durchleiten von Sauerstoff mit diesem Gase gesättigt bleibt, nach der Verdunklung Sauerstoff sich entwickeln, vorausgesetzt, daß die Bildung von AO_2 bei Abwesenheit eines Acceptors nicht bei einer sehr kleinen Größe stehen bleibt. Unsere Bemühungen, eine Sauerstoffentwicklung nachzuweisen, waren erfolglos.

Der Versuch wurde mit einer U-förmigen, 40 mm weiten Glasröhre unternommen. Ihr einer Schenkel war $1\frac{1}{2}$ m lang und lief in eine oben mit gut eingeschliffenem Glashahn verschließbare 25 mm lange Kapillare aus, der andere war 25 cm lang und mit einem Stopfen verschließbar. Die Röhre wurde mit 2 l einer Lösung von Rose bengale $\frac{1}{10000}$ normal gefüllt, in senkrechter Lage in die Sonne (Winter) gestellt und Sauerstoff unter Druck durch den kurzen Schenkel bei geöffneter Kapillare durchgeleitet. Nach 10 Minuten wurde die Einleitung abgebrochen und

---

1) A. Bach, Du rôle des peroxydes dans les phénomènes d'oxydation lente. Compt. rend. d. l'acad. d. scienc. 1897 p. 951. Biochem. Zentralblatt Bd. 1. — Engler u. Wild, Ber. d. D. chem. Gesellsch. **30**, 1669. Kritische Studien über die Vorgänge der Autoxydation, Braunschweig 1904.

die Röhre während weiterer 15 Minuten anhaltend erschüttert. Nachdem dadurch die Übersättigung mit Sauerstoff größtenteils beseitigt war, d. h. nur mehr minimale Bläschen von Zeit zu Zeit aufstiegen, wurde auch die Kapillare durch Druck vom kurzen Schenkel aus mit Lösung völlig gefüllt, der Hahn geschlossen und die Röhre mit einer mehrfachen Lage schwarzen Tuches umwickelt, so daß nur die Kapillare sichtbar blieb. Es zeigte sich noch Entwicklung kleinster Bläschen; dieselbe war indes keineswegs lebhafter wie vorher, sondern nahm kontinuierlich ab. Nach $^3/_4$ Stunden war eine Blase von der Größe eines Hanfkornes zusammengekommen. Schon daraus ist zu schließen, daß die geringe Sauerstoffentwicklung nach der Verdunklung nur dadurch bedingt war, daß die Übersättigung mit Sauerstoff noch nicht vollständig aufgehoben war. Außerdem verlief ein Kontrollversuch bei von Anfang an verdunkelter Röhre genau in derselben Weise. Der Versuch ist nur roher Natur, weil er auf Konstanz der Temperatur nicht eingerichtet war, dieselbe sank, in der kurzen Röhre gemessen, während der Verdunklung langsam um $^1/_2$ ^{0}. Er verfolgte nur den Zweck sich zu orientieren, ob auf diesem Wege etwas zu erreichen Aussicht sei. Eine einfache Berechnung ergibt, daß die Kapillare fast ganz sich hätte mit Sauerstoff füllen müssen, selbst wenn nur der 10. Teil der Farbstoffmoleküle an der Peroxydbildung mit folgender Zersetzung sich beteiligt hätte.

II. Das Peroxyd AO_2 setzt sich zu zweimal AO um, indem A sein eigener Acceptor ist, nach der Gleichung $AO_2 + A = AO + AO$. Eine einfache Überlegung ergibt, daß in diesem Falle durch wiederholte kurze Belichtungen unter genügender Sauerstoffzufuhr alle Moleküle der fluorescierenden Substanz sehr bald in AO umgewandelt werden müßten. Es wäre zu erwarten, daß eine derartige chemische Veränderung auch eine Änderung der optischen Eigenschaften im Gefolge hätte, welche der Wahrnehmung nicht entgehen könnte.

III. Das Peroxyd AO_2 bleibt wenigstens zum Teil unverändert oder setzt sich ev. mit Wasser zu einem sekundären Peroxyd um. In diesem Falle müßte sich in der Lösung einer fluorescierenden Substanz auch nach der Versetzung in das Dunkle ein Peroxyd nachweisen lassen. Der Nachweis kann auf biologischem oder chemischem Wege geführt werden.

a) Versuch des biologischen Nachweises des
Peroxyds AO_2.

Da es Straub nicht gelang, die Existenz dieses Peroxyds durch chemische Versuche zu erweisen, erklärte er[1]), daß dieser Nachweis bereits biologisch erbracht sei. durch die Beobachtung von Ledoux-Lebard, der zufolge vorbelichtete Eosinlösungen für Para-

---

1) Arch. f. exp. Path. u. Pharm. **51**, 388.

mäcien im Dunkeln giftiger sind als frisch bereitete. Diese Folgerung W. Straub's ist ohne Berechtigung. Das Ledoux-Lebard-sche Phänomen ist durch die allmählich sich voll-ziehende chemische Zersetzung des Eosins durch das Licht (Bleichung) verursacht und muß von der augen-blicklich einsetzenden photodynamischen Reaktion scharf unterschieden werden. Der Beweis hierfür liegt in folgenden Beobachtungen:

1. Das Phänomen Ledoux-Lebard tritt erst nach längerer Belichtung des Eosins auf und ist bei photodynamischen Stoffen, welche nur sehr langsam bleichen, auch nach langer Exposition nicht zu erhalten. Als Beleg sei ein Versuch mit einer Lösung von Acridinchlorid $^1/_{10000}$ normal $= 0,0022\%$ angeführt. Sie tötet Paramäcien in Mischung āā, somit in Verdünnung $1:100000$, im häugenden Tropfen, hinter ge-schlossenem Fenster bei zerstreutem Tageslicht (Winter) in 5 Minuten. Im Dunkelversuche waren die Paramäcien noch nach 48 Stunden unverändert am Leben. Obige $^1/_{10000}$ Normallösung war gleich-zeitig in dünner Schichte in einem sehr dünnwandigen Erlenmeyer-Kolben verschlossen 2 Tage der Sonne bei offenem Fenster aus-gesetzt. Eine Bleichung war bei Vergleichung ihrer Fluorescenz und ihrer Farbe (in dicker Schichte) mit einer im Dunkeln auf-bewahrten Lösung nicht wahrzunehmen. Auf Paramäcien im Dunkeln zeigte sie keine Wirkung. Die Tiere blieben 48 Stunden unverändert am Leben. Als jedoch das Präparat nach dieser Zeit dem zerstreuten Tageslicht ausgesetzt wurde, erfolgte der Tod innerhalb 5 Minuten.

2. Die Zersetzung des Eosins durch Bleichung er-folgt unter Säurebildung. Sie ist die Ursache des Phänomens Ledoux-Lebard. Das gleiche ist der Fall für Erythrosin und dichloranthracendisulfosaures Natron.[1]) Die Säure-bildung ist bei dem dichloranthracendisulfosauren Natron, dessen Lösung eine gelbe Farbe besitzt, durch Titrierung mit Phenol-phtaleïn als Indikator scharf zu bestimmen. Als Beispiel sei folgender Versuch angeführt: Eine Lösung von $0,45\%$ wurde in 1 cm hoher Schichte in einen Erlenmeyer-Kolben gebracht und dieser durch mit Siegellack überzogenem Kork verschlossen, um die Absorption von Säuren aus der Luft sicher auszuschließen. Nach

---

1) In der Abhandlung I wurde angeführt, daß diese Substanz das Phänomen Ledoux-Lebard nicht gäbe. Die Exposition war in dickwandigen Glasflaschen vorgenommen worden, bei Exposition in dünnwandigen Kolben, welche Violett und angrenzendes Ultraviolett noch durchlassen, erhält man es.

6 tägiger Exposition (Winter) waren zur Neutralisierung von 100 ccm dieser durch den Lichteinfluß bräunlich gewordenen Lösung 2,6 ccm $^1/_{100}$ Normallauge notwendig. Eine ebensolange im Dunkeln aufbewahrte gelb gebliebene Lösung verbrauchte 0,05 ccm.

Bei Tetrabrom- resp. Tetrajodfluoresceïnnatrium ist eine scharfe Bestimmung der Säure durch Titrierung wegen ihrer Farbe nicht möglich. Die Säurebildung kann indes hier noch aus anderen Veränderungen erschlossen werden. Die in geschlossenen Kolben exponierten Lösungen bedecken sich, noch ehe eine Bleichung an der Farbenveränderung besonders auffallend ist, mit einem z. T. kristallinischen Häutchen, das aus ausgefällter Farbstoffsäure besteht. Später tritt allgemeine Trübung auf und durch Äther läßt sich Tetrabrom- resp. Tetrajodfluoresceïn ausziehen.

Paramäcien sind gegen Säuren äußerst empfindlich. Setzt man zu 3 ccm einer 0,1 %, Kochsalzlösung [1]), welche $^1/_{100}$ normal Salzsäure in 100 Teilen enthält, einen Tropfen Paramäcienkultur, so erfolgt der Tod sofort; bei Gehalt von $^1/_{1000}$ nach 5 Minuten, bei $^1/_{10000}$ nach 2 Stunden und noch in $^1/_{100000}$ = 0,00004 %, HCl sind nach 4 Stunden bereits viele Exemplare tot, nach 8 Stunden sämtliche.

Neutralisiert man eine vorbelichtete Lösung von Eosin, Erythrosin oder dichloranthracendisulfosaurem Natron genau, so verschwindet die Ledoux-Lebard'sche Erscheinung vollständig. Die Lösungen verhalten sich wie frisch bereitete.

Beleg 1. Zu 2 ccm einer Lösung von 0,088 %, Erythrosin ($^1/_{1000}$ molekular), welche 8 Wintertage (teilweise mit Sonne) exponiert war, wurde 1 Tropfen Paramäcienkultur gesetzt. Der Tod erfolgte fast sofort. In einer unbelichtet gebliebenen Lösung gleicher Konzentration erfolgte der Tod erst nach $1^1/_2$ Stunden und das gleiche war der Fall, nachdem die vorbelichtete Lösung mit Soda neutralisiert worden war.

Beleg 2. Eine Lösung von dichloranthracendisulfosaurem Natron $^1/_{10}$ molekular hatte, frisch bereitet, eine Acidität von 0,05 $^1/_{100}$ normal. Die Hälfte davon wurde 3 Tage belichtet (Winter). Ihre Acidität war nunmehr 1,5; jene der im Dunkeln belassenen anderen

---

1) In dieser Lösung erhalten sich Paramäcien 8 Stunden ohne merkbare Veränderung, wogegen sie in 0,6 % Kochsalzlösung schon nach $^1/_2$ Stunde absterben. Den starkschädigenden Einfluß von Kochsalz und sehr verdünnten Schwefelsäurelösungen, im Gegensatz zur geringen Schädlichkeit des destillierten Wassers, sowie das charakteristische, morphologisch scharf unterschiedene Vergiftungsbild bei der Wirkung von H- und OH-Ionen, hat bereits H. Goldberger, Die Wirkung von anorganischen Substanzen auf Protisten. Zeitschr. für Biolog. **43.** 503 ausführlich beschrieben.

Hälfte blieb ungeändert. Setzte man zu 2 ccm der vorbelichteten Lösung 1 Tropfen Paramäcien, so starben die Tiere sofort. Wurde die Lösung vorher neutralisiert, so waren die Tiere noch nach 6 Stunden am Leben, ebensolange wie in der im Dunkeln verbliebenen Lösung.

Ein weiterer Beweis, daß das Phänomen Ledoux-Lebard auf Säurewirkung beruht, ist das übereinstimmende morphologische Verhalten der durch Säure und vorbelichtete Eosinlösung getöteten Paramäcien. Die Form der Paramäcien bei Säurewirkung ändert sich selbst viele Stunden nach dem Tode nicht und hebt sich mit scharfen Konturen von der Umgebung ab. Ein ganz gleiches Leichenbild erhält man bei Einwirkung vorbelichteter Lösungen von Eosin, Erythrosin oder dichloranthracendisulfosaurem Natron, im scharfen Gegensatz zum raschen Zerfalle und spurlosen Verschwinden der Paramäcien bei Einwirkung frisch bereiteter Lösungen im Lichte.

Durch die Säurebildung erklärt sich auch die Angabe von Ledoux-Lebard, daß Paramäcien in vorbelichteter Eosinlösung um so länger am Leben bleiben, je mehr von ihrer Kultur der Lösung zugefügt wird. Ledoux-Lebard glaubte dieses Verhalten dahin deuten zu müssen, daß das durch die Fluorescenz gebildete Gift sich nunmehr auf eine größere Anzahl von Individuen verteile und Straub schloß daraus, „daß das Eosinperoxyd im Dunkeln um so rascher seinen Sauerstoff abgibt, je mehr Reduktionsmittel (Paramäcien) zur Wirkung kommen". Der Sachverhalt ist ein viel einfacherer. Paramäcienkulturen reagieren immer etwas alkalisch. Bei größerem Zusatz von Kultur zur Eosinlösung wird daher die bei der Vorbelichtung entstandene Säure neutralisiert und die Lösung entgiftet.

Diese alkalische Reaktion der Paramäcienkulturen, die mit dem längeren Fortzüchten zunimmt, ist neben den in der Abhandlung I geltend gemachten Momenten wohl hauptsächlich die Ursache, daß wir die Angaben von Ledoux-Lebard nur in sehr geringem Grade, häufig auch gar nicht bestätigen konnten. Wir hatten eben mit älteren Kulturen gearbeitet als Ledoux-Lebard. Außerdem hatten wir bei der Wiederholung der zweiten Versuchsreihe von Ledoux-Lebard die erforderlichen Verdünnungen der belichteten Eosinlösungen mit Brunnenwasser gemacht, zur Vermeidung des salzlosen destillierten Wassers. Die Mischung mit gleichen Teilen Münchener Brunnenwasser aber genügt schon, um die in Beleg 1 und 2 vorgeführten belichteten Lösungen von Erythrosin und Dichloranthracendisulfosäure zu entgiften, d. h. durch den Gehalt an Bikarbonaten vollständig zu neutralisieren. Es ist wohl kaum nötig anzuführen, daß die photodynamische Reaktion durch derartige neutralisierende Zusätze nicht im mindesten beeinflußt wird.

Einen dritten Grund bildet vielleicht das angewandte Eosinpräparat. Unsere Versuche wurden mit einem chemisch reinen, vollständig neutralen angestellt, das wir der freundlichen Zusendung der Badischen Anilin- und Sodafabrik verdanken. Ledoux-Lebard verwandte ein Handelspräparat. Diese sind aber nicht immer vollständig neutralisiert, d. h. sie enthalten etwas freie Farbstoffsäure. Tritt zu einem solchen Präparat dann noch die durch Bleichung gebildete Säure, so gestaltet sich das Phänomen Ledoux-Lebard viel eklatanter.

b) Versuch des chemischen Nachweises des Peroxyds.

Wie schon erwähnt, besteht die Möglichkeit, daß das Peroxyd AO_2 mit Wasser zu sekundärem Peroxyd oder Hydroperoxyd sich umsetzt, nach der Gleichung: $AO_2 + H_2O \longrightarrow A\begin{smallmatrix} OOH \\ OH \end{smallmatrix} \longrightarrow AO + O_2H_2$. In den Lösungen der fluorescierenden Stoffe (Eosin, Erythrosin, Dichloranthracendisulfosäure) war Hydroperoxyd mit der charakteristischen Chromsäure Ätherreaktion weder während der Exposition in Sonne noch nachher aufzufinden. Hingegen gaben diese Lösungen nach der Belichtung eine deutliche, indes nur sehr langsam eintretende Jodreaktion im Dunkeln bei Zusatz von Jodkalium und Stärke, während mit Titansäure nur eine ganz schwache Reaktion erhalten wurde. Die Lösungen waren in dünner Schichte in geräumigen dünnwandigen Flaschen exponiert, die, um die Aufnahme jodabspaltender Gase und Dämpfe aus der Luft zu verhindern, gut verschlossen wurden.

Wir halten uns nicht für berechtigt diesen Befund zur Folgerung zu verwerten, daß damit das gesuchte primäre resp. sekundäre Peroxyd gefunden sei. Das Vermögen vorbelichteter Lösungen, im Dunkeln Jod abzuspalten, scheint uns durch tiefergehende Zersetzung derselben infolge der Bleichung bedingt zu sein. Die Gründe hierfür sind ähnlich den bei der Kritik des biologischen Nachweises angeführten.

1. Die Reaktion tritt nur nach langer und intensiver Belichtung ein. Dichloranthracendisulfosäure braucht $^1/_2$ Stunde, Erythrosin und Rose bengale 2 Tage, Eosin 4 Tage Sonnenlicht. Sie ist bei fluorescierenden Stoffen, welche im Lichte intensiv Jod abspalten, aber nur langsam bleichen, überhaupt nicht zu erhalten.

3 Lösungen von Akridinchlorid: $^1/_{10000}$ normal $= 0,002\,^0/_0$, $^1/_{50000}$ und $^1/_{100000}$ wurden in dünner Schichte in sehr dünnwandigen Erlenmeyerkolben

verschlossen 2 Tage der Sonne (Winter) ausgesetzt. Drei andere Lösungen standen eben so lange im Dunkeln. Sämtliche Lösungen wurden alsdann im Dunkelzimmer mit 12 proz. Jodkaliumlösung zu gleichen Teilen versetzt, in Exsikkatoren gebracht und diese nach vorausgegangener Evakuation mit Sauerstoff gefüllt. Nach 16 Stunden Zuwartens, um annähernd das Maximum der Reaktion zu erhalten, wurde mit Stärke versetzt und mit 0,2 pro Mille Thiosulfat die Jodabscheidung ermittelt.

	Verbrauch von Thiosulfat in ccm	
Konzentration der Lösung	vorbelichtet	nicht belichtet
$1/_{10000}$	1,6	1,6
$1/_{50000}$	0,9	0,9
$1/_{100000}$	0	0
Jodkalium allein (Kontrolle)	0	0

Man erkennt, daß die vorbelichteten und die nichtbelichteten Akridinlösungen sich vollständig gleich verhalten. Die Jodabspaltung in den konzentrierteren hängt mit der Hydrodissociation dieser schwachen Base zusammen. Die ganz verdünnten Lösungen spalten auch nach der Vorbelichtung kein Jod ab. Zum Beweise, daß diese Konzentration zur Erreichung der photodynamischen Reaktion noch genügend groß ist, wurde eine Probe nach dem 16 stündigen Aufenthalt im Dunkelzimmer gleichzeitig mit der Kontrolle (Jodkalium allein) dem zerstreuten Tageslicht (sehr trüber Tag) ausgesetzt. Nach 30 Minuten Exposition verbrauchte sie 1,8 ccm Thiosulfat, die Kontrolle nichts.

2. **Die Reaktion tritt nur ein, solange die Lösung sauer reagiert. Nach genauer Neutralisation der bei der Bleichung entstandenen Säure ist sie nicht mehr zu erhalten.** Die Jodabspaltung durch fluorescierende Stoffe im Lichte, findet dagegen auch bei neutraler und schwach alkalischer Reaktion statt. **Die Jodabspaltung durch Photodynamie und nach Vorbelichtung sind daher zwei voneinander verschiedene chemische Vorgänge.**

Aus sauren Jodkaliumlösungen wird, wie schon mehrfach erwähnt wurde, und den Chemikern wohl bekannt ist, schon im Dunkeln Jod abgeschieden. Nach unseren Ermittlungen, welche mit Jodkalium (E. Merck) garantiert (puriss. pro analys.), säurefreiem frisch destilliertem Wasser und in, gegen die Laboratoriumsluft abgeschlossenen, mit Sauerstoff gefüllten Glasglocken im Dunkelzimmer vorgenommen wurden, erhält man Jodreaktion bei einem Gehalte der Lösung an HCl von $1/_{200}$ normal 0,0183 % sofort, bei 0,0037 % nach 6 Stunden, bei 0,0018 % nach 18 Stunden. Die Jodabspaltung in den vorbelichteten Lösungen fluorescierender Stoffe erfolgt ebenfalls nur ganz allmählich, erst nach ca. $1/_4$ Stunde wird sie merkbar und das Maximum erst nach 6—12 Stunden erreicht. Es erhebt sich daher die **Frage, ob die Jodabscheidung vorbelichteter Lösungen nicht ausschließlich Säurewirkung ist.** Folgende Beobachtung zeigt indes, daß dieselbe zu verneinen ist. Digeriert man eine vorbelichtete Lösung von dichloranthracendisulfosaurem Natron einige Stunden in einem Platintiegel bei ca. 90 ° (Glasgefäße sind wegen Alkaliabgabe nicht anwendbar) so geht die Eigenschaft, Jod abzuspalten sehr stark zurück, die Acidität (1,6 ccm $^1/_{100}$ normal) aber bleibt quantitativ erhalten. Das Peroxyd wird also durch das Erhitzen zerstört oder falls Peroxyd und Säure ein und derselbe Körper sein sollten, die Peroxydeigenschaft geht durch das Erhitzen verloren, der saure Charakter bleibt erhalten. Dem Erhitzen analog wirkt mehrtägiges Stehenlassen der Lösung. Bei Eosin und Erythrosin ist der Beweis, daß die Jodabspaltung nicht lediglich Säurewirkung ist, in dieser Weise nicht zu erbringen. Das Vermögen der Jodabspaltung wird zwar ebenfalls durch Erhitzen vermindert, das Verhalten der Acidität aber läßt sich wegen der Farbe der Lösung nicht sicher beurteilen. Der positive, wenn auch sehr schwache Ausfall der Titansäurereaktion spricht aber dafür, daß bei der Bleichung dieser Stoffe ebenfalls ein peroxydartiger, auf saure Jodkaliumlösung wirkender Körper entsteht. Auf weitere chemische Untersuchung der bei der Bleichung der verschiedenen fluorescierenden Stoffe gebildeten Säuren resp. Peroxyde sind wir nicht eingegangen, weil sie für die hier verfolgten Ziele nicht notwendig war.

c) Untersuchungen über die Angabe, daß fluorescierende Substanzen auch im Dunkeln Peroxyd zu bilden vermögen.

Von Straub wurde angegeben, daß Chininbisulfat und Eosin auch im Dunkeln eine, wenn auch sehr langsame Jodabspaltung bewirken.[1]) Er schließt hieraus, daß die Bildung des intermediären Peroxyds AO_2 auch unter dieser Bedingung stattfindet und das Licht für die Reaktion nur die Rolle des Beschleunigers spielt, wie die Wärme bei sehr vielen anderen Reaktionen. Hierzu ist zunächst zu bemerken, daß dieser Schluß mit den bisherigen Erfahrungen über dem Mechanismus der Lichtreaktionen [2]) nicht vereinbar ist. Anderseits fehlt der Nachweis, daß die Bleichung im Dunkeln hier keine Rolle gespielt hat. Nach O. Groß verändern mehrere Farbstoffe der Eosinreihe ihre Farbe mit der Zeit auch im Dunkeln.[3])

Es ist indes auch die Beobachtung nicht einwurfsfrei. Von Straub wurde außer acht gelassen, daß aus Jodkaliumlösung im Dunkeln regelmäßig sich Jod abscheidet, selbst wenn nur Spuren von Säure ($^1/_{10000}$ normal) zugegen sind. Für das saure Chininbisulfat ist daher seine Beobachtung selbstverständlich; aber auch bei Eosin kann die Jodabspaltung allein dadurch verursacht sein daß er ein Handelspräparat verwandte, bei welchem die Farbsäure

---

1) Archiv f. exp. Path. u. Pharm. 51, 383.

2) Goldberg, Beitrag zur Kinetik photochemischer Reaktionen. Zeitschr. f. phys. Chem. 41, 9.

3) Zeitschr. f. physikal. Chem. 37 S. 191.

nicht vollständig neutralisiert war. Verwendet man neutrales Eosin und ebensolches Jodkalium, frisch destilliertes (säurefreies) Wasser, sterilisierten Stärkekleister, um ihn vor Säuerung zu bewahren und schließt das ganze in zugesiegelten, mit Sauerstoff gefüllten Flaschen ein, so erhält man nach unseren Erfahrungen niemals Reaktion.

Zusammenfassung. .Die vorausgegangenen Untersuchungen haben für die Anwendbarkeit der Bach-Engler'schen Peroxydtheorie auf die photodynamischen Vorgänge keine experimentellen Stützpunkte bisher auffinden lassen. Die von Straub hierfür angeführten Tatsachen sind auf tiefergehende Zersetzung der fluorescierenden Substanz infolge der Bleichung zurückzuführen.

V. Wirkung fluorescierender Stoffe bei Abwesenheit von Sauerstoff.

Ionenbildung.

Die bisher untersuchten Wirkungen sind an die Gegenwart von Sauerstoff gebunden. Dieselbe ist indeß keine allgemeine Bedingung für das Zustandekommen solcher Erscheinungen. Die folgende Untersuchung betrifft eine Reaktion, welche durch fluorescierende Stoffe beschleunigt, bei Gegenwart von Sauerstoff aber gehemmt wird.

Es ist die nur im Lichte stattfindende, zu photometrischen Zwecken benützte Reaktion zwischen Quecksilberchlorid und Ammoniumoxalat.[1]) Sie verläuft zufolge Eder nach der Gleichung: $2\,HgCl_2 + 2\,(NH_4)C_2O_2 = Hg_2Cl_2 + 2\,NH_4Cl + 2\,CO_2$.

Die Beförderung war bei allen fluorescierenden Stoffen, die bisher untersucht wurden, nachzuweisen: Fluoresceïnreihe[2]), γ-Phenylchinaldin, Chinin, Akridin, Antrachinondisulfosäure und Dichloranthracendisulfosäure. Nur Methylenblau, das beim Zusammenbringen mit der Eder'schen Lösung ausfällt, machte eine Ausnahme. Nicht fluorescierende Farbstoffe (Fuchsin, Kristallviolett, Azobordeaux, Benzopurpurin usw.) zeigten die Wirkung nicht. Sie scheint demnach in der Tat nur fluorescierenden Substanzen eigen zu sein. Die Versuche sind mit je 30 ccm Eder'scher Lösung in offenen Glasschalen mit ebenem Boden von gleichem Durchmesser (9 cm) bei zerstreutem Tageslicht ausgeführt.

---

1) Eder und Valenta, Beiträge zur Photochemie II, S. 1, Wien 1904.

2) Eine Mitteilung über die Beschleunigung der Eder'schen Reaktion durch einige Derivate des Fluoresceïns findet sich, indes ohne Bezugnahme auf Fluorescenz bereits bei O. Gros, Zeitschr. f. physik. Chem. 37, 188.

1. Versuchsreihe Exposition 25 Minuten	Niederschlag in mg
Ohne Zusatz	20
Tetrachlorfluoresceïn $^1/_{100000}$ normal	37
Tetrabromfluoresceïn $^1/_{20000}$ normal	206
Tetrabromfluoresceïn $^1/_{200000}$ normal	107
Tetrachlortetrajodfluoresceïn $^1/_{20000}$ normal	32
Tetrachlortetrajodfluoresceïn $^1/_{200000}$ normal	34
Dichloranthracendisulfosaur. Natron $^1/_{100000}$ normal .	34
2.7 Anthrachinondisulfosaur. Natron $^1/_{100000}$ normal .	68
γ-Phenylchinaldinchlorid $^1/_{10000}$ normal	73

2. Versuchsreihe Exposition 2 Stunden	Niederschlag in mg
Ohne Zusatz	89
Methylenblau $^1/_{100000}$ normal	85
Akridinchlorid $^1/_{100000}$ norm.	163
Chininsulfat $^1/_{10000}$ normal .	126
Fuchsin $^1/_{100000}$ normal . .	83
Kristallviolett $^1/_{100000}$ normal	89
Azobordeaux $^1/_{100000}$ normal	82
Benzopurpurin $^1/_{100000}$ norm.	89
Rosolsäure $^1/_{100000}$ normal .	87
Parasolsäure $^1/_{100000}$ normal	90
Alizarinblaubisulfit $^1/_{100000}$ n.	80
Äthylrot $^1/_{100000}$ normal . .	82

Die Reaktion zwischen Quecksilberchlorid und Ammoniumoxalat bedarf nach der oben angegebenen Gleichung weder der Aufnahme von Sauerstoff noch eines anderen Gases. Man könnte demnach glauben, daß sie von der Qualität des mit der Lösung in Berührung stehenden gasförmigen Mediums unabhängig sei. Dies ist indes keineswegs der Fall. Die Anwesenheit von Sauerstoff wirkt hemmend, um so mehr, je größer seine Tension ist; im Vakuum resp. O-freien Medium ist sie beschleunigt[1]) und zwar gilt dies sowohl für die Wirkung des Lichtes allein, wie für die Förderung bei Zusatz von fluorescierenden Stoffen. Folgende Versuche in Gaswaschflaschen, aus einem Stück geblasen, mit 30 ccm Eder'scher Lösung und verschiedenen Gasen angefüllt und nach dem Zuschmelzen einige Minuten zerstreutem Tageslichte ausgesetzt, ergaben dies in unzweideutiger Weise.

Versuchsreihe ohne Zusatz. Exposition 5 Minuten.

	in Luft	in Sauerstoff	luftleer	in Kohlensäure	in Wasserstoff
Niederschlag in mg	3,5	0,9	66	70	68

Versuchsreihe mit Eosin $^1/_{10000}$ molekular.

Exposition 2 Minuten, in Wasserstoff

	ohne Zusatz	mit Zusatz
Niederschlag in mg	19	246

---

1) Hiernach ist die bereits von Roloff (a. a. O.) beobachtete Beschleunigung der Eder'schen Reaktion durch Kohlensäure keine ihr eigenartige.

Soweit die Mercuri-Oxalat-Reaktion sich derzeit übersehen läßt, ist eine Erklärung ihrer Beschleunigung durch fluorescierende Substanzen bei Sauerstoffabwesenheit durch die Peroxydtheorie nicht zu geben. Dieselbe befriedigt auch in anderer Hinsicht nicht, wenigstens nicht in ihrer rein chemischen Gestalt, da sie über die Beziehung der photodynamischen Erscheinung zur Fluorescenz nichts aussagt. Eine Hypothese spezieller Art darüber aufzustellen ist gegenwärtig nicht möglich, da die Anschauungen über die Mechanik der photochemischen Prozesse im allgemeinen und über die Fluorescenz im besonderen noch nicht weit genug entwickelt sind. Man kann vorläufig aussagen, daß eine solche Hypothese auf dem Boden der elektromagnetischen Lichttheorie sich bewegen wird und muß sich zunächst darauf beschränken auf die Anwendung hinzuweisen, welche diese Theorie zur Erklärung der photochemischen Vorgänge und der Fluorescenzerscheinungen bisher gefunden hat.

Nach Roloff[1]) besteht die Lichtwirkung in vielen Fällen wesentlich in einem Transport von Ionenladungen und Nernst[2]) knüpft an die Beobachtung, daß die Geschwindigkeit der photochemischen Reaktionen mit zunehmender Temperatur im Gegensatze zu den gewöhnlichen chemischen Reaktionen nur sehr wenig ansteigt, folgende Erwägung: Man wird sich also die photochemischen Prozesse nicht so denken dürfen, daß durch die Wirkung des Lichtes direkt der Zusammenhang der Atome im Molekülverbande gelockert wird; vielmehr dürfte der primäre Effekt in einer Wirkung auf den Lichtäther bestehen.

Für die Wirkung der fluorescierenden Stoffe mit ihrer eigenartigen Energieumwandlung dürfte dies in noch erhöhtem Maße der Fall sein.[3])

Auf die Ionisierung der Luft durch die kurzwelligen ultravioletten Strahlen und dem Auftreten von Ozon als Folge mag an dieser Stelle ebenfalls hingewiesen werden. In Anlehnung an diese Anschauungen und Erfahrungen kann man daher wohl die Vermutung aussprechen, daß Ionenbildung, welche durch die absorbierte Lichtenergie hervorgerufen ist, den Wirkungen der fluorescierenden Substanzen zugrunde liegt.

---

1) Zeitschr. f. physik. Ch. **13**, 327.
2) Theoretische Chemie 1903, 733.
3) Vergl. E. Wiedemann und G. C. Schmidt, Ann. d. Phys. **56**, 246, u. a.

VI.

Wirkung der fluorescierenden Stoffe auf Spalt- und Fadenpilze.

Von

A. Jodlbauer und **H. v. Tappeiner.**

I. Bakterien.

Über die Wirkung fluorescierender Stoffe auf Bakterien sind zuerst von O. Raab Versuche angestellt worden.[1]

Je 3 Reagierröhren, von denen die erste destilliertes Wasser, die zweite und dritte eine Lösung der Versuchssubstanz enthielten, wurden mit einer frischen Kultur von Bacillus pyocyaneus geimpft. Röhre 1 und 2 wurden 3 Stunden dem Sonnenlichte unter Vorlage von Kupfersulfatlösung ausgesetzt, während Röhre 3 im Dunkeln gehalten wurde. Hierauf wurde auf Agar übertragen. Die Besichtigung dieser Kulturen nach einigen Tagen ergab, daß auf den Platten aus den Röhren 1 und 3 zahlreiche Kolonien gewachsen waren; Sonnenlicht allein hatte somit in dieser Zeit nicht merklich schädigend gewirkt, ebenso auch nicht die fluorescierende Substanz im Dunkeln. In Übertragungen aus den Röhren 2 (fluorescierende Substanz + Licht) aber war eine Schädigung wahrzunehmen. In den Platten aus der Lösung von Chinin 1:500 und aus der Lösung von Chinolinrot 1:200 waren eine erheblich geringere Zahl von Kolonien aufgegangen und in der Übertragung aus der Lösung Harmalinchlorid 1:1000 waren selbe ganz ausgeblieben. Die baktericide Wirkung war also unverkennbar; da die Zahl der Versuche aber eine geringe war, blieb eine Bestätigung sehr wünschenswert.

Versuche mit Erythrosin an B. prodigiosus im Finsen'schen Konzentrationsapparat hat sodann G. Dreyer[2] ausgeführt. Seine

1) Münchener med. Wochenschr. 1901 S. 1810.
2) Mitteilungen aus Finsen's Lichtinstitut 7. Heft 1904 S. 132.

Resultate sind indes nicht durchsichtig genug. Im entscheidenden Versuche bei Vorschaltung von einer Glasplatte findet er sogar keine Wirkung, die Tötungszeit ist ohne und mit Erythrosin vollständig gleich: 9 Minuten. Es ist zu vermuten, daß die Exposition zu lange dauerte, bei früherem Abbrechen derselben hätte wohl eine deutliche Differenz sich ergeben müssen. Das Resultat seiner zweiten Versuchsanordnung ist ebenfalls nicht eindeutig. Er projiziert mittels Quarzprisma das Spektrum einer Bogenlampe $1/_2$ Stunde lang auf je eine Plattenkultur von Prodigiosus in Agar mit und ohne Zusatz von Erythrosin und findet, daß in der Platte ohne Zusatz die Bakterien in der Zone getötet wurden, welche vom ultravioletten Licht getroffen war, in den Erythrosinplatten aber außerdem auch Tötung im Bereiche der gelben und gelbgrünen Strahlen stattfand. Da die Absorption des Erythrosin (Tetrajodfluorescein) nicht im gelben, sondern im grünen Teile des Spektrum sich befindet, hätte man diese zweite Stelle weiter rechts, hauptsächlich bei der Linie E und b erwarten sollen, vorausgesetzt, daß ein reines Präparat zur Anwendung kam.

Es war demnach erforderlich, die Raab'schen Versuche nochmals aufzunehmen.[1]

1. Versuche mit Belichtung und folgender Übertragung in Nährgelatine.

Eine Anzahl von sehr dünnwandigen Reagenszylindern von 14 mm Durchmesser, gefüllt mit je 5 ccm physiologischer Kochsalzlösung wurden paarweise mit 0,1 ccm einer Lösung von fluorescierender Substanz von bekanntem Gehalte versetzt. Das letzte Paar (Kontrollröhrchen) erhielt nur einen Zusatz von destilliertem Wasser. Die Zylinder wurden sodann mit Wattepfropf versehen und nach der Sterilisation mit je 0,5 ccm einer 24 Stunden alten Bouillonkultur vom Bacillus prodigiosus resp. Proteus vulgaris geimpft. Die eine Hälfte der Zylinder wurde an einem offenen Nordfenster 7 Tage lang bei den Versuchen mit Prodigiosus, 10 Tage bei den Versuchen mit Proteus dem zerstreuten Tageslichte (Mai) ausgesetzt. Die andere Hälfte der Röhren blieb im selben Raume im Dunkeln aufbewahrt. Am Abende jeden Tages wurde aus jeder Röhre mittels Platinöse in verflüssigte Gelatine übertragen, aus dieser eine Öse in eine zweite Gelatine und aus dieser zweiten

---

1) Ein vorläufiger Bericht über die Ergebnisse der folgenden Untersuchung erschien Münch. med. Wochenschr. 1904 Nr. 25.

zwei Ösen in eine dritte. Die drei Gelatinen wurden sodann in Petrischalen ausgegossen und in einem verdunkelten Raum bei Zimmertemperatur aufgestellt. Nach 3 Tagen wurden sie besichtigt und das Resultat notiert. In gewissen Fällen ergab sich hierbei, daß in den 3 zusammengehörigen Petrischalen noch in der ersten, welche die meisten Keime enthielt, einzelne Kolonien aufgegangen waren, in den Verdünnungen (2. und 3. Schale) nicht mehr. Diese Fälle sind in der folgenden Zusammenstellung mit unvollständiger Tötung bezeichnet.

Bacillus prodigiosus.

a) Dem Lichte ausgesetzt.

Art des Zusatzes	Ergebnis der Übertragung in Gelatine
NaCl	Keine merkbare Schädigung
Eosin 0,1—0,2 %	getötet nach 5—7 Tagen Exposition
Erythrosin 0,05—0,1 %	„ „ 5—7 „ „
Erythrosin 0,2	„ „ 2 „ „
Methylenblau 0,0005 %	„ „ 3 „ „
Methylenblau 0,001 %	„ „ 2 „ „

b) Im Dunkeln aufbewahrt.

In allen Übertragungen zahlreiche Kolonien, die Zusätze befanden sich somit unterhalb der toxischen Grenze.

Proteus vulgaris.

a) Dem Lichte ausgesetzte Röhren.

Art des Zusatzes	Ergebnis der Übertragung
NaCl	Keine auffallende Schädigung
Eosin 0,1 %	Tod nach 10 Tagen (unvollständig)
Erythrosin 0,05—0,1 %	„ „ 2—3 „
Rose bengale 0,05 %	„ „ 1—2 „
(Tetrachlortetrajodfluoresc. Na)	
Phenosafraninchlorid 0,001 %	„ „ 1 Tage
Methylenblau 0,001—0,005	„ „ 1—2 Tagen
Dichloranthracendisulfos. Na	
0,05—0,1 %	ohne bemerkbare Wirkung

b) Im Dunkeln aufbewahrte Röhren.

Erythrosin 0,1 %, Phenosafranin und Methylenblau bewirkten eine unvollständige Tötung nach 10 Tagen; Rose bengale eine solche nach 7—10 Tagen. Genannte Zusätze sind somit für Proteus noch etwas giftig.

2. Versuche mit Belichtung und folgender Übertragung in Gärungsröhrchen.

Bacterium acidi lactici.

Die Vorbereitung der Reagenszylinder und die Anordnung bei der Exposition blieb dieselbe wie in den Versuchen mit Prodigiosus und Proteus. Am Ende jedes Expositionstages wurde in sterilisierte Gärungssaccharometer übertragen, welche mit 2 prozentiger Traubenzuckerpeptonbouillon gefüllt waren und in einen auf 37 ° geheizten Thermostaten gestellt wurden. Die folgende Tabelle verzeichnet in Kubikzentimetern die Kohlensäuremenge, welche nach 15 stündigem Stehen im Thermostaten in den Saccharometern abgelesen wurde.

Entwickelte Gasmenge in ccm nach Exposition von

	1 Tag		2 Tagen		3 Tagen		4 Tagen	
	hell	dunkel	hell	dunkel	hell	dunkel	hell	dunkel
Ohne Zusatz	2,5	2,3	1,5	1,4	1,3	1,4	1,0	1,0
Eosin 0,05 %	—	—	—	—	1,3	1,1	0,6	0,7
„ 0,1 %	—	—	—	—	1,2	1,0	0,6	1,6
Erythrosin 0,05 % . . .	—	—	—	—	0,8	0,8	0	-0,8
„ 0,1 % . . .	2,7	2,9	1,0	2,0	0	1,8	0	1,2
Methylenblau 0,001 % .	0,4	2,9	0	2,2	0	0,8	0	1,0
„ 0,005 % .	0	2,7	0	1,0	0	0,5	0	0,5
Dichloranthracendisulfos. Na 0,05 %	2,7	2,5	2,0	2.0	0,8	1,0	1,0	1,2
Dichloranthracendisulfos. Na 0,1 %	2,7	2,5	2,7	2,5	1,4	1,3	1,0	1,3

Die Tabelle ergibt folgendes: In den Röhren ohne Zusatz war jedesmal Gasentwicklung eingetreten, in jenen der späteren Tage weniger als in denen vom ersten Tage. Die hiermit angedeutete Schädigung ist auf ungünstige Ernährungsbedingungen in der sehr verdünnten Bouillonkochsalzlösung zurückzuführen, sie war in hell und dunkel gleich stark vorhanden. In gleicher Weise verhielten sich die Röhren mit Eosin 0,05 %. Selbst nach 8 Tagen Belichtung, wie zur Ergänzung der Tabelle hier hinzugefügt sei, war ein Unterschied zwischen hell und dunkel nicht zu bemerken. Bei Eosin in 0,1 proz. Lösung zeigte sich ein solcher am 4. Tage. Stärker wirkte Erythrosin: In 0,05 proz. Konzentration trat keine Gärung mehr auf nach dem 4. Tage, bei 0,1 proz. nach dem 3. Tage. Am stärksten hatte auch hier Methylenblau gewirkt. Die Gärung wurde von 0,001 Proz. am 2. Tage, von 0.005 Proz. schon am 1. Tage unterdrückt. In allen diesen Fällen setzte sie auch beim längeren Stehenlassen im Saccharometer nicht ein. Dichloranthracendisulfosaures Natron war ebenso wie bei Proteus ohne jede Wirkung.

Vergleichung der Ergebnisse an Bakterien und an Paramäcien.

Die vorausgegangenen Versuche ergeben, daß Bakterien durch fluorescierende Stoffe in zerstreutem Tageslichte zu einer Zeit getötet werden, in welcher weder im Dunkeln noch bei Einwirkung des Lichtes allein eine Schädigung merkbar ist. Methylenblau, Phenosafranin, Tetrachlortetrajodfluorescin tötete in durchschnittlich 1—2 Tagen, Erythrosin in 2—7 Tagen, Eosin in 7—10 Tagen. Dichloranthracendisulfosäure war wirkungslos.

Bei dem Vergleiche mit der Wirkung bei Paramäcien fallen zwei Punkte besonders ins Auge.

1. Die Zeit, welche zur Tötung von Bakterien durch photodynamische Stoffe nötig ist, ist eine sehr viel größere als bei Paramäcien. Man kann geradezu sagen, was bei Paramäcien in zerstreutem Tageslichte in wenigen Minuten oder Stunden erreicht wird, gelingt bei Bakterien erst in ebensoviel Tagen.

An der Erzeugung dieser Differenz hat die verschiedene Versuchsanordnung jedenfalls nur einen kleinen Anteil. Die Versuche an Bakterien wurden in Reagenszylindern angestellt. Es ist anzunehmen, daß die Bakterien während der Exposition größtenteils am Boden der Zylinder angesammelt waren, so daß der zur Wirkung notwendige Sauerstoff aus der Luft erst durch eine ca. 5 cm dicke Flüssigkeitssäule zu ihnen gelangen konnte, während er in den Versuchen an Paramäcien im hängenden Tropfen oder in Uhrgläsern viel dünnere Schichten zu durchmessen hatte. Bei den Versuchen an Fadenpilzen wurde diesem Umstande auch Rechnung getragen und in Schüttelversuchen die O-Versorgung möglichst reichlich gestaltet. Beim Vergleich der Ergebnisse dieser „Schüttelversuche" mit unter sonst gleichen Verhältnissen angestellten „Standversuchen" ergibt sich nun allerdings eine Abkürzung der Tötungszeiten. Der Unterschied ist indes keineswegs groß, so daß man auch bezüglich der Bakterien annehmen kann, daß der etwas erschwerte Sauerstoffzutritt zur Erklärung der sehr großen Differenz welche die Paramäcien- und Bakterienversuche ergeben haben, nicht ausreichend ist und nach weiteren Ursachen gesucht werden muß.

Als eine solche weitere Ursache könnte eine größere Resistenz des Bakterienprotoplasma in Frage kommen. Sie kann vorhanden sein, indes wohl kaum in einem so bedeutenden Grade, wie er zur ausreichenden Erklärung angenommen werden müßte.

Hingegen hat es viel Wahrscheinlichkeit, daß die Hauptursache der in Rede stehenden Differenz mit einer morphologischen Verschiedenheit der Paramäcien und Bakterien in Beziehung steht. Die Bakterien sind von einer viel derberen Membran umkleidet, als die Paramäcien, wodurch das Eindringen der fluorescierenden Stoffe in das Zellinnere sehr verlangsamt wird. Diese Auffassung gewinnt an Berechtigung, als sie auch zur Erklärung des folgenden Unterschiedes als die einzig zureichende erscheint.

2. Die Bakterien verhalten sich zu den photodynamischen Stoffen elektiv. In stärkstem Grade zeigt sich dieses Verhalten bei der Dichloranthracendisulfosäure. Bei Paramäcien wirkt dieser Körper äußerst intensiv, auf Bakterien auch bei 7 tägiger Einwirkung noch nicht in merkbarer Weise. In umgekehrter aber nicht so ausgesprochener Weise tritt dieses Verhalten bei Methylenblau hervor. Dasselbe wirkt bei Paramäcien deutlich schwächer als das Tetrachlortetrajodfluorescein (Rose bengale), bei Bakterien hingegen ist sein Einfluß mindestens ebensogroß. Nach dem gegenwärtigen Stande der Untersuchung erscheint dieses elektive Verhalten am besten durch die Annahme erklärlich, daß die derbe Membran der Bakterien für die fluorescierenden Stoffe in sehr ungleichem Grade durchlässig ist. Eine gewisse Stütze für diese Erklärung bildet die Angabe von Nakanishi,[1] das von den vielen von ihm zur „Lebendfärbung" von Bakterien versuchten Farbstoffen das Methylenblau sich am geeignetsten erwies.

Wirkung der von Bakterien produzierten fluorescierenden Stoffe auf Paramäcien.

Von gewissen Bakterienarten werden bekanntlich Stoffe erzeugt, welche die Eigenschaft haben, in wässeriger Lösung zu fluorescieren. Hierher gehört: Bacterium pyocyaneum. Durch die Freundlichkeit des Herrn Prof. Emmerich hatten wir Gelegenheit, eine sterile Bouillonkultur desselben bezüglich ihrer photodynamischen Wirkung auf Paramäcien zu untersuchen. Sie fluores-

---

1) Zentralbl. f. Bakteriol. 30 97.

cierte nur schwach grünlich-blau. Trotzdem zeigte sich, daß bei Vermischung mit Paramäcienkultur zu gleichen Teilen und Exposition in zerstreutem Tageslicht die Paramäcien schon nach einer Stunde zugrunde gegangen waren, während sie im Dunkeln nach 24 Stunden größtenteils am Leben waren.

II. Fadenpilze.

Die an Bakterien gewonnenen interessanten und zum Teil unerwarteten Ergebnisse machten die Ausdehnung der Untersuchung auf Fadenpilze wünschenswert. Sie wurde von L. Essinger[1]) übernommen. Versuchsobjekte waren der bekannte allgemein verbreitete Schimmelpilz Penicillium glaucum und der Favuspilz (Achorion Schönleinii). Als Nährflüssigkeit diente Bierwürze. Da die Verwendung der unverdünnten, braungefärbten Bierwürze nicht angezeigt erschien, weil die Möglichkeit bestand, daß zu wenig Licht in die tieferen Schichten gelange, wurde sie durch Zumischen von physiologischer Kochsalzlösung (5 Teile) soweit verdünnt, daß sie durchsichtig wurde und doch noch als gute Nährflüssigkeit angesehen werden konnte.

Die Zusätze der fluorescierenden Substanzen erfolgten in konzentrierter Lösung von bekanntem Gehalte 0,2 ccm auf 10 ccm verdünnte Bierwürze. Die Kontrollröhren (Nullversuche) erhielten an ihrer Stelle 0,2 ccm destilliertes Wasser.

Penicillium glaucum.

a) Standversuche.

Dünnwandige Reagierzylinder von gleichen Dimensionen wurden paarweise mit je 10 ccm verdünnter Bierwürze unter Zusatz fluorescierender Substanz in beschriebener Weise gefüllt; ein Paar als Kontrolle ohne Zusatz. Die Flüssigkeit nahm ca. den 5. Teil des Volums der ganzen Röhre ein. Nach der Sterilisierung wurden sie mit einer zwei Tage alten Kultur von Penicillium in verdünnter Bierwürze geimpft und an einem offenen Nordfenster aufgestellt, die eine Hälfte unbedeckt, so daß das zerstreute Tageslicht allzeitig zutreten konnte, die andere Hälfte durch Hülsen von lichtdichtem Papier davor geschützt. Jeden Tag wurde das Wachstum in den Zylindern notiert. In der folgenden Tabelle ist nur das Protokoll vom 2. und 8. Tage aufgenommen.

---

1) **Essinger**, Über die Wirkung photodynamischer (fluorescierender) Stoffe auf Fadenpilze. Inaug.-Diss. München 1905.

Das Zeichen 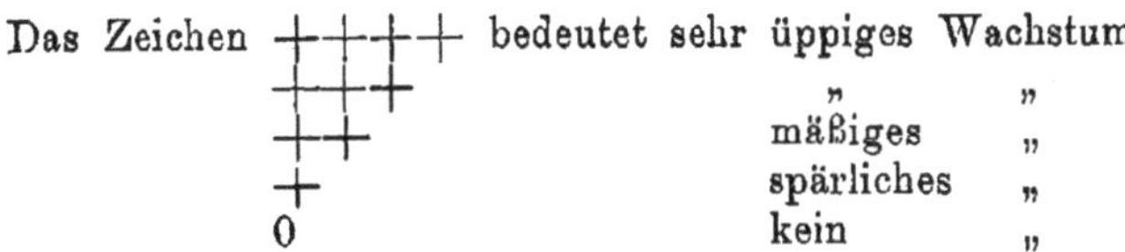 bedeutet sehr üppiges Wachstum
„ mäßiges „
„ spärliches „
0 kein „

Am 10. Tage wurde aus allen Röhren eine Impfung in unverdünnte Bierwürze gemacht, das Resultat mit $+$ = Wachstum und 0 = kein Wachstum notiert.

	Hell Wachstum in den exponierten Röhren 2. Tag	Hell 8. Tag	Hell Ergebnis der Überimpfung am 10. Tag	Dunkel Wachstum in den exponierten Röhren 2. Tag	Dunkel 8. Tag	Dunkel Ergebnis der Überimpfung am 10. Tag
Ohne Zusatz . . .	++++	++++	+	++++	++++	+
Eosin 0,05 % . . .	++	+++	+	++++	++++	+
Erythrosin 0,05 % .	+	0	0	+++	+++	+
Rose bengale 0,05 %	+	0	0	++	0	0
„ „ 0,005 %	+	0	0	++	+++	+
Phenosafraninchlorid 0,001 %	+	0	0	+++	+++	+
Methylenblau 0,001 %	++	++++	+	++++	++++	+
Akridinchlorid 0,002 %	++	+++	+	++++	++++	+
Dichloranthracendisulfosaures Natron 0,05 %	+++	++++	+	++++	++++	+

Das Ergebnis dieser Versuche ist folgendes: Im Hellen hatte Erythrosin 0,05 %, Phenosafranin 0,001 % und Rose bengale 0,005 % Tötung des Pilzes zur Folge. Eosin und Akridin brachten es nur zu einer Verzögerung des Wachstums, Methylenblau und Dichloranthracendisulfosäure waren ohne jede merkbare Wirkung; ebenso Licht allein. Im Dunkeln wirkte Rose bengale von 0,05 % noch tötend, also giftig, in Konzentration von 0,005 % nicht mehr; alle anderen Substanzen waren ungiftig.

Die Versuche wurden in zehnmal niedrigerer und in zehnmal höherer Konzentration wiederholt. Beide Male war viel geringere resp. gar keine Wirkung zu beobachten. Im ersten Falle infolge der zu großen Verdünnung, im zweiten Falle offenbar infolge der hohen Konzentration, so daß die wirksamen Strahlen schon in den ersten Schichten der Lösung völlig absorbiert wurden und nicht zu den Pilzen, die zufolge ihrer Schwere am Boden sedimentiert waren, gelangen konnten.

b) Schüttelversuche.

In der vorigen Versuchsreihe wurde regelmäßig beobachtet, daß in den belichteten und mit fluorescierender Substanz versetzten

Röhren, wo Wachstum eingetreten war, die Kolonien durchweg nur in der unteren Hälfte des Flüssigkeitszylinders sich befanden, während in den Röhren ohne Zusatz und in allen Dunkelröhren die ganze Flüssigkeitssäule mehr oder weniger dicht durchwachsen war. Diese Beobachtung weist darauf hin, daß die photodynamische Wirkung dort am stärksten auftritt, wo Sauerstoff reichlich hingelangen konnte, also an der Oberfläche der Flüssigkeitssäule. Es war daher zu vermuten, daß man intensivere Wirkung erhalten werde, wenn die geimpften Proben während der ganzen Exposition von Zeit zu Zeit durch Schüttelung in allen ihren Teilen mit atmosphärischer Luft in Berührung kämen. Es wurden daher in einer zweiten Versuchsordnung die Reagenszylinder an 20 cm langen Drahtstiften, welche in eine drehbare Scheibe von 45 cm Durchmesser eingesetzt waren wie die Speichen an einer Radnabe, tangential derart befestigt, daß das Licht allseitig frei zutreten konnte.

Die Scheibe wurde in nahezu senkrechter Stellung an einem offenen Fenster dem zerstreuten Tageslichte ausgesetzt. Sie machte 30—40 Umdrehungen in der Minute, ebenso oft erfolgte also eine Umschüttelung in den Reagenszylindern. Diese wurden in der gleichen Weise wie in den früheren Versuchen mit 10 ccm Bierwürze beschickt, jedoch nicht mit Wattepfropf verschlossen, sondern mit sterilisierten Korkstopfen, über welche noch eine Kappe von steriler Watte gezogen war. In gleicher Weise waren auch die in schwarzen Papierhülsen steckenden Dunkelröhren beschickt und befestigt. Die Exposition dauerte 6 Tage. An den ersten beiden Tagen (März) war das Wetter hell, an den übrigen sehr trübe. Am Schluß des 6. Tages erfolgte Überimpfung in Bierwürze.

	Hell			Dunkel		
	Wachstum in den exponierten Röhren		Ergebnis der Überimpfung	Wachstum in den exponierten Röhren		Ergebnis der Überimpfung
	2. Tag	6. Tag		2. Tag	6. Tag	
Ohne Zusatz	+++	++++	+	++++	++++	+
Eosin 0,05%	0	++	+	++++	++++	+
Erythrosin 0,05%	0	0	0	++++	++++	+
Rose bengale 0,05%	0	0	0	0	0	0
Phenosafranin 0,001%	0	0	0	++++	++++	+
Methylenblau 0,001%	0	++	+	++++	++++	+
Akridin 0,02%	0	++	+	++++	++++	+
Dichloranthracendisulfosäure 0,05%	+++	++++	+	++++	++++	+

Das Ergebnis der in vorstehender Tabelle zusammengestellten Beobachtungen ist folgendes:

Eosin, Akridin und Methylenblau bewirkten im Hellen stärkere Wachstumshemmung als in den Standversuchen, indem erst nach dem 2. Tage die Keime sich zu entwickeln begannen. Erythrosin, Rose bengale und Phenosafranin ließen auch in den folgenden Tagen kein Wachstum auf kommen; die Überimpfungen ergaben ein negatives Resultat, die Keime waren mithin getötet worden. Dichloranthracendisulfosäure zeigte auch in dieser Anordnung keine Wirkung. In der Kontrollröhre hell und in allen Dunkelröhren war das Wachstum ein üppiges, es hatten also weder die mechanische Bewegung noch der Zusatz der fluorescierenden Substanz als solcher merkbar geschädigt. Nur die Dunkelröhre Rose bengale war steril, weil diese Substanz in der Konzentration 0,05 % noch stark giftig ist.

Favus-Pilz.

Nach den guten, bei Penicillium gemachten Erfahrungen mit Schüttelung wurden die Versuche mit diesem Pilze auf der Rotationsvorrichtung ausgeführt. Je eine Flocke desselben aus einer frischen Kultur in Agar wurde in die Reagenszylinder, welche mit 5 ccm verdünnter Bierwürze usw. gefüllt waren, übertragen und im übrigen verfahren wie bei Penicillium angegeben. Die Exposition dauerte 4 Tage bei sehr mäßigem zerstreutem Tageslichte (trübe Tage im März). Ein merkliches Wachstum des Pilzes war in dieser Zeit in keiner Röhre eingetreten und konnte auch nicht erwartet werden, da der Pilz erst bei höherer Temperatur rascher wächst. Die Wirkung konnte daher nur aus den Ergebnissen der Überimpfungen beurteilt werden. Es wurde daher am Schlusse des 4. Tages aus jeder Röhre mittels Platinöse die Pilzflocke herausgefischt, auf Agar übertragen, nachdem sie durch Eintauchen in sterile Bierwürze von anhängender fluorescierender Substanz befreit war. Die geimpften Agarröhren kamen sodann in den auf 37° geheizten Thermostaten. Die folgende Tabelle verzeichnet das Wachstum nach dem 1., 2. und 8. Tage der Überimpfung.

Resultat: 1. Im Hellen hatten getötet Eosin, Erythrosin, Rose bengale und Phenosafranin; nur Wachstumsverzögerung bewirkten Methylenblau und Akridin; unwirksam war Dichloranthracendisulfosäure.

	Hell			Dunkel		
	1. Tag	2. Tag	8. Tag	1. Tag	2. Tag	8. Tag
Ohne Zusatz	+	+	+	+	+	+
Eosin 0,05 %	0	0	0	±	±	±
Erythrosin 0,05 %	0	0	0	±	-|-	±
Rose bengale 0,05 %	0	0	0	0	0	±
Phenosafraninchlorid 0,001 %	0	0	0	+	+	±
Methylenblau 0,001 %	0	0	+	+	+	+
Akridinchlorid 0,02 %	0	0	+	+	+	+
Dichloranthracendisulfosaures Natrium 0,05 %	+	+	+	+	+	+

2. Im Dunkeln waren sämtliche Stoffe ohne Wirkung, mit Ausnahme von Rose bengale, welches Wachstumsverzögerung zur Folge hatte.

Achorion Schönleinii scheint demnach photodynamisch empfindlicher zu sein als Penicillium, denn Eosin hat hier getötet, Methylenblau und Akridin intensiv geschwächt.

Vergleichung der an Fadenpilzen erhaltenen Ergebnisse mit jenen an Bakterien und Paramäcien.

Das Verhalten der Fadenpilze zu den fluorescierenden Stoffen ist dem Verhalten der Spaltpilze sehr ähnlich. Phenosafranin und Rose bengale hatten auch hier am stärksten gewirkt, Methylenblau allerdings teilweise versagt. Es beruht dies aber wohl nur darauf, daß das Methylenblau von den Fadenpilzen reduziert wird, wofür auch der Umstand spricht, daß mikroskopisch entweder gar keine oder nur eine sehr schwache Färbung des Zellinhaltes der Fadenpilze durch diesen Farbstoff wahrzunehmen war. Abgesehen von dieser Ausnahme ist die Analogie eine weitgehende. Darum gibt auch der Vergleich der photodynamischen Wirkung bei den Fadenpilzen mit jener bei Paramäcien dieselben auffallenden Differenzen.

1. Die tödliche Wirkung tritt sehr viel langsamer ein, als bei Paramäcien.

2. Die Fadenpilze verhalten sich auswählend. Die bei Paramäcien sehr wirksame Dichloranthracendisulfosäure ist ohne merkliche Wirkung und das bei Paramäcien ebenfalls sehr wirksame Alkridin brachte es nur zu einer Wachstumsverzögerung.

Die Ursache dürfte auch hier wie bei den Bakterien hauptsächlich die derbe Membran sein, welche den Zellinhalt der Fadenpilze umgibt und den Eintritt der wirksamen Substanz verzögert oder völlig verhindert.

Wenn diese Erklärung richtig ist, so ergibt sich daraus das Postulat, daß die photochemische Wirkung bzw. das Auftreten von Ionen (Elektronen), mit der die photodynamische Erscheinung wahrscheinlich in Verbindung steht, nur im unmittelbaren Bereich der Moleküle der fluorescierenden Substanz statthat.

Im allgemeinen wird daher die Aufnahme in die Zelle der Wirkung vorangehen müssen; anderseits sind aber auch Fälle denkbar, wo die Wirkung von außen nach innen fortschreitet, indem zunächst die Grenzschichten angegriffen und in ihren osmotischen Eigenschaften verändert werden.

VII.

Über die Wirkung des Lichtes auf Enzyme in Sauerstoff- und Wasserstoffatmosphäre, verglichen mit der Wirkung der photodynamischen Stoffe.

Von

A. Jodlbauer und **H. v. Tappeiner.**

(Mit 1 Abbildung.)

In unserer ersten Abhandlung [1]) wurde nachgewiesen, daß die photodynamische Erscheinung mit der von H. W. Vogel entdeckten optischen Sensibilisierung an Bromsilbergelatineplatten insofern nicht identisch sein könne, als erstere Erscheinung nur bei Substanzen, welche die Fähigkeit haben in wässeriger Lösung zu fluorescieren, beobachtet wurde, letztere aber auch Substanzen eigen ist, welchen diese Eigenschaft abgeht und weil ferner eine sehr stark wirkende fluorescierende Substanz, das dichloranthracendisulfosaure Natron keine Sensibilisierung der photographischen Platte bewirkt.

Die weitere Frage, ob die photodynamische Erscheinung überhaupt auf Sensibilisierung beruht, blieb unentschieden, da die Wirkung des Lichtes allein noch nicht genügend erforscht war. Für Paramäcien konnte damals eine Wirkung der durch ein Grünfilter gegangenen Sonnenstrahlen nicht nachgewiesen werden, ebenso auch nicht für Invertin, in Übereinstimmung mit Emmerling [2]), der selbst das gesamte sichtbare Sonnenlicht bei 6 tägiger Einwirkung ohne erkennbare Wirkung fand. Auf Diastase [3]) und Chymosin [4]) ist nach den Untersuchungen von Green und Schmidt-Nielsen sichtbares Licht ohne merkbaren Einfluß, durch ultraviolette Strahlen hingegen werden diese Enzyme zerstört analog wie Bakterien und andere niedere Organismen. In diesen Wirkungen

---

1) I. p. 56—60.
2) Berichte d. D. chem. Gesellsch. **34**, 3811 (1901).
3) Philos. Transactions of the R. Society of London **188**, 167, (1897).
4) Hofmeister's Beiträge **5**, 355 (1904).

der stärker brechbaren Strahlen wurde von anderen Autoren der Beweis erblickt, daß die photodynamische Erscheinung eine Sensibilisierung sei. Es wurde hierbei indes außer acht gelassen, daß Tötung resp. Zerstörung von Bakterien und Enzymen auf verschiedene Weise bewirkt werden kann und die Wirkung des Lichtes allein und des Systems Licht $+$ fluorescierende Substanz erst dann als gleichartige Vorgänge betrachtet werden dürfen, wenn der Nachweis erbracht ist, daß sie unter denselben Bedingungen zustande kommen. Für die Zerstörung von Bakterien und von Enzymen durch fluorescierende Substanzen wurde in einer früheren Abhandlung von uns der Nachweis erbracht, daß die Anwesenheit von Sauerstoff eine notwendige Bedingung sei.[1] Die Frage hingegen, ob diese Bedingung auch für die Wirkung des Lichtes allein Geltung hat, ist derzeit noch unbeantwortet. Bezüglich der Bakterien liegen zwar mehrfache Untersuchungen vor, die Ergebnisse sind indes widersprechende; der letzte Bearbeiter V. Bie[2] kommt am Schlusse seiner ausführlichen kritischen und experimentellen Untersuchung zu folgendem im

---

1) Dieses Archiv Bd. 82 p. 521. Hierzu sei noch folgendes bemerkt: Die Versuche mit den Bakterien wurden in sehr gutem zerstreutem Tageslicht (Juli) mit dem intensiv wirkenden Tetrachlortetrajodfluorescein während zweier Tage durchgeführt. Gegen das hier befolgte Verfahren der unterbrochenen Belichtung scheint nun ein Einwand gewisse Berechtigung zu haben, welcher von V. Bie (Finsen Heft 9 p. 18) gelegentlich der kritischen Besprechung der Arbeiten über die bakterizide Wirkung des Lichtes und die Rolle des Sauerstoffes gemacht hat: „Wenn der Versuch sich über mehr als einen Tag erstreckt, so riskiert man, daß die Bakterien während der Nacht etwas von der Vitalität, welche sie bei der Belichtung am Tage verloren haben, zurückgewinnen. Wenn nun der Sauerstoffmangel das Absterben der Bakterien nicht verhindert, sondern nur verzögert, so wird das Abbrechen der Belichtung in besonders hohem Grad dazu beitragen, den Unterschied zwischen der Wiederstandskraft der sauerstofffreien und der sauerstoffhaltigen Kulturen zu erweitern." Die Bedeutung dieses Einwandes wird indes sehr wesentlich abgeschwächt durch die Angabe von E. Hertel (Zeitschr. für allg. Physiol. 5, 120), daß die an Zellen höherer Tiere schon lange bekannte sogenannte Latenzperiode (Spätwirkung) auch bei niederen Organismen vorhanden ist, und am deutlichsten zur Beobachtung gelangt, wenn das einwirkende Licht sehr schwach resp. von kurzer Dauer ist. Paramäcien zum Beispiel, welche unmittelbar nach einer 30 Sekunden währenden Belichtung durch Strahlen der Wellenlänge 280 $\mu\mu$ keine direkt wahrnehmbaren Veränderungen aufwiesen, zeigten sich 8 Stunden darauf getötet. Da es nun kaum einem Zweifel unterliegt, daß auch bei Bakterien ähnliche Verhältnisse bestehen, so wird bei unseren Versuchen mit zweitägiger Dauer die am ersten Tage erreichte Wirkung der Belichtung während der Nacht sich wahrscheinlich vertieft, jedenfalls aber nicht vermindert haben.

2) Mitteilungen aus Finsen's med. Lichtinstitut 1905, Heft 9 p. 73.

Drucke hervorgehobenem Resümee: „Die bakterizide Wirkung des Lichtes ist nicht in dem Sinne ein Oxydationsprozeß, daß das Vorhandensein des Sauerstoffes eine Bedingung für dieselbe ist. Das Licht vermag nämlich Bakterien zu töten, selbst wenn jede Spur von Sauerstoff fehlt, und wenn sich während der Belichtung kein neuer Sauerstoff durch Dekomposition chemischer Stoffe bilden kann."

Bezüglich der Enzyme fehlt eine entsprechende Untersuchung. Sie hat gegenüber Bakterien den Vorteil, daß sie in quantitativer Weise geführt werden kann und Wirkungen auch geringeren Umfangs sich feststellen lassen. Wir haben die aufgeworfene Frage daher an einem Objekte dieser Art, dem Invertin, zu lösen versucht, indem wir die Veränderungen, welche seine Lösung in Wasserstoff- und Sauerstoffatmosphäre im Lichte erfährt, mit dem Invertierungsvermögen von Lösungen verglichen, welche im Dunkeln gehalten, im übrigen aber in gleicher Weise behandelt waren. Außerdem wurde in gleichzeitigen Versuchen auch der Einfluß, den ein Zusatz von Eosin in optimaler Konzentration, d. i. $^1/_{2000}$-normal,[1] unter diesen Bedingungen ausübt, ermittelt. Zur Belichtung diente intensives Sonnenlicht, an wolkenlosen Tagen des Juli. Seine ultravioletten Strahlen wurden durch vorgelegtes Glas ausgeschaltet. Von der Anwendung von konzentriertem elektrischem Lichte mußte abgesehen werden, da mit den derzeit üblichen Konstruktionen nur kleine, für quantitative, vergleichende Versuche unzureichende Räume belichtet werden können.

Versuchsanordnung. Das Invertin war ein von E. Merck bezogenes Präparat. Es löste sich sehr gut in Wasser und wurde

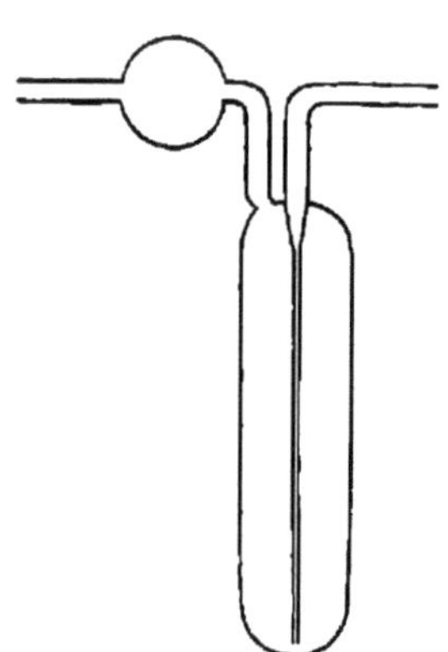

in halbprozentiger, durch Zentrifugieren noch völlig geklärter Lösung verwendet. Je 20 ccm kamen in gläserne Gefäße zylindrischer Form, welche wie Waschflaschen konstruiert und aus einem Stück geblasen waren (s. Fig. 1). Die zuführende Röhre war im Innern des Gefäßes kapillar ausgezogen, um den Lichteinfall möglichst wenig zu stören. Der Rauminhalt, 100 ccm, war so bemessen, daß ein Übersteigen der schäumenden kolloiden Invertinlösung während der nun folgenden Evakuierung der Flaschen mittels einer Quecksilberpumpe nach Sprengel's System und der Durchleitung von Sauerstoff oder

<hr>

1) Vorläufige Mitteilung über die Beziehung der Wirkung der photodynamischen Stoffe zu ihrer Konzentration erfolgte in Münch. med. Wochenschr. 1905 Nr. 47.

Wasserstoff nicht möglich war. Nach mehrmaliger Wiederholung dieser Prozeduren wurde die zu- und abführende Röhre abgeschmolzen und die als Dunkelflaschen bestimmten Gefäße mit einer doppelten Stanniollage umhüllt. Sämtliche Gefässe wurden hierauf aus dem Dunkelzimmer in eine im Hofe des Institutes aufgestellte mit Wasser gefüllte Wanne auf Bänken von Drahtgitter horizontal gelegt und darüber eine Scheibe von farblosem Glase befestigt. Die Dicke der Scheibe betrug 4,4 mm, die Wandstärke der Flaschen 1,2 mm, die Höhe der Wasserschicht über den Flaschen war in der ersten und zweiten Versuchsreihe 22 mm, in der dritten 97 mm. Durch diese die infraroten Strahlen größtenteils absorbierende Wasservorlage und die fortwährende Erneuerung des Wanneninhaltes durch Leitungswasser wurde einer thermischen Schädigung des Fermentes durch Strahlung und Leitung entgegengewirkt. Der Erfolg dieser Maßnahmen ließ sich durch 2 Thermometer kontrollieren. Das eine befand sich im Wasser der Wanne, das andere (berußte) im Innern einer beigegebenen Flasche. In den Zwischenzeiten der Exposition befanden sich die Flaschen in Eis.

Nach beendeter Versuchszeit wurde ein gemessener Teil der Fermentlösung mit Rohrzuckerlösung versetzt und die Invertierung sodann mittels eines Halbschatten-Apparates nach Laurent bestimmt. Die Größe des Zuckerzusatzes und die Dauer der Invertierung sind in den Versuchstabellen angegeben.

Tabelle 1.

Exposition 2 Tage (15 Stunden Sonne); Temperatur im Kühlwasser 12,5 °, am berußten Thermometer 18 °. Während der Mittagzeit stieg sie auf 14,5 ° bzw. 23 °. Nach der Exposition wurden je 5 ccm Fermentlösung mit 5 ccm Rohrzuckerlösung von 15 % versetzt und der Grad der Invertierung nach 4 Stunden bestimmt. Die Drehung der Mischung vor der Invertierung ist $+ 4°59'$, nach derselben $- 1°37'$.

	Drehung	Gebildeter Invertzucker, wenn vollständige Invertierung = 100 gesetzt wird
Wasserstoffflasche dunkel	$- 0°45'$	87,0
„ hell	$- 0°47'$	87,4
Sauerstoffflasche dunkel	$- 0°48'$	87,8
„ hell	$+ 0°34'$	67,0
Wasserstoffflasche + Eosin dunkel	$- 0°48'$	87,8
Wasserstoffflasche + Eosin hell	$- 0°46'$	87,3

Tabelle 2.

Exposition 2 Tage (18 Stunden Sonne). Temperatur verhältnismäßig dieselbe wie in Tab. 1; Bestimmung der Drehung nach $2^1/_2$ Invertierungsstunden.

	Drehung	Gebildeter Invertzucker, wenn vollständige Invertierung = 100 gesetzt wird
Wasserstoffflasche hell	$+ 0^0\ 34'$	66,8
Sauerstoffflasche dunkel	$+ 0''\ 35'$	66,8
„ hell	$+ 2^0\ 30'$	87,8

Tabelle 3a.

Exposition 2 Tage (16 Stunden Sonne). Temperatur am unberußten Thermometer durchschnittlich 11,7 ⁰ (Maximum während der Mittagzeit 13,5 ⁰), am berußten 18,5 ⁰ (Maximum 21,5 ⁰). Nach der Exposition wurden je 5 ccm der Fermentlösung mit 5 ccm 15 ⁰/₀ Rohrzuckerlösung versetzt und nach 2 Stunden die Drehung bestimmt.

	Drehung	Gebildeter Invertzucker, wenn vollständige Invertierung = 100 gesetzt wird
Wasserstoffflasche hell	$+ 1^0\ 41'$	50,2
Sauerstoffflasche dunkel	$+ 1^0\ 44'$	49,9
„ hell	$+ 3^0\ 12'$	27,1

Tabelle 3b.

Beim Versuche der Tabelle 3a wurden nach der Exposition noch weitere 5 ccm Fermentlösung mit 10 ccm 30 ⁰/₀ Rohrzuckerlösung versetzt und nach 16 Stunden die Drehung gemessen. Berechnet würde sie vor der Invertierung $+ 13^0\ 18'$, nach der vollständigen Invertierung $- 4^0\ 17'$ sein.

	Drehung	Gebildeter Invertzucker, wenn vollständige Invertierung = 100 gesetzt wird
Wasserstoffflasche hell	$+ 0^0\ 15'$	74,2
Sauerstoffflasche dunkel	$+ 0^0\ 14'$	74,4
„ hell	$+ 5^0\ 01'$	47,1

Tabelle 4.

5 Flaschen mit 0,5 ⁰/₀ Ferment und Eosin $^1/_{2000}$ molekular in Sauerstoffatmosphäre; 4 dieser Flaschen wurden 10—40 Minuten der Sonne exponiert, 1 Flasche mit Stanniol umhüllt daneben gelegt. Nach der Exposition wurden je 5 ccm Ferment mit 7,14 ⁰/₀ Zuckerlösung āā versetzt und nach $4^1/_2$ Stunden die Invertierung bestimmt.

	Exposition	Drehung	Gebildeter Invertzucker, vollständige Invertierung = 100 gesetzt
1. Flasche hell	10 Min.	$+ 3^0\ 49'$	15,1
2. „ „	20 „	$+ 4^0\ 08'$	9,0

	Exposition	Drehung	Gebildeter Invertzucker, vollständige Invertierung = 100 gesetzt
3. Flasche hell	30 Min.	$+ 4^0\, 26'$	4,9
4. „ „	40 „	$+ 4^0\, 33'$	3,0
5. „ dunkel	40 „	$- 1^0\, 15'$	95,5

Die in den vorausgegangenen Versuchstabellen erhaltenen Resultate lassen sich in folgende Sätze zusammenfassen:

1. **Die Wirkung der fluorescierenden Stoffe auf Enzyme ist auch bei intensivem Licht an die Gegenwart von Sauerstoff gebunden,** denn eine merkbare Veränderung der besonnten Invertin-Eeosinlösung in Wasserstoffatmosphäre gegenüber einer im Dunkeln gehaltenen war nicht zu erkennen. Für weniger intensives Licht (zerstreutes Tageslicht) wurde dies bereits früher festgestellt.

2. **Sonnenlicht, dessen ultraviolette Strahlen abfiltriert sind, ist für sich allein noch imstande Invertin zu schädigen. Bedingung hierfür ist die Gegenwart von Sauerstoff.** Der Beweis liegt in der Beobachtung, daß das Invertierungsvermögen einer besonnten Invertinlösung in Wasserstoffatmosphäre dasselbe bleibt wie jenes einer im Dunkeln gehaltenen Lösung in Wasserstoff- oder Sauerstoffatmosphäre. Eine über die Grenze der Versuchsfehler hinausgehende Differenz tritt erst auf bei Belichtung des Invertins in Sauerstoff.

Gegen die Beweiskraft dieser Versuche könnte der Einwand erhoben werden, daß die Lösung des Invertins mit Toluol versetzt war und dieses Toluol bei Sauerstoffgegenwart durch das Licht zu einer, das Ferment schädigenden Substanz oxydiert worden sei. Obgleich nun die Menge des zugesetzten Toluols sehr gering war (eben zur Sättigung ausreichend, in dem der Überschuß durch Zentrifugieren entfernt worden war) und eine derartige Veränderung des Toluols aus chemischen Gründen nicht wahrscheinlich ist, so wurde sicherheitshalber doch folgender Kontrollversuch angestellt.

Eine etwas übersättige Lösung von Toluol, welche in Sauerstoffatmosphäre in gleicher Weise wie die Invertinlösung 16 Stunden belichtet worden war, wurde mit Invertinlösung von 0,8 % zu gleichen Teilen versetzt und 2 Tage im Dunkeln bei 18 ° stehen gelassen. Dasselbe geschah mit einer Tuluollösung, welche nicht belichtet worden war.

Nach dieser Zeit wurden den Mischungen 10 % Rohrzuckerlösung zu gleichen Teilen zugesetzt und die Invertierung nach 2 und nach 4 Stunden am Polarimeter bestimmt.

Ablesung am Polarimeter
nach 2 St.   nach 4 St.

	nach 2 St.	nach 4 St.
Versuch mit belichtetem Toluol	$+ 1\,''\,25'$	$- 0\,^{0}\,02'$
Versuch mit unbelichtetem Toluol	$+ 1\,''\,27'$	$- 0\,^{0}\,03'$

Die Versuche ergeben, daß eine, das Invertin schädigende Substanz durch Oxydation des Toluols im Licht nicht entstanden ist.

3. Die Wirkung der fluorescierenden Substanz im Lichte und die Wirkung des Lichtes allein ist also an dieselbe Bedingung — Sauerstoffgegenwart — gebunden. Hieraus folgt mit hoher Wahrscheinlichkeit, daß beide Prozesse identische sind und die photodynamische Erscheinung in einer Beschleunigung der einfachen Lichtwirkung besteht.

Unterstützt wird diese Auffassung durch die Tatsache, daß die Jodabscheidung aus Jodiden und die Kalomelbildung in der Eder'schen Lösung durch fluorescierende Stoffe ebenfalls eine Sensibilisierung ist und zwischen der Wirkung der fluorescierenden Stoffe auf Jodide und Enzyme und der von O. Gros gefundenen katalytischen Beschleunigung der Oxydation von Farbstoffen durch Stoffe der Fluoresceinreihe sehr nahe Beziehungen bestehen.[1]) Es unterliegt daher wohl kaum einem Zweifel, daß auch die Wirkung der fluorescierenden Stoffe auf Bakterien (Zellen) ein Sensibilisierungsvorgang ist und daß das dieser Auffassung entgegenstehende Ergebnis der Untersuchung von V. Bie nur dadurch erhalten wurde, daß es nicht gelang denselben vollständig auszuschließen.[2])

4. Unter dieser Voraussetzung würde sodann der Unterschied zwischen der Wirkung des Lichtes allein und der Kombination von Licht und photodynamischer Substanz der sein, daß bei letzterer außer der gößeren Tiefenwirkung durch Ausnützung der penetrieren-

---

1) A. Jodlbauer und Tappeiner, Berichte d. D. chem. Gesellsch. 38, 2602 und Münch. med. Wochenschs. 1905 Nr. 47.

2) Außer der Möglichkeit, daß der verwendete H nicht rein, oder die Leitung nicht dicht war, kommt vielleicht auch der Umstand in Betracht, daß eine wichtige Beobachtung von W. Pfeffer (Zentralbl. f. Bakteriologie 1896 II; 763) unberücksichtigt blieb. Nach W. Pfeffer speichern manche Bakterienarten Sauerstoff auf, und geben denselben erst allmählich im sauerstoffreien Raum wieder ab. Ob der von V. Bie benutzte Staphylococcus pyog. aureus dazu gehört, ist nicht bekannt, da er von Pfeffer nicht untersucht wurde. Staphylococcus citreus aber besitzt dieses Vermögen. In unseren Versuchen mit Proteus vulgaris wurde der Beobachtung von Pfeffer Rechnung getragen, obgleich dieses Bakterium das genannte Vermögen nicht besitzt.

den langwelligen Strahlen auch die Möglichkeit einer weitgehenden auswählenden Wirkung besteht.

Nach den bereits veröffentlichten Erfahrungen an Bakterien und Fadenpilzen ist nämlich die Aufnahme der photodynamischen Stoffe in die Zellen wenigstens in diesen Fällen eine Vorbedingung für die Wirkung. Die Aufnahmsfähigkeit aber variiert je nach Art der Zelle und der fluorescierenden Substanz. Durch die Wahl eines nur von gewissen Zellarten aufnehmbaren Stoffes kann daher die celluläre Sensibilisierung zu einer elektiven gemacht werden.[1]

5. Die Beschleunigung der einfachen Lichtreaktion durch fluorescierende Stoffe ist eine sehr bedeutende. Nach Einwirkung der Kombination Sonnenlicht und Eosin in Konzentration von $1/_{2000}$-molekular (Optimum) von 10 Minuten Dauer beträgt die Schädigung bereits ca. 80 %, ist also ungefähr 4 mal so groß als nach Einwirkung von ultraviolettfreiem Sonnenlicht von 15 Stunden Dauer. Der weitere Fortschritt der Schädigung ist langsamer, immerhin ist das Ferment nach 40 Minuten Exposition schon fast vollständig vernichtet (Schädigung ca. 97 %). Dieses langsamere Fortschreiten kann nicht durch die gleichzeitig einhergehende Verminderung der Konzentration des Eosins durch Bleichung bedingt sein, da diese sich sehr viel langsamer vollzieht und die Wirkung der nächsten schwächeren Konzentrationen der Wirkung der optimalen noch sehr nahesteht.

6. Die in den vorausgegangenen Sätzen niedergelegten Beobachtungen geben keine Anhaltspunkte für das Bestehen einer photochemischen Wirkung gewissermaßen doppelter Art, einer raschen bei O-Gegenwart und einer langsamen bei O-Mangel, wie es von einigen Autoren bei der bakteriziden Wirkung des Lichtes angenommen wird. Nachdem von uns der Nachweis geliefert wurde, daß das System Licht + fluorescierende Substanz im allgemeinen sowohl bei O-Gegenwart wie bei O-Abwesenheit wirksam ist, und es nur von der Natur des exponierten lichtempfindlichen Stoffes abhängt, ob der eine oder der andere Fall eintritt, so wäre das Stattfinden beider Vorgänge an ein und demselben exponierten Stoffe wohl denkbar. Man könnte sich z. B. vorstellen, daß bei O-Gegenwart eine labilere Gruppe des Enzyms resp. Protoplasmas angegriffen (oxydiert) wird,

---

[1] Diese Verhältnisse geben Mittel an die Hand, um Zellen von dichter Außenmembran von solchen mit zarter zu sondern, desgleichen Zellen von Enzymen und Toxinen, welche im Außenmedium enthalten sind.

bei O-Mangel eine schwerer angreifbare reduziert wird oder auch, daß der Angriffsort in beiden Fällen zwar der gleiche ist, derselbe aber für photochemische Oxydation empfindlicher wäre als für Reduktion.

Nachdem von uns aber in dieser Abhandlung gefunden wurde, daß durch das System Licht $+$ Eosin die Vernichtung des Enzyms bei O-Gegenwart in 40 Minuten nahezu total ist, bei O-Ausschluß hingegen eine Schädigung nach 18 Stunden noch nicht wahrnehmbar ist, würde obige Vorstellung einer zweifachen Art von photochemischer Wirkung eine so gewaltige Verschiedenheit der Empfindlichkeit voraussetzen, daß dieselbe als sehr unwahrscheinlich zu bezeichnen ist.

Die vorstehenden Betrachtungen beziehen sich selbstverständlich vorerst nur auf die durch Wasser und Glas filtrierten (sichtbaren) Sonnenstrahlen und auf das Versuchsobjekt Invertin. Versuche mit ultraviolettem Licht und anderen Versuchsobjekten sind in Angriff genommen.

VIII.

Weitere Untersuchungen, ob eine „Dunkelwirkung" der fluorescierenden Stoffe statthat.

Von

A. Jodlbauer.

Die Angabe von W. S t r a u b [1], daß fluorescierende Stoffe (Eosin und Chinin) Jod aus Jodkalium auch im Dunkeln abzuspalten vermögen, wurde bereits in einer früheren Abhandlung [2] auf Versuchsfehler zurückgeführt; bei Ausschaltung derselben erhält man durchaus negative Resultate. In der folgenden Arbeit über Toxine nun ist die Beobachtung gemacht, daß Tiere, welche im Dunkeln mit Eosin versetztes Toxin injiziert erhalten hatten, bisweilen später starben als mit Toxin allein behandelte. Obgleich es außer Frage steht, daß derartige, in ihrer Eindeutigkeit fragliche Beobachtungen an lebenden Organismen bedeutend geringeren Wert besitzen als die in ihren Bedingungen leicht übersehbaren chemischen Versuche, so forderten sie doch in Anbetracht der großen theoretischen Bedeutung der Frage auf, die Untersuchung nochmals aufzunehmen und auf Enzyme und Toxine auszudehnen.

Unsere Vorstellungen über das Wesen der photodynamischen Erscheinung müßten, wie nicht weiter auseinandergesetzt zu werden braucht, erheblich modifiziert werden, wenn eine „Dunkelwirkung" der fluorescierenden Substanzen existierte.

I. Versuche mit Jodkalium.

Zum Unterschied der früher ausgeführten Versuche wurde diesmal absichtlich Säure zugesetzt, um eventuell quantitativ feststellbare Unterschiede in der Jodspaltung zwischen den Versuchen mit fluorescierenden Substanzen und den Nullversuchen zu erhalten.

---

1) Arch. f. exp. Patholog. **51**, 383.
2) V. c), p. 100.

Außerdem wurden sie in Platingefäßen statt in Glasgefäßen gemacht, da letztere bekanntlich Alkali abzugeben vermögen. Die mit den im Dunkeln bereiteten Lösungen gefüllten Gefäße wurden in leere Exsikatoren gestellt, welche mit Sauerstoff gefüllt wurden und 14 Tage im Dunkelzimmer bei ca. 20° stehen blieben. Hierauf folgte der Zusatz von Stärkekleister und die Titrierung mit $\frac{1}{1000}$ Thiosulfat bei möglichst schwacher Beleuchtung.

Die Versuche, welche mit 3% reinstem Jodkalium unter Zusatz von $\frac{1}{10000}$-normal Salzsäure angesetzt waren, gaben ein vollständig negatives Resultat. Keine Spur von Jodbildung sowohl in den Lösungen ohne wie mit Zusatz von fluorescierender Substanz.

Die Versuche mit Zusatz von $\frac{1}{1000}$-normal Salzsäure gaben folgendes:

Art des Zusatzes	verbrauchtes Thiosulfat in ccm für je 30 ccm Versuchslösung
0	3,9
0	4,1
$\frac{1}{1000}$-molek. dichloranthracendisulfos. Natron	4,0
$\frac{1}{10000}$ ” ” ”	4,0
$\frac{1}{2000}$ ” Eosin	2,4
$\frac{1}{10000}$ ” ”	3,5

Das Resultat ist, daß eine Dunkelwirkung der beiden fluorescierenden Substanzen innerhalb der Versuchszeit (14 Tage) nicht wahrzunehmen war. Die Menge des im Dunkeln freigewordenen Jod in den Gefäßen ohne Zusatz und mit Zusatz von dichloranthracendisulfosaurem Natron ist vollkommen gleich. In den Gefäßen mit Tetrabromfluorescein-Natrium (Eosin), besonders in dem Versuche mit $\frac{1}{2000}$-normal, ist sie sogar geringer. Es erklärt sich dies daraus, daß auf den Zusatz des HCl etwas Tetrabromfluorescein freigemacht und in Form einer leichten Trübung ausgefallen war. Hierdurch hatte die Acidität des Gemisches, welche das Freiwerden des Jods begünstigt, etwas abgenommen.

Daß das Reaktionsgemisch für das Freiwerden von Jod sehr günstig zusammengesetzt war, ergab die Prüfung auf seine Lichtempfindlichkeit: Als die Lösungen nach der Titrierung der Sonne ausgesetzt wurden, erfolgte die Bläuung derselben in den Gefäßen mit Dichloranthracendisulfosäure und Eosin fast augenblicklich in jenen mit Jodkalium allein nach 10 Minuten.

II. Versuche mit Diastase.

Eine zentrifugierte und filtrierte Lösung von Diastase von ca. 0,3 % Gehalt wurden mit Toluol versetzt und in Flaschen mit reichlichem Luftraume abgefüllt. Flasche a) blieb ohne Zusatz, b) erhielt einen Zusatz von $\frac{1}{1000}$-normal dichloranthracendisulfosaurem Natron, c) einen Zusatz von $\frac{1}{2000}$ Eosin, d) einen solchen von $\frac{1}{10000}$-normal.

Die 4 Flaschen wurden 15 Tage lang im Dunkeln in Eis aufbewahrt. Hierauf wurden im Dunkelzimmer je 10 ccm ihres Inhaltes mit 90 ccm einprozentiger Stärke versetzt stehen gelassen. Zunächst beobachtete man den Verlauf der Verzuckerung durch die sog. Tüpfelprobe mit Jod-Jodkalium. Es ergab sich, daß die Stärke- resp. Dextrinfärbung in allen 4 Flaschen in genau derselben Zeit verschwand.

Sodann wurde der in 2 Stunden gebildete Zucker nach der Methode von Allihn bestimmt, wobei je 25 ccm aus jeder Portion zur Analyse kamen.

	Cu in Mg.
Portion a	155,7
„ b	163,6
„ c	159,0
„ d	158,6.

Die Mengen des erhaltenen Kupfers sind in den Flaschen mit Eosin und Dichloranthracendisulfosäure ebenso groß wie in der Flasche ohne Zusatz.

Das Ergebnis ist also auch hier, daß eine Dunkelwirkung nicht nachzuweisen ist.

III. Versuch mit Ricin.

Um auch einen Versuch mit einem Toxin zu machen, wurde die Beeinflussung der agglutinierenden Wirkung des Ricins untersucht. Die Wirkung der frisch bereiteten 1 % Lösung in 5 % Kochsalz war folgende: 0,4 ccm erzeugten in 1 ccm mit physiologischer Kochsalzlösung im Verhältnis von 1 : 5 verdünnten Blutes eben noch vollständige Agglutinierung, 0,3 ccm eine eben noch merkbare Die Ricinlösung wurde nun in 6 Flaschen verteilt, welche so groß gewählt waren, daß die Flüssigkeit nur $\frac{1}{4}$ des Rauminhaltes einnahm. Zwei derselben blieben ohne Zusatz, zwei erhielten dichloranthracendisulfosaures Natron $\frac{1}{1000}$ und $\frac{1}{10000}$-normal, zwei

Eosin $^1/_{2000}$ und $^1/_{10000}$-normal. Sie wurden hierauf unter Toluolzusatz 14 Tage unter Eis im Dunkeln gehalten.

Die Untersuchung des Agglutinierungsvermögens nach 14 Tagen ergab, daß dasselbe in allen 6 Portionen vollkommen unverändert geblieben war. Als die mit fluorescierender Substanz versetzten Ricinlösungen sodann zur Gegenprobe $1^1/_2$ Stunden dem zerstreuten Tageslichte (sehr heller Tag, Juli) ausgesetzt wurden, vermochten sie selbst in doppelter Menge (0,8 ccm) zugesetzt eine Agglutinierung in 1 ccm verdünnten Blutes nicht mehr hervorzurufen.

Die drei Versuchsreihen haben somit zu folgendem Ergebnisse geführt: Eine Dunkelwirkung der fluorescierenden Stoffe, welche mit der photodynamischen Erscheinung Beziehungen hat, ist nicht nachzuweisen.

Eine solche Wirkung müßte in einer Erhöhung der Reaktionsgeschwindigkeit der schon im Dunkeln stattfindenden Prozesse bestehen. Bei der mit $^1/_{1000}$-normal Salzsäure versetzten Jodkaliumlösung, wo der Prozeß der Jodbildung im Dunkeln deutlich meßbar ist, war aber eine solche Erhöhung nicht eingetreten. Bei den anderen Lösungen, deren Veränderung im Dunkeln wohl nur darum der Wahrnehmung entging, weil sie unter den eingehaltenen Bedingungen sehr langsam verläuft, hatte der Zusatz von fluorescierender Substanz ebenfalls keinen Einfluß.

IX.

Über die Wirkung fluorescierender Stoffe auf Toxine.

Von

A. Jodlbauer und H. von Tappeiner.

Nach der Erkentnis, daß sowohl Protozoen und Zellen höherer Organismen, als auch Enzyme durch geringe Zusätze von Stoffen, welche die Fähigkeit besitzen, in wässerigen Lösungen zu fluorescieren, im Lichte getötet, respektive unwirksam gemacht werden, war bei den Beziehungen, welche zwischen Enzymen und Toxinen bestehen, die Ausdehnung der Untersuchung auf Toxine und verwandte Körper nahegelegt. Über das Ergebnis wurde bereits in einigen kurzen Mitteilungen berichtet.[1] Im folgenden sollen diese Versuche ausführlich dargelegt werden. Sie wurden teils. außerhalb des Organismus (in vitro) teils innerhalb des Organismus (in corpore) angestellt. Erstere Versuche sind in den Abschnitten I—VII, letztere in Abschnitt VIII und IX beschrieben.

I. Agglutinierende Wirkung des Ricins.

Das Präparat war von E. Merck bezogen und kam in der Regel in 10 % Kochsalzlösung gelöst in Verwendung. Nur in jenen Fällen, wo die Zusatzsubstanz[2] durch diese Lösung ausgefällt wurde, war $2^1/_2$ % Kochsalzlösung das Lösungsmittel. Zur Prüfung auf Agglutinierung wurden nach der Vorschrift von Stillmark 5 ccm defibriniertes Rindsblut, mit 25 ccm physiologischer Kochsalzlösung verdünnt, und 5 ccm der Ricinlösung zugesetzt. Die Wirksamkeit des Präparates war derart, daß eine Lösung von˙

---

1) H. v. Tappeiner, Ber. d. D. chem. Gesellsch. 1903, S. 3035 und Verhandlungen des XXI. Kongresses für innere Medizin zu Leipzig 1904. — A. Jodlbauer und H. v. Tappeiner, Münch. med. Wochenschr. 1904 Nr. 17.

2) Dimethylphosphin, Chinolinrot, Aesculin, Azobordeaux, Fuchsin, Azofuchsin.

0,33 % eben hinreichte, um vollständige Agglutinierung zu erzeugen, so daß das Filtrat farblos, d. i. frei von Blutkörperchen, war. Zu den folgenden Versuchen wurde eine Lösung von 0,5 % verwendet. Mit ihr wurde eine Anzahl von Flaschen, sog. Rollgläsern, aus durchsichtigem und aus schwarzem Glase zu ca. $^1/_4$ gefüllt und zu jedem Paar dieser Hell- und Dunkelflaschen ein bestimmter Zusatz von Versuchssubstanz gegeben. Ein Paar blieb zur Ermittlung des Verhaltens der Ricinlösung in Hell und Dunkel ohne Zusatz. Sämtliche Flaschen wurden in Reihen in einem Zimmer aufgestellt, so daß das zerstreute Tageslicht zwar allseitig, indes nur in sehr mäßigem Grade einwirken konnte. Infolgedessen wurde die Belichtung auf 6 Tage zu je 14 Lichtstunden ausgedehnt. Nachts kamen die Flaschen in den Eisschrank. Am 1., 3. und 6. Tage wurden aus allen Flaschen Proben entnommen und das Agglutinierungsvermögen geprüft. Das Ergebnis ist in folgender Tabelle zusammengestellt:

Versuchssubstanz	Agglutinierungsvermögen		
	1. Tag	3. Tag	6. Tag
Fluorescein-Natrium . . 0,05 %	vollständig	unvollständig	aufgehoben
Eosin . . . . „	unvollständig	aufgehoben	„
Erythrosin . . . . . . „	„	„	„
Dimethylphosphinchlorid . „	vollständig	unvollständig	„
Chinolinrot . . . . . 0,01 %	unvollständig	aufgehoben	„
Harmalinchlorid . . . . 0,05 %	„	unvollständig	„
Aesculin . . . . . . „	vollständig	vollständig	vollständig
Azobordeaux . . . . . „	„	„	„
Fuchsin . . . . „	„	„	„
Azofuchsin . . . . . . „	„	„	„

In sämtlichen Dunkelflaschen und in der Lichtflasche ohne Zusatz war auch am 6. Tage eine merkbare Abnahme des Agglutinierungsvermögens nicht zu konstatieren. In den Lichtflaschen mit fluorescierenden Zusätzen aber war es schon am 1. Tage in vielen Fällen unvollständig, am 6. Tage überall aufgehoben. Nur bei Aesculin blieb es vollständig erhalten; ebenso bei dem nichtfluorescierenden Azobordeaux, Azofuchsin und Fuchsin.[1]

1) Bei Verwendung von Gefäßen aus dünnem Glase und bei Exposition in intensivem zerstreutem Tageslichte erhält man nach neueren, in der vorausgegangenen Abhandlung bereits veröffentlichten Versuchen schon nach 1$^1/_2$ Stunden durch Eosin und andere fluorescierende Stoffe Aufhebung des Agglutinierungsvermögens. Ebenso verhält es sich mit der Schädigung anderer Toxine und Enzyme.

II. Allgemeinwirkung des Ricins.

Die letale Dosis des Ricins (E. Merck) war für Meerschweinchen von 350—400 g 0,3 mg. Eine Lösung dieses Präparates in 10 resp. $2^1/_2\,^0/_0$ Kochsalzlösung wurde in Hell- und Dunkelflaschen abgefüllt und mit Zusätzen versehen behandelt, wie in I beschrieben wurde. Nach 3 tägiger Exposition bei mäßigem zerstreuten Tageslichte wurde aus jeder Dunkelflasche die 5 fache, aus jeder Lichtflasche die 5 fache und die 10 fache letale Dosis Meerschweinchen subkutan injiziert. Sämtliche aus den Dunkelflaschen vergifteten Tiere starben nach $1^1/_2$ Tagen. Das Verhalten der aus den Lichtflaschen injizierten Tiere war folgendes:

Name der Substanz	Das Wievielfache der letalen Dosis	Verhalten des Tieres
Fluorescein	5 fach	bleibt am Leben
	10 „	„
Eosin	5 „	„
	10 „	„
Harmalin	5 „	„
	10 „	tot nach 4 Tagen
Chinolinrot	5 „	bleibt am Leben
	10 „	tot nach $1^1/_2$ Tagen
Dimethylphosphin	5 „	„ „ $2^1/_2$ „
	10 „	„ „ $1^1/_2$ „
Aesculin	5 „	„ „ $1^1/_2$ „
Fuchsin	5 „	„ „ $1^1/_2$ „
Azobordeaux	5 „	„ „ $1^1/_2$ „
Azofuchsin	5 „	„ „ $1^1/_2$ „

Die Allgemeinwirkung des Ricins wird demnach durch Fluorescein, Eosin, Harmalin und Chinolinrot in zerstreutem Tageslichte soweit aufgehoben, daß die 5—10 fache letale Dosis von den Tieren ertragen wird. Dimethylphosphin wirkte nur verzögernd auf den Todeseintritt, wahrscheinlich weil von den erregenden brechbareren Strahlen zu wenig durch die dickwandige Flasche dringen konnte. Aesculin und die drei nicht fluorescierenden Farbstoffe waren vollständig unwirksam.

III. Hämolytische Wirkung des Crotins.

Um auch das Verhalten eines Hämolysins zu untersuchen, wurden von einer $1\,^0/_0$ Lösung von Crotin in $0{,}85\,^0/_0$ ClNa je 2 ccm in enge Reagierzylinder abgefüllt, 10 derselben bekamen einen Zusatz von 0,2 ccm einer Lösung von fluorescierender Substanz, einer einen Zusatz von 0,2 ccm $0{,}85\,^0/_0$ Kochsalzlösung. Sämtliche Röhren

wurden nebeneinander dem zerstreuten Tageslichte vor einem Nordfenster im Februar bei Lufttemperatur von ca. 0° ausgesetzt.
11 Kontrollzylinder in analoger Weise beschickt, kamen gleichzeitig
ins Dunkle. Nach 3 Tagen wurden die Proben mit 5 prozentiger
Aufschwemmung von gewaschenen Kaninchenblutkörperchen in 0,85%
Kochsalz in folgenden 4 Verhältnissen versetzt:

$$0,1 \text{ ccm Crotinlösung}: 20,0 \text{ ccm Blutaufschwemmung}$$

	6,0 „	„
	2,0 „	„
	0,5 „	„

Nach 3 stündigem Verweilen im Eisschrank war der Grad der
Hämolyse folgender: In der Kochsalzprobe hell und dunkel und
in den Proben mit fluorescierenden Substanzen im Dunkeln war
die Hämolyse in allen Mischungsverhältnissen vorhanden, in jenen
von 1:5 überall komplett. Eine merkbare Wirkung des Lichtes
allein oder der fluorescierenden Substanz im Dunkeln war somit
nicht zu konstatieren. Das Verhalten der fluorescierenden Stoffe
im Lichte gibt die folgende Tabelle; das Verhalten der Kochsalzprobe hell ist zum Vergleiche beigegeben.

Art des Zusatzes:	Verhältnis der Crotinlösung zur Blut-körperchenaufschwemmung:			
	1:200	1:60	1:20	1:5
		Hämolyse		
Kochsalz 0,85%	vorhanden	vorhanden	vorhanden	komplett
Fluorescein-Na $^1/_{100000}$ normal	0	0	Spur	vorhanden
Tetrabromfluorescein-Na $^1/_{1000}$ „	0	0	0	Spur
„ $^1/_{10000}$ „	0	0	0	„
„ $^1/_{100000}$ „	0	0	Spur	vorhanden
„ $^1/_{1000000}$ „	vorhanden	vorhanden	vorhanden	„
Tetrachlortetrajodfluorescein-Na	0	0	„	„
$^1/_{10000}$ normal				
Acridinchlorid $^1/_{10000}$ „	vorhanden	vorhanden	„	komplett
„ $^1/_{100000}$ „	„	„	„	„
Aesculin $^1/_{1000}$ „	„	„	„	„

Ergebnis. Die hämolytische Wirkung des Crotins
wird durch fluorescierende Substanzen (Fluorescein,
Eosin, Rose bengale) im Lichte aufgehoben. Bei Anwendung von zerstreutem Tageslichte gehören hierzu jedoch, wenigstens bei den angewandten niedrigen Temperaturen, lange Expositionen. Aesculin hatte keine Wirkung, in Übereinstimmung mit den
Erfahrungen an Enzymen und anderen Toxinen. Auffallenderweise
war auch Acridinchlorid ohne merkbare Wirkung.

In dieser Unwirksamkeit haben vermutlich zwei Umstände bei-
getragen. 1. Das Acridinchlorid ist sehr leicht dissociierbar. Eine Ausscheidung der freien Base konnte allerdings nicht beobachtet werden,
wohl infolge der anwesenden Blutkörperchen. Ist aber Dissociation eingetreten, so kann die Hämolyse sowohl eine Wirkung des Toxins als
auch der frei gewordenen Säure sein. Die Beobachtung, daß sich bei einer
Mischung von salzsaurem Acridin + gewaschenen roten Blutkörperchen
im Lichte nach einiger Zeit aus dem durch die Lichtwirkung frei gewordenen Hämoglobin Methämoglobin bildete spricht für letzteres. 2. Die
Exposition geschah in Reagenzzylindern aus dünnem Glase. Dieselben
lassen nach den Erfahrungen an anderen Versuchsobjekten von den
brechbareren Strahlen, welche das Acridin absorbiert in genügender
Weise durch, im Falle des Crotins, dessen Schädigung schwerer erfolgte als bei anderen Objekten, war es jedoch nicht ausreichend.

IV. Diphtherietoxin.

5 ccm einer Standardlösung von Diphtherietoxin vom k. Institute für experimentelle Pathologie in Frankfurt freundlichst zu-
gesandt, wurde soweit mit physiologischer Kochsalzlösung unter
Toluolzusatz verdünnt, daß 0,05 ccm ein Meerschweinchen von
ca. 300 g Gewicht eben noch sicher töteten. Diese Verdünnung
wurde in 4 Gläser, 2 undurchsichtige (a, b) und 2 durchsichtige (c, d)
verteilt; Glas b und d enthielten einen bestimmten Zusatz von
fluorescierender Substanz. Die Gläser wurden 3 Tage lang in zerstreutem Tageslichte (März) stehen gelassen. Nachts kamen sie
in den Eisschrank. Nach dieser Zeit wurden aus allen 4 Portionen
steigende Dosen (bis zur 120 fachen der einfachen letalen) Meerschweinchen subkutan injiziert.

Versuch mit Eosin 0,05 %.

Dosis des Toxins in ccm	Das Wie-vielfache der ein-fachen letalen Dosis	Dunkel		Hell	
		ohne Eosin	mit Eosin	ohne Eosin	mit Eosin
0,05	1	tot nach 4 Tagen	tot nach 5 Tagen	tot nach 5 Tagen	bleibt gesund
0,1	3	„ 60 Stden.	„ 3 „	„ 3 „	„
0,2	4	„ 56 „	„ 62 Stden.	„ 62 Stden.	„
0,4	8	„ 48 „	„ 48 „	„ 48 „	„
0,8	16	„ 40 „	„ 40 „	„ 40 „	„
1,6	32	nicht mehr aus-geführt	„ 32 „	nicht mehr aus-geführt	„
3,2	64	„	„ 24 „	„	„
6,0	120	„	„ 24 „	„	„

Versuche mit dichloranthracendisulfosaurem Natron 0,05 %.

Dosis des Toxins in ccm	Das Wievielfache der Dosis letal. simpl.	Dunkel		Hell	
		ohne Zusatz	mit Zusatz	ohne Zusatz	mit Zusatz
0,1	2	tot nach 102 Std.	tot nach 124 Std.	tot nach 124 Std.	Sämtl. Tiere bleiben norm.
0,2	4	„ 72 „	„ 93 „	„ 85 „	„
0,4	8	„ 60 „	„ 80 „	„ 80 „	„
0,8	16	„ 56 „	„ 56 „	„ 56 „	„
1,6	32	„ 48 „	„ 48 „	„ 48 „	„
3,2	64	nicht gemacht	„ 36 „	nicht gemacht	„
6,0	120	„	„ 24 „	„	„

Versuche mit Fluorescein-Natrium 0,1 % und Methylenblau 0,02 %.

Dosis des Toxins in ccm	Das Wievielfache d. letalen Dosis	Dunkel			Hell		
		ohne Zusatz	mit Fluorescein	mit Methylenblau	ohne Zusatz	mit Fluorescein	mit Methylenblau
0,1	2	tot nach 3 Tagen	tot nach 3 Tagen	tot nach 3 Tagen	tot nach 4 Tagen	Tier bleibt gesund	Tier bleibt gesund
0,2	4	1½ „	2 „	1½ „	2 „	„	„
0,4	8	1½ „	2 „	2 „	2 „	„	„
0,8	16	nicht mehr ausgeführt				„	1)
1,6	32	„	„	„		„	1)
3,2	64	„	„	„		1)	2)

Bemerkungen: Tiere 1) sind nach 10 Tagen sehr abgemagert und schwach. An der Injektionsstelle zeigt sich starke Schorfbildung. Da diese bei Eosin und Dichloranthracendisulfosäure und auch in dieser Versuchsreihe bei den kleinen Dosen des Toxins nicht auftraten, sind sie der lokalen Wirkung des nicht vollständig unwirksam gemachten Toxins zuzuschreiben. Tier 2) ging nach 2 Wochen ein.

Das Ergebnis dieser Versuche ist folgendes: Von Eosin und dichloranthracendisulfosaurem Natron wurde das Diphtherietoxin durch 3tägige Exposition in zerstreutem Tageslichte mäßiger Intensität so geschädigt, daß Meerschweinchen nach Injektion der 120fachen letalen Dosis gesund blieben. Schwächer wirkten Fluorescein und Methylenblau. Es wurde nur die 8fache letale Dosis ertragen.

Das Diphtherietoxin scheint der Wirkung, so weit es sich ohne Zugrundelegung von Lichtintensitätsmessungen beurteilen läßt, rascher zu unterliegen als das Ricin und das Crotin. Mit diesem Verhalten würde auch die Beobachtung übereinstimmen, daß der Tod der Tiere, welche die 1—4fache letale Dosis einfach belichteten Toxins erhalten hatten um $^1/_2$—1 Tag verspätet eintrat, also eine gewisse, wenn auch schwache Schädigung des Toxins durch das Licht allein erfolgt war. Die gleiche Erscheinung zeigte sich bei dem im Dunkeln mit Eosin oder Dichloranthracendisulfosaurem Natron aufbewahrten Toxin. Die Beobachtungen sind zu wenig zahlreich und auch nicht eindeutig genug, als daß sie im Sinne der von W. Straub behaupteten Dunkelwirkung verwertet werden könnten. Es ist nämlich nicht ausgeschlossen, daß die geringe Schädigung erst in den Tieren nach der Injektion eingetreten ist, da sie in Käfigen gehalten waren, zu denen mäßiges zerstreutes Licht gelangen konnte.

V. Verhalten der mit geschädigtem Diphtherietoxin injizierten Tiere zu wirksamem Toxin.

Die Meerschweinchen, welche nach den Injektionen von mit Eosin + Licht behandelten Diphtherietoxin bis zur 120 fachen letalen Dosis sämtlich gesund geblieben waren, erhielten 14 Tage darauf die $1^1/_2$ fache letale Dosis frisch geprüften Diphtherietoxins. Das Tier mit der einfachen Eosin-Toxindosis verendete nach 5 Tagen, die Tiere mit der 3—8 fachen Dosis gingen in den nächsten Wochen ein. Die übrigen 4 blieben am Leben, sie verhielten sich also wie immunisierte. Die Wiederholung des Versuches mit Injektion eines intensiver belichteten Toxins ($2^1/_2$ Tage sehr helles Tageslicht im Juli) in 18—35—55 facher Dosis ergab folgendes: Die 14 Tage darauf injizierte einfache letale Dosis frischen Toxins wurde von den Tieren ohne Störung ertragen, die 1,4 fache nur von dem Tiere, welches die 55 fache geschädigte erhalten hatte. Man könnte daran denken, daß diese Resultate dadurch hervorgerufen wurden, daß bei der Belichtung ein kleiner Teil des Toxins unverändert geblieben war. Da indes die Tiere sehr hohe Dosen des belichteten Toxins ohne Störung vertragen hatten, so hat diese Erklärung kaum eine Berechtigung. Es bleibt somit wohl nur die Möglichkeit, daß das mit Eosin + Licht behandelte Toxin entweder selbst wie ein Antitoxin gewirkt oder die Bildung desselben im Tierkörper veranlaßt hat. Erstere Möglichkeit ist ausgeschlossen, weil auch die Wirkung von Antitoxinen (Tetanus-Antitoxin) nach den Versuchen in Abschnitt VII durch photodynamische Substanzen aufgehoben wird, hingegen ist es wahrscheinlich, daß das Toxin durch die photodynamische Reaktion eine Zustandveränderung erlitten hat, welche nach der Auffassungsweise von P. Ehrlich dadurch charakterisiert wäre, daß die toxophore Gruppe rascher zerstört wird, als die haptophore. Ein derartiges nicht zu lange belichtetes und in nicht zu kleinen Dosen appliziertes Toxin muß zur Antitoxinbildung im Tierkörper Veranlassung geben.

In diesen Beobachtungen über **abgestufte photodynamische Wirkung** liegen vielleicht die ersten Ansätze zu einem **neuen Hilfsmittel für das Studium der Immunitätsreaktionen.**

VI. Tetanustoxin.

Zur Verwendung kam ein Trockenpräparat von Höchst a. M., das von Herrn Prof. Hans Meyer auf seinen Giftwert geprüft und uns freundlichst überlassen worden war. Zunächst wurde eine 0,5 % Lösung hergestellt und diese nach 1 tägigem Stehen im Eisschrank abzentrifugiert, sodann mit physiologischer Kochsalzlösung āā vermischt und in 4 Flaschen, zwei undurchsichtigen a b und zwei durchsichtigen c d verteilt. Flasche b und d erhielten noch einen Zusatz von 0,05 % Eosin. Die Flaschen blieben 3 Tage lang (März) in zerstreutem Tageslichte stehen, nachts kamen sie in den Eisschrank. Hierauf folgte die subkutane Injektion an Mäusen.

Dosis des Toxins 1,0 = 1 mg	Das Wievielfache der einfachen Dosis letalis	Dunkel		Hell	
		ohne Eosin	mit Eosin	ohne Eosin	mit Eosin
0,000250	1	tot nach 86 Std.	tot nach 102 St.	tot nach 86 Std.	bleibt am Leben Lokaler Tetanus
0,000625	2½	„ „ 72 „	„ „ 102 „	„ „ 72 „	„
0,001250	5	„ „ 62 „	„ „ 68 „	„ „ 62 „	„
0,00250	10	„ „ 32 „	„ „ 60 „	„ „ 48 „	„
0,00625	25	„ „ 24 „	„ „ 32 „	„ „ 32 „	tot nach 102 St.
0,01250	50	„ „ 24 „	„ „ 28 „	„ „ 32 „	„ „ 76 „
0,0625	250	„ „ 12 „	„ „ 12 „	„ „ 12 „	„ „ 48 „
0,125	500	„ „ 12 „	„ „ 12 „	„ „ 12 „	„ „ 48 „

Ergebnis. Tetanustoxin wurde durch 3 tägige Exposition mit Eosin in zerstreutem Tageslichte mäßiger Intensität so geschädigt, daß Mäuse nach subkutaner Injektion der 1—10fachen letalen Dosis am Leben blieben. Sie bekamen keinen allgemeinen Tetanus, sondern nur lokalen, d. h. das Bein, an welchem die subkutane Injektion gemacht worden war, wurde steif, so daß das Tier bei seinen Lokomotionen es nachzog. Auf die 25 fache letale Dosis trat der Tod unter den Erscheinungen von allgemeinem Tetanus ein; da er sehr spät erfolgte, ist es wahrscheinlich, daß wohl noch die (nicht geprüfte) 20 fache ohne Lebensgefährdung ertragen worden wäre. — Licht allein hatte auf das Tetanustoxin nicht merkbar schädigend gewirkt. Bezüglich des verspäteten Todeseintrittes bei den Tieren, welche das mit Eosin im Dunkeln behandelte Toxin erhalten hatten, gilt das bei dem Diphtherietoxin Gesagte.

VII. Tetanusantitoxin.

Das verwendete Tetanustoxin war das im vorigen Abschnitte verwendete. Sein Giftwert für 1,0 betrug nahezu 80 Millionen $+ Ms^1)$ · 0,000,000 250 töteten eine Maus von 20 g Gewicht in 3—4 Tagen; 0,000,0228 (das 91 fache) tötete in 14 Stunden.

Das Tetanusantitoxin war ebenfalls ein Trockenpräparat von Höchst a. M. Seine frisch bereitete Lösung enthielt in 1,0 g nahezu 3000 Millionen — Ms. Nach 3 tägigem Stehen unter Toluolzusatz im Dunkeln, tagsüber bei Zimmertemperatur, nachts im Eisschrank enthielt sie noch ca. 2700 Millionen — Ms. Sie hatte somit von ihrem Werte eingebüßt, jedoch nicht so bedeutend, daß die folgende Versuchsreihe undurchführbar erschien.

Es wurde daher eine Lösung von 0,0038 % Antitoxin in physiologischer Kochsalzlösung unter Toluol in 4 Gläser verteilt, zwei undurchsichtige (a b) und zwei durchsichtige (c d). Glas b und d erhielten einen Zusatz von 0,05 % Eosin. Die 4 Gläser wurden nebeneinander bei Zimmertemperatur in zerstreutem Tageslicht (März) aufgestellt, nachts kamen sie in den Eisschrank. Nach 3 Tagen Exposition wurde aus den Gläsern in steigenden Mengen Proben entnommen mit Toxinlösung vermischt und das Gemisch Mäusen von ca. 20 g subkutan injiziert. Die Toxinmenge war jedesmal die 91 fache Dosis letalis minima. Der Antitoxinzusatz war in der Versuchsreihe I so gewählt, daß der Toxin noch nicht vollständig neutralisiert wurde, so daß noch der Tod der Tiere in allen Fällen eintreten mußte. In der Reihe II war Toxin und Antitoxin in äquivalenten Mengen zugesetzt (0,0228 : 0,00065 mg), in den weiteren Reihen wurde das Mehrfache des Äquivalentes an Antitoxin zugesetzt.

Die folgende Tabelle enthält die Ergebnisse. Das Zeichen † bedeutet Tod, die danebengesetzte Zahl in wieviel Stunden derselbe eintrat. Das Zeichen 0 besagt, daß das Tier am Leben blieb.

---

1) Entsprechend den von v. Behring eingeführten Bezeichnungen bedeutet $1 + Ms$ die Giftmenge, welche 1 g Maus in 3—4 Tagen tötet; $1 — Ms$ die äquivalente Antitoxinmenge.

Versuchsreihe	Verhältnis des Toxins zum Antitoxin	Dunkel		Hell	
		ohne Eosin	mit Eosin	ohne Eosin	mit Eosin
I.	1 : 0,025	† 52 h	† 52 h	† 52 h	† 24 h
II.	1 : 0,030	0	0	0	”
III.	1 : 0,053	0	0	0	”
IV.	1 : 0,5	0	0	0	† 32 h
V.	1 : 1,0	0	0	0	† 72 h
VI.	1 : 2,0	0	0	0	0

Ergebnis. Eosin im Lichte wirkt stark schädigend auf Tetanusantitoxin. Nach 3 Tagen Exposition in zerstreutem Tageslichte sehr mäßiger Intensität vermochte der Zusatz des 33fachen Äquivalentes den Tod durch Tetanustoxin nicht hintanzuhalten und erst nach dem Zusatz des 67-fachen Äquivalentes blieb das Leben erhalten. Licht allein und Eosin im Dunkeln zeigte keine merkbare Wirkung.

VIII. Untersuchungen über die fluorescierenden Stoffe, welche zur Sensibilisation in tierischem Gewebe optisch am besten geeignet sind.

Die in neuerer Zeit von verschiedenen Seiten über das „Eindringen der Lichtstrahlen" in tierische Gewebe unternommenen Untersuchungen führten zum Ergebnisse, daß dieses Vermögen zunimmt mit der Wellenlänge. Ultraviolette Strahlen dringen nur Bruchteile von Millimetern ein, von grünen und roten bleibt nach dem Passieren von einigen Centimetern so viel übrig, daß photographische Aufnahmen noch möglich sind, infrarote werden am wenigsten absorbiert und gelangen daher in noch größere Tiefen.[1] In Anlehnung an diese Erfahrungen ist daher zu erwarten, daß mit fluorescierenden Stoffen eine um so größere Tiefenwirkung sich erzielen lassen wird, je näher ihr Absorptionsgebiet gegen das rote Ende des Spektrums gelegen ist. Noch geeigneter würden Stoffe sein, welche durch infrarote Strahlen erregt würden. Trotz mehrfacher Bemühungen der Physiker ist es aber bisher nicht ge-

---

1) Konf. insbesondere G. Busck, Über die relative Penetrationsfähigkeit der verschiedenrn Spektralstrahlen gegenüber tierischem Gewebe. Mitteil. aus aus Finsen's Lichtinstitut Heft IV 1903. — J. Schmidt, Über Sonnenstich und Schutzmittel gegen Wärmestrahlung Archiv für Hyg. Bd. 47 p. 262. — E. Hertel, Über die physiologische Wirkung von Strahlen verschiedener Wellenlänge, Zeitschr. f. allg. Physiol. V, 95.

lungen, solche Stoffe aufzufinden.[1] Daß eine Tiefenwirkung sich
erreichen läßt ging schon aus einigen von O. Raab und R.
Jacobson ausgeführten Versuchen hervor. Mit Eosin versetzte
Paramäcienkulturen wurden noch getötet, wenn das zutretende
Licht zuvor die Haut eines lebenden Meerschweinchens oder die
Schädeldecke eines frisch getöteten Frosches passiert hatte.[2]

Die folgenden Versuche sollen dartun, in welchem
Maße die Tiefenwirkung bei Anwendung von fluorescierenden Stoffen, welche in verschiedenen Spektral-
bezirken absorbieren, sich ändert.

Als Reagens dienten Paramäcien, derselben Kultur entnommen,
und als Versuchsobjekt das Ohr eines lebenden Kaninchens. Zur
Prüfung war das Ultraviolett-blau absorbierende dichloranthracendisulfosaure Natron, das Grün absorbierende Eosin und das Rot
absorbierende Methylenblau in Aussicht genommen. Von diesen
Stoffen wurden nun zunächst die Konzentrationen ermittelt, bei
welchen gutes zerstreutes Tageslicht (Mittagszeit im Mai) die Paramäcien im hängenden Tropfen bei offenem Fenster durch ein Deckglas hindurch in 15 Minuten zu töten vermochte. Dieselben waren
für Dichloranthracendisulfosäure 1:120000, für Eosin 1:2000, für
Methylenblau 1:100000. Die beiden ersten Konzentrationen sind ungiftig, d. h. sie sind im Dunkeln innerhalb 48 Stunden auf Paramäcien ohne merkbaren Einfluß; das Methylenblau aber tötete die
Paramäcien in obiger Konzentration noch in 8 Stunden. Um reine
Lichtwirkung zu haben, wurde daher an Stelle des Methylenblau das
ihm optisch und chemisch verwandte, aber weniger giftige Methylenviolett (Dimethylthionolinchlorid[3]) verwendet. Es fluoresciert in
wässeriger Lösung von 1:100000 in durch Linse konzentriertem
Sonnenlichte feurig rot und besitzt zwei Absorptionsstreifen, einen
stärkeren im Rot und einen schwächeren im Gelb. Paramäcien
wurden durch Einwirkung von zerstreutem Tageslicht von 15 Minuten
Dauer bei Konzentration von 1:500000 getötet. Im Dunkeln waren
sie selbst bei Konzentration von 1:150000 nach 24 Stunden unverändert am Leben.[4]

---

1) E. Wiedemann, Über Fluorescenz, Festschrift der Universität Erlangen 1901.

2) Zeitschr. f. Biologie Bd. 41 p. 455 und Bd. 39 p. 524.

3) Chemisch rein durch freundliche Zusendung der Badischen Anilin- und
Sodafabrik erhalten.

4) Auf Invertin wirkt Methylenviolett in Konzentration von 0,0005 % ungefähr ebenso stark schädigend wie Methylenblau.

Nach diesen Feststellungen wurde zum eigentlichen Versuche über Tiefenwirkung übergegangen. Hierbei wurde ein nach oben offenes Kästchen aus Hartgummi mit doppelter Wandung benützt. Durch den Zwischenraum konnte ein Wasserstrom geleitet werden, wodurch die Temperatur im Binnenraum, kontrolliert durch ein in denselben hineinreichendes Thermometer, auf 20—25° gehalten werden konnte. Der Binnenraum hatte eine quadratische Grundfläche von 5×5 cm und eine Höhe von 3 cm, geräumig genug, um 4 feuchte Kammern mit Paramäcienpräparaten im hängenden Tropfen aufzunehmen. Zwei dieser Kammern waren durch Schwärzung resp. Verklebung mit Stanniol vollkommen lichtdicht gemacht. Auf diese Weise konnten je 2 fluorescierende Stoffe, mit und ohne Lichtzutritt (Kontrolle) auf einmal untersucht werden. Auf der Oberseite des Kästchens war eine Filzplatte mit quadratischem Ausschnitt festgeklebt, auf welche dann das Ohr eines lebenden Kaninchens mit Heftpflasterstreifen und lichtdichtem Papier unter Erhaltung der normalen Blutzirkulation so befestigt war, daß der Zutritt des Lichtes in das Innere des Kästchens nur durch das Ohr möglich war. Nachdem diese Vorbereitungen im Dunkelzimmer erledigt waren, wurde in Sonnenlicht zur Mittagszeit im Mai exponiert und sodann im Dunkelzimmer bei möglichst schwacher Beleuchtung die Paramäcien besichtigt.

Wie in allen früheren Untersuchungen enthielten auch hier die einzelnen Präparate eine beträchtliche Anzahl von Individuen (16—24), so daß Täuschung durch das manchmal vorkommende, etwas ungleiche Verhalten einzelner Individuen ausgeschlossen war.

Die Tabelle der folgenden Seite enthält das Resultat zweier Versuchsreihen, welche an zwei aufeinanderfolgenden Tagen bei völlig gleichen Lichtverhältnissen angestellt worden waren.

Das Ergebnis der Versuche entspricht der Erwartung:

Das im Ultraviolett-Blau absorbierende dichloranthracendisulfosaure Natron hatte nach 2 Stunden Exposition noch nicht merkbar gewirkt, das im Grün absorbierende Eosin die Paramäcien in dieser Zeit eben getötet, das im Rot absorbierende Methylenviolett Tod und Zerfall der Paramäcien schon nach $1\frac{1}{2}$ Stunden hervorgebracht. Für Tiefenwirkung sind somit jene fluorescierenden Stoffe am besten geeignet, deren Absorption möglichst weit vom stärker brechbaren Ende des Spektrums entfernt liegt. Selbst verständlich bezieht sich dieser Satz nur auf die optischen Ver-

Nr. des Versuches und Dauer d. Exposition	Zusatz	Konzentration	Hell	Dunkel
1. 2 Stunden	Dichloranthracendisulfosäure	1 : 120000	Sämtliche Paramäcien unverändert lebend.	Sämtliche Tiere unverändert lebend; nachher ans Sonnenlicht gebracht starben sie in 10 Minuten.
	Eosin	1 : 2000	Die meisten Paramäcien tot, einige noch rollend. Farbstoffaufnahme bei allen noch gering, daher Tod erst kurz vor d. Besichtigung eingetreten.	,,
2. 1½ Stunden	Eosin	1 : 2000	Alle Tiere lebend, viele ndes nur mehr in rollender Bewegung also im Absterben.	,,
	Methylenviolett	1 : 500000	Alle Tiere tot, aufgequollen und zerfallen.	,,

hältnisse. Im Tierkörper selbst können noch mancherlei andere Momente bei der Wirkung bestimmend sein, wie der folgende Abschnitt dartun wird.

IX. Versuche an mit Ricin und Diphtherietoxin vergifteten Tieren.

Die Versuche sind an Meerschweinchen ausgeführt, welche tags zuvor am Rücken enthaart worden waren. Die Enthaarung wurde durch Auflegen eines Breies von Calciumhydrosulfid bewerkstelligt, der durch Einleiten von Schwefelwasserstoff in Kalkmilch frisch bereitet war. Nach 1—2 Minuten Einwirkung konnten die Haare abgestreift werden, ohne daß eine bedeutende Schädigung der Haut zurückblieb.

1. Versuch. 3 Meerschweinchen von 520—550 g Gewicht erhalten eine subkutane Injektion von 0,01 Eosin (in einprozentiger Lösung), nach einer Stunde an derselben Stelle eine Injektion von Ricin in einfacher letaler Dosis (0,0008 mg pro Gramm Körpergewicht). Die gleiche Dosis von Ricin wird 3 Kontrolltieren injiziert. Sämtliche Tiere werden sodann 2 Tage (März) der Sonne ausgesetzt.

Resultat. Kontrolltiere: 2 starben nach 48 Stunden
1 „ „ 54 „
Eosintiere: 1 „ „ 54 „
1 „ „ 96 „
1 blieb am Leben.

2. Versuch. 18 Tiere von 520—550 Gewicht erhalten Eosin 0,01 und Ricin in einfacher letaler Dosis gleichzeitig subkutan an verschiedener Stelle. Die gleiche Dosis Ricin wird 9 Kontrolltieren injiziert. Exposition in Sonne wie oben.

Resultat. Kontrolltiere: 4 starben nach 30 Stunden
4 „ „ 32 „
1 „ „ 42 „
Eosintiere: 3 „ „ 32 „
2 „ „ 36 „
8 „ „ 42 „
2 „ „ 48 „
3 „ „ 72 „

3. Versuch: Methylenblau 0,002 oder Eosin 0,01 subkutan am enthaarten Rücken, Diphtherietoxin in 1—4facher letaler Dosis 3 Stunden nachher an gleicher Stelle. Die Kontrolltiere erhielten Kochsalzinjektionen und 3 Stunden darauf die analogen Toxinmengen. Sämtliche Tiere wurden sodann 2 Tage lang der Sonne ausgesetzt.

Dosis des Toxins in ccm	Das Wievielfache d. letalen Dosis	Kontrolltiere	Eosintiere	Methylenblautiere
0,05	1	Beide Tiere tot nach 3 resp. 4 Tagen	Beide Tiere wurden krank, blieben aber am Leben.	Ebenso.
0,15	3	tot nach 2 Tagen	tot nach 7 Tagen	tot nach 6 Tagen
0,20	4	„ „ $1^{1}/_{2}$ „	„ „ 4 „	„ „ 4 „

4. Versuch. Gleichzeitige Injektion von Eosin 0,025 intraperitoneal und Diphtherietoxin subkutan an einer vom Lichte abgewandten Stelle. 3 Eosintiere und 3 Kontrolltiere wurden 2 Tage der Sonne ausgesetzt, je 3 Tiere ebensolange im Dunkeln gehalten. Die weitere Zeit verbrachten sie in den gewöhnlichen Ställen. Sämtliche Tiere wogen sehr annähernd 500 g. Das Toxin stammte aus einer anderen Standardlösung als bei den vorausgegangenen Versuchen.

Dosis des Toxins	Kontrolltiere	
	hell	dunkel
0,055	tot nach 14 Tagen	tot nach 11 Tagen
0,060	„ „ 14 „	„ „ 8 „
0,070	„ „ 12 „	„ „ $8^{1}/_{2}$ „

Dosis des Toxins	Eosintiere	
	hell	dunkel
0,055	bleibt am Leben	tot nach 10 Tagen
0,060	tot nach 16 Tagen	„ „ $8^{1}/_{2}$ „
0,070	„ „ 12 „	„ „ 7 „

Das Ergebnis dieser Versuche kann in folgende 4 Punkte zusammengefaßt werden:

1. Nach subkutaner Injektion von Diphtherietoxin in einfacher letaler Dosis, 3 Stunden nach der an selber Stelle erfolgten Applikation der fluorescierenden Substanz blieben die Tiere am Leben. Nach Injektion der 3—4fachen Dosis starben sie verspätet, nach 3mal soviel Tagen wie die ebenfalls der Sonne ausgesetzt gewesenen Kontrolltiere (Versuch 3).

Bei gleichzeitiger Injektion der fluorescierenden Substanz und des Toxins an verschiedener Stelle war das Ergebnis weniger beriedigend. Es blieb nur ein Tier am Leben, bei den zwei anderen wurde nur der Todeseintritt hinausgeschoben (Versuch 4).

2. Ähnlichen Verlauf nahmen die Versuche mit Ricin an gleicher und an getrennter Injektionsstelle (Versuch 1 und 2).

3. Die nach den Versuchen des 8. Abschnittes zu erwartende bessere Wirkung des Methylenblaus gegenüber dem Eosin ist nicht eingetreten. Der Grund liegt wohl darin, daß das Methylenblau im Warmblüter sehr bald zu Leukobase reduziert und somit unwirksam wird (Versuch 3).

4. Nach den in Versuch 4 erhaltenen Resultaten hat es den Anschein, als ob Licht allein auf die mit Diphtherietoxin behandelten Tiere von Einfluß war. Der Tod trat bei den Lichttieren nach 12—14 Tagen, bei den Dunkeltieren nach 7—10 Tagen ein. Die Zahl der Tiere ist indes zu klein, um einen bestimmten Schluß zu erlauben. Auch ist es nicht ausgeschlossen, daß die Dunkeltiere unter ungünstigeren Ernährungsbedingungen standen als die Lichttiere. Die Beobachtung ist aber immerhin derart, daß sie zu einer Wiederholung des Versuches in größerem Umfange auffordert. Die in Punkt 1—3 aufgeführten Ergebnisse sind von dieser Beobachtung, auch wenn sie sich bestätigen sollte, unbeeinflußt, da die Kontrolltiere in gleicher Weise der Sonne ausgesetzt waren wie die Eosin- und Methylenblau-Tiere.

Zur richtigen Einschätzung der in 1 und 2 zusammengefaßten

Versuchsergebnisse muß folgendes angeführt werden. Von dem subkutan injizierten Eosin resp. Methylenblau wird nur ein Teil rasch in das Blut aufgenommen, der andere bleibt längere Zeit im Gewebe liegen. Das nachher an selbe Stelle injizierte Toxin traf daher wahrscheinlich noch mit unresorbierter fluorescierender Substanz in vermutlich noch wirksamer Form, d. h. nicht an die Gewebsfaser gebunden, zusammen und die Schädigung begann daher schon an der Applikationsstelle. Welchen Umfang sie hier erreichte, entzieht sich der sicheren Beurteilung, weil die Geschwindigkeit der Resorption des Toxins und die Intensität der Lichtwirkung durch die Haut nicht genau genug bekannt sind.

Die nicht ganz erfolglosen Versuche mit Injektion von Eosin und Toxin an getrennter Stelle sprechen dafür, daß eine Wirkung auch nach der Resorption des Toxins eintreten kann. Da die Injektion des Toxins an der behaarten, vom Lichte abgewandten Bauchseite erfolgte, ist es nicht wahrscheinlich, daß die Wirkung auch in diesen Versuchen eine vorwiegend örtliche war, in der Weise, daß das noch nicht resorbierte Toxin durch das in die Haut wieder ausgeschiedene Eosin geschädigt wurde.

Die unvollkommenen Erfolge, welche in den Versuchen mit getrennten Injektionsstellen erzielt wurden, erklären sich teils durch die rasche Ausscheidung des Toxins aus dem Blute, teils wohl auch durch die Hemmung der Sensibilisation. Bezüglich des Toxins, spez. des Diphtherietoxins haben die Untersuchungen von Dönitz ergeben, daß es infolge Fixierung in den Organen sehr rasch aus dem Blute verschwindet.[1]) Die Periode der Zirkulation in den Hautkapillaren, während der es dem Lichte am leichtesten zugänglich ist, ist daher nur eine sehr kurze. Die Wirkung in den tieferliegenden Organen aber ist unter allen Umständen eine viel geringere, selbst wenn die photodynamische Substanz in einer wirksamen Form dahingelangen kann und das fixierte Toxin der Wirkung noch zugänglich bleibt. Hierzu kommt wahrscheinlich noch der Umstand, daß nach den von G. Busck im pharmakologischen Institute München unternommenen, noch nicht veröffentlichten Untersuchungen die photodynamische Wirkung auf Zellen, Enzyme und Toxine durch das Serum des Blutes verschiedener Tierarten in hohem Grade ge-

---

1) Arch. internat. de pharmacodynamie V, 425.

hemmt wird. Nur die Anwendung relativ hoher Konzentration der fluorescierenden Substanz im Blute verspricht Erfolg. Die Grenze hierfür ist aber bald gesetzt, da alle bisher zu Tierversuchen benützten fluorescierenden Stoffe nach der Resorption schon im Dunkeln giftig sind und die schädigende Wirkung im Lichte noch zunimmt.[1])

Größere Aussicht auf Erfolg eröffnen die Versuche für gewisse örtliche Anwendungen, wenn z. B. die Wirkung des von außen aufgenommenen Giftes im wesentlichen eine lokale bleibt wie in vielen Fällen von Kreuzotternbiß oder wenn die Produktionsstätte des Toxins selbst getroffen werden kann, wo es sich dann nicht um die Vernichtung großer Giftmengen auf einmal, sondern um die Zerstörung kleiner nach Maßgabe ihrer Bildung handelt. Der Lichtzutritt bei solcher örtlichen Anwendung ist ein ausreichender und die zu applizierenden Mengen von fluorescierender Substanz können weit unter der toxischen Grenze bleiben.

---

1) A. Jodlbauer u. G. Busck, Über die Wirkungen von Fluoresceïn und Fluoresceïnderivaten im Lichte und im Dunkeln. Arch. intern. de pharmacodynamie Vol. XV p. 263.

X.

Über die Abhängigkeit der Wirkung der fluorescierenden Stoffe von ihrer Konzentration.

Von

A. Jodlbauer und **H. v. Tappeiner.**

Die bisherigen Untersuchungen über fluorescierende (photodynamische) Stoffe wurden in der Regel in Konzentrationen von 0,005 bis
0,05⁰/₀ ausgeführt. Eine genauere Untersuchung über die Abhängigkeit
der Wirkung von der Konzentration mußte wegen vordringlicherer
anderer Arbeiten bis jetzt aufgeschoben bleiben. An Zellen ist
dieselbe schwierig durchführbar, da die Verhältnisse hier wegen
der Giftigkeit der Stoffe und wegen der Abhängigkeit der photodynamischen Wirkung von der Aufnahme in die Zelle sehr ver-
wickelt sind. Bei Enzymen kommen diese Faktoren nicht in Betracht. Es wurde daher Invertin als Untersuchungsobjekt gewählt und die Jodabspaltung aus Jodkalium zum Vergleiche
herangezogen.

Über den Einfluß der Dichte des Eosins bei letzterer Reaktion
hat bereits W. Straub Versuche ausgeführt. In der ersten Mitteilung[1]) kommt er zu dem Ergebnisse. „daß von einem gewissen
minimalen Grenzwert ab die Jodabspaltung proportional der Eosin-
konzentration wächst." Aus einem Versuche der zweiten Arbeit[2])
aber wird die Folgerung gezogen, „daß man mit ein und derselben
Menge Eosin bei gleicher Dauer der Belichtung um so mehr Jod
abspalten kann, je verdünnter die Eosinlösung ist." Nach unseren
in der Folge mitgeteilten Untersuchungen kommt in keinem dieser
Sätze der wahre Sachverhalt zum Ausdrucke. Da Straub die
von ihm befolgte Versuchsanordnung nicht näher beschreibt, so

---

1) Münch. med. Wochenschrift 1904 Nr. 25.
2) Arch. f. exp. Path. u. Pharmakol. Bd. 51 383.

kann nicht ersehen werden, wodurch er zu diesen Angaben geführt
wurde.

Versuchsanordnung: Das Prinzip der Anordnung ist ein
sehr einfaches: Lösungen von Invertin und Jodkalium versetzt mit
einer fluorescierenden Substanz in steigender Konzentration werden
unter gleichen Verhältnissen eine bestimmte Zeit dem Lichte ausgesetzt und das Invertierungsvermögen resp. das abgeschiedene
Jod nachher bestimmt. Bei der Ausführung aber ist zu beachten,
daß erstens die Schichtendicke der Lösungen so groß genommen
wird. daß die Absorption des Lichtes in allen Konzentrationen
wenigstens annähernd vollständig bleibt und daß zweitens der Zutritt des Sauerstoffs ein ausreichender ist. Der ersteren Bedingung
kann in Versuchen mit ruhenden Lösungen in Kuvetten oder
Schalen „Schalen- oder Standversuche" leicht entsprochen werden,
die Erfüllung der zweiten erscheint nur in Versuchen mit bewegten
Lösungen „Schüttelversuche" gesichert. Wir haben beide Versuchs-
arten benützt.

Schalenversuche: Die Verwendung allseitig geschlossener,
planparalleler Kuvetten mit Luftraum scheiterte an dem Umstande,
daß die obere Platte bei der Exposition in Sonne alsbald mit
dicken Tropfen verdunsteten und wieder kondensierten Wassers
sich beschlug, wodurch der Zutritt des Lichtes sehr ungleich
werden mußte. Es blieb daher nichts anderes übrig als offene
runde Schalen mit ebenem Boden und senkrechter Wandung, sog.
Kristallisationsschalen, zu nehmen. Sie hatten einen Durchmesser
von 57—58 mm und wurden in der Regel mit 30 ccm Lösung gefüllt. so daß die Schichtendicke 1,2 cm betrug. Versuche mit
0.6 und 2,4 cm Schichtendicke ergaben im wesentlichen dasselbe
Resultat. Bei der Exposition wurden die Schalen an einem offenen
Fenster im Kreise dicht aneinandergereiht aufgestellt, die Seiten-
wände waren mit lichtdichtem Papier außen verkleidet, so daß das
Licht nur von oben zutreten konnte; bei den Versuchen in Sonnenlicht wurde die Inzidenz durch einen Spiegel senkrecht gemacht.
Der Änderung der Konzentration der Lösungen während der Exposition wurde durch Ergänzung des Wassers so gut wie möglich
entgegengetreten, ein völliger Ausschluß dieser Fehlerquelle war
natürlich nur durch die folgende Methode gegeben.

„Schüttelversuche": Dünnwandige Reagenszylinder von
18 mm Weite und 16 cm Länge wurden zu $^1/_4$ mit den Lösungen
gefüllt und an der Peripherie einer nahezu senkrecht gestellten
drehbaren Scheibe befestigt. Die Vorrichtung wurde bereits in

der Arbeit über Bakterien und Fadenpilze verwendet und ist in Fig. 1 a und 1 b der folgenden Mitteilung abgebildet. Die in zerstreutem Tageslicht oder in der Sonne aufgestellte Scheibe machte ca. 30 Umdrehungen in der Minute, ebenso oft erfolgte also eine Umschüttelung in den Reagenszylindern.

In den wesentlichen Zügen führten die Schüttelversuche zu den gleichen Ergebnissen wie die Schalenversuche, so daß sie als zuverlässige Ergänzung der letzteren verwertet werden konnten. Eine Fehlerquelle haftet indes auch ihnen an, bedingt durch die in den verdünnten Lösungen eintretende Hydrolyse. Sie konnte in unseren Versuchen durch Zusatz eines Überschusses von Alkali (NH_3) nicht korrigiert werden, weil die Jodabspaltung aus Jodkalium schon bei geringer Alkalescenz der Lösung nicht mehr eintritt und das Invertin durch Alkali bekanntlich zerstört wird.

Als Lichtquelle diente in den Jodkaliumversuchen die Sonne (Exposition 7—8 Stunden); in den Versuchen mit Invertin genügte, da seine Lichtempfindlichkeit sehr viel größer ist und die Versuche in der besten Jahreszeit (Juli) ausgeführt wurden, zerstreutes Tageslicht von $^3/_4$—$1^1/_2$ Stunden Dauer. Bezüglich des zu den Versuchen verwendeten Jodkaliums sei erwähnt, daß es reinstes von E. Merck bezogenes war. Zur Herstellung seiner Lösungen (3—6 %) diente frisch destilliertes, also säurefreies Wasser. In solchen absolut neutralen Lösungen ist die Jodabspaltung durch Licht allein eine sehr langsame. Infolgedessen ergaben die Nullversuche d. h. die Versuche ohne Zusatz fluorescierender Substanz in den (geschlossenen) Schüttelversuchen regelmäßig keinen titrierbaren Wert, wogegen in den (offenen) Schalenversuchen die Jodbildung eine wechselnde war, je nach dem Reichtum der Atmosphäre an jodabspaltenden Faktoren. Die Bestimmung des Jods geschah durch Thiosulfat $^1/_{1000}$-normal nach Zusatz von Stärke. Die genaue Titrierung ist in den konzentrierteren Lösungen der Fluoresceïne keine leichte Aufgabe, da die Endreaktion schwer zu erkennen ist. Nach unseren Erfahrungen fährt man am besten, wenn man die Titrierung in Reagenszylindern vornimmt und selbe so lange fortsetzt, als die einfallenden Tropfen des Thiosulfats bei leichtem Schwenken noch Wolken erzeugen, welche bei stärkerem Schütteln sich wieder ausgleichen.

Das zu den Invertinversuchen verwendete Präparat war ebenfalls von E. Merck bezogen. Es löste sich sehr gut in Wasser. Es kam in Lösungen von ca. 0,12 % in Verwendung, welche durch Zentrifugieren noch völlig geklärt wurden. Zur Bestimmung des

Invertierungsvermögens wurden sie mit 10 % Rohrzuckerlösung zu gleichen Teilen versetzt und nach 10 Stunden Stehen im Dunkeln die Drehung durch einen Halbschattenapparat nach Laurent bestimmt. Die Drehung vor der Invertierung ist $+ 3{,}20^{\circ}$, nach derselben, wenn sie ganz vollständig ist, $- 1{,}04^{\circ}$.

I. Versuche mit·Fluoresceïnen.

Tabelle 1. Übersichtsversuch an Jodkalium.

In Schalen zu gleicher Zeit vorgenommen. Schichtendicke 1,2 cm; Exposition 10—5 Uhr in Sonne. Die Fluoresceïne wurden als Natronsalze verwendet, ebenso in den folgenden Versuchen.

Verbrauchte ccm Thiosulfat.

Konzentration des Farbstoffes	Fluoresceïn	Tetrachlorfluoresceïn	Tetrabromfluoresceïn	Tetrajodfluoresceïn	Tetrachlortetrajodfluoresceïn
$^1/_{100}$ -normal	2,3	3,1	14,0	17,2	7,2
$^1/_{1000}$ ″	20,2	18,0	17,0	22,8	20,8
$^1/_{10000}$ ″	14,5	13,8	15,2	17,0	23,0
$^1/_{100000}$ ″	4,5	9,1	13,8	16,6	18,0
$^1/_{1000000}$ ″	1,2	4,2	6,6	5,2	10,6
0	0,4				

Der Versuch ergibt für alle Fluoresceïne das Gemeinsame, daß die Wirkung mit abnehmender Konzentration zunächst zu einem Maximum, das zwischen Konzentration $^1/_{1000}$-normal und $^1/_{10000}$-normal liegt, ansteigt und dann abfällt. Der Abfall ist bei dem Fluoresceïn rascher als bei den anderen Stoffen, was darauf hindeutet, daß die Absorption des Lichtes in den sehr stark verdünnten Lösungen dieses Stoffes bei der angewandten Schichtendicke nicht mehr vollständig war.[1]

Tabelle 2. Genauere Bestimmung des Maximums.

Die einzelnen Versuchsreihen sind an verschiedenen Tagen in Sonne ausgeführt; Exposition 9—5 Uhr; sie sind daher untereinander nicht vergleichbar. Die Betrachtung jeder einzelnen Reihe ergibt, daß das Maximum nahe bei Konzentration $^1/_{2000}$-molekular sich befindet.

---

[1] Vergleiche die in der folgenden Abhandlung angeführten Messungen von H. Lehmann.

Verbrauchte ccm Thiosulfat.

Konzentration des Farbstoffes	Fluoresceïn Schalenversuch Schichtendicke 1,2 cm	Eosin Schalenversuch Schichtendicke 1,2 cm	Eosin Schüttelversuch	Erythrosin Schalenvers. Schichtendicke 2.4 cm
$1/100$-normal	—	4,0	1,2	—
$1/200$ „	1,0	5,4	1,3	14,7
$1/1000$ „	6,1	6,1	1,6	21,0
$1/2000$ „	11,0	6,6	2,1	21,0
$1/5000$ „	—	6,5	1,9	—
$1/10000$ „	9,8	5,8	1,8	19,4
$1/20000$ „	8,5	5,9	1,1	15,9
$1/100000$ „	4,8	4,4	0,6	13,6
$1/1000000$ „	—	2,0	0,5	0,5
0	0,8	0	0	0,3

Tabelle 3. Versuche an Invertin mit Eosin in zerstreutem Tageslicht.

Konzentration des Eosins	Schalenversuch Schichtendicke 1,2 cm Belichtung $^3/_4$ Std.	Schüttelversuch Belichtungszeit $^3/_4$ Std.	Schüttelversuch Belichtungszeit $^1/_4$ Std.
	Drehung am Saccharometer.		
$1/100$-normal	— 0° 06'	— 0° 08'	— 0° 11'
$1/200$ „	— 0° 01'	+ 0° 04'	+ 0° 45'
$1/400$ „	+ 0° 03'	+ 0° 31'	—
$1/1000$ „	+ 0° 15'	+ 1° 21'	— 1° 53'
$1/2000$ „	+ 0° 32'	+ 1° 42'	+ 1° 54'
$1/10000$ „	+ 0° 31'	+ 1° 40'	+ 1° 45'
$1/20000$ „	+ 0° 28'	+ 1° 35'	+ 1° 35'
$1/100000$ „	+ 0° 05'	+ 1° 00'	+ 1° 24'
$1/1000000$ „	+ 0° 01'	+ 0° 09'	— 0° 10'
0	+ 0° 02'-	+ 0° 01'	— 0° 10'

Die Versuche der Tabellen 1—3 ergeben, daß die Jodabspaltung aus Jodkalium und die Schädigung des Invertins mit abnehmender Konzentration des zugesetzten Fluoresceïns zu einem Maximum ansteigt und sodann langsam dann rascher wieder abfällt. Die Lage des Maximum ist nahe bei Konzentration $1/2000$-normal.

Das gleiche ergeben die bereits veröffentlichten Versuche über die Eder'sche Reaktion: Die Erhöhung der Geschwindigkeit der Kalomelausscheidung durch zugesetzte Fluoresceïne hat ebenfalls in der Nähe der Konzentration $1/2000$-normal ihr Maximum.[1]

1) A. Jodlbauer u. H. v. Tappeiner, Das photochemische Verhalten

Die Ergebnisse unserer Versuche sind somit mit den im Eingange erwähnten Angaben von Straub nicht vereinbar. Sie stehen dagegen in sehr bemerkenswerter Analogie mit der von O. Gros gefundenen Wirknngsweise des Fluoresceïns und seiner substituierten Derivate auf andere Farbstoffe und Leukobasen dieser Reihe.[1])

Die Veränderung, welche diese Leukobasen und Farbstoffe im Lichte erfahren, beruht nämlich nach Gros auf Oxydation derselben und diese Oxydation wird durch Zusatz von Fluosceïn oder seiner halogensubstituierten Derivate beschleunigt. Diese katalytische Wirksamkeit betätigt sich schon bei außerordentlich geringen Konzentrationen und geht mit steigender Konzentration durch ein Maximum, das (wie in unseren Versuchen) zwischen der Konzentration $^1/_{2500}$ und $^1/_{1000}$-molekular gelegen ist. Als Beleg seien die beiden einschlägigen Versuche (Tabelle 31 und 32 der Abhandlung von Gros) hier wiedergegeben. Die Versuche sind in zylinderförmigen Gefäßen von 100 ccm Inhalt, welche mit 50 ccm der zu untersuchenden Lösung und 50 ccm Sauerstoff gefüllt waren und auf einer Scheibe im Sonnenlichte rotierten, angeführt.

Tabelle 31.

Zusammensetzung der Lösung:	Verbrauchter Sauerstoff cm des Manometers
40 ccm $^1/_{100}$-norm. Fluoresceïnleukobase +	
10 ccm $^1/_{500}$-norm. Tetrajodfluoresceïn	75,0
„ $^1/_{200}$ „ „	82,5
„ $^1/_{100}$ „ „	77,5
„ H$_2$O	18,0

Tabelle 32.

40 ccm $^1/_{100}$-norm. Fluoresceïnleukobase +	
10 ccm $^1/_{500}$-norm. Tetrabromfluoresceïn	81,7
„ $^1/_{200}$ „ „	90,2
„ $^1/_{100}$ „ „	70,7
„ $^1/_{50}$ „ „	44,8
„ H$_2$O	13,1

des Quecksilberoxalats bei Abwesenheit von Sauerstoff und bei Anwesenheit gewisser fluorescierender Stoffe. Berichte d. D. chem. Gesellsch. 38 2602.

1) O. Gros, Über die Lichtempfindlichkeit des Fluoresceïns und seiner substituierten Derivate, sowie der Leukobasen derselben. Zeitschr. f. physikalische Chemie Bd. 37 p. 157—192, konf. auch O. Knoblauch ibidem 29 527.

II. Versuch mit Methylenblau.

Er wurde an Invertin als Schüttelversuch in zerstreutem Tageslichte von 12—6 Uhr an einem klaren Maitage ausgeführt. Da Methylenblau die Invertierung hemmt (nach den Dunkelversuchen in Abhandlung I), wurde dem Versuche eine entsprechende Anzahl mit schwarzem Papier verkleideter Röhren beigegeben. Die Differenz der Polarimeterablesungen aus den Hell- und Dunkelröhren gibt die Lichtschädigung.

Tabelle 4.

Konzentration des Methylenblaus	Drehung am Saccharometer		
	hell	dunkel	Differenz
$1/1000$-normal	$+\ 2^0\ 20'$	$+\ 0^0\ 55'$	$+\ 1^0\ 25'$
$1/2000$ „	$+\ 2^0\ 35'$	$+\ 0^0\ 20'$	$+\ 2^0\ 15'$
$1/10000$ „	$+\ 1^0\ 30'$	$-\ 0^0\ 15'$	$+\ 1^0\ 45'$
$1/20000$ „	$+\ 1^0\ 11'$	$-\ 0^0\ 18'$	$+\ 1^0\ 29'$
$1/100000$ „	$-\ 0^0\ 05'$	$-\ 0^0\ 26'$	$+\ 0^0\ 21'$
0	$-\ 0^0\ 32'$	$-\ 0^0\ 30'$	$-\ 0^0\ 02'$

Der Versuch ergibt, daß Methylenblau sich den Fluoresceïnen analog verhält, indem seine Wirkung mit steigender Konzentration durch ein Maximum geht, das in der Nähe von $1/2000$-molekular liegt.

III. Versuche mit Dichloranthracen —2,7 disulfonsaurem Natron.

Schalenversuche.

Konzentration des Zusatzes	3 proz. Jodkaliumlösung, 1,2 cm Schichtendicke, Exposition in Sonne (Juni), Verbrauchte ccm Thiosulfat	0,12 proz. Invertinlösung, 0,8 cm Schichtendicke, Exposition 7 Std. in zerstreutem Tageslicht, Grade des Saccharometers
$1/10$ - normal	38,2	—
$1/20$ „	25,3	$+\ 3^0\ 10'$
$1/100$ „	15,5	—
$1/200$ „	11,7	$+\ 2^0\ 58'$
$1/1000$ „	8,2	—
$1/2000$ „	6,8	$+\ 2^0\ 15'$
$1/10000$ „	5,2	$+\ 0^0\ 48'$
0	1,0	$-\ 0^0\ 27'$

Resultat: Die Wirkung des dichloranthracendisulfonsauren Natrons nimmt mit steigender Konzentration zunächst langsam, dann rascher fortwährend zu, so daß das Maximum der Wirkung mit dem Maximum der Konzentration zusammenfällt.

Äsculin scheint sich bezüglich seiner jodabspaltenden Wirkung in gleicher Weise zu verhalten, denn einige Bestimmungen, die bei anderer Gelegenheit mit ihm von uns gemacht wurden, ergaben, daß das Maximum der Jodabspaltung mit dem Maximum der Konzentration zusammenfällt.[1])

Dieses von den Fluoresceïnen und dem Methylenblau völlig abweichende Verhalten der Dichloranthracendisulfonsäure kann nicht dadurch verursacht sein, daß die Absorption des Lichtes bei der angewandten Schichtendicke (0,8—1,2 cm) nur in der höchsten Konzentration eine vollständige gewesen ist, denn die Wiederholung des Jodkaliumversuches in 16 cm Schichtendicke gab dasselbe Resultat. Außerdem konnte der Nachweis geführt werden, daß in dieser Schichtendicke selbst sehr verdünnte Lösungen ($^1/_{100000}$-molekular) noch sehr ausgiebig absorbieren. Der Versuch wurde in Ermangelung eines Spektralapparates mit Quarzoptik auf biologischem Wege als Schutzversuch auf folgende Weise ausgeführt. Durch eine senkrecht gestellte Röhre aus Metall, welche mit Wasser resp. Lösung von dichloranthracendisulfonsaurem Natron $^1/_{100000}$-normal gefüllt und mit Quarzplatten verschlossen war, wurde das durch eine Quarzlinse parallel gestellte Licht einer Kohlenbogen-Reflektorlampe auf ein Schälchen geleitet, in welchem sich Paramäcien in dichloranthracendisulfonsaurem Natron 1:4000 (einer im Dunkeln vollständig ungiftigen Konzentration) befanden. Das Schälchen war so angebracht, daß nur Licht aus der Röhre zu ihm gelangen konnte. Ebenso blieb es vor Beginn des Versuches vor Licht sorgfältig geschützt. Im Versuche bei Füllung der Röhre mit Wasser waren die Paramäcien nach Belichtung von $1^1/_2$—2 Minuten Dauer getötet, im Versuche bei Füllung mit Dichloranthracendisulfosäure ließen sich nach $^1/_2$ Stunde keine Zeichen von einer Schädigung wahrnehmen. Durch das vorgelegte Filter waren mithin die wirksamen Strahlen in sehr vollständiger Weise absorbiert worden. Die Erklärung für das abweichende Verhalten der Dichloranthracendisulfonsäure muß daher in anderen Verhältnissen gesucht werden.

IV. Erklärungsversuche.

Für das bei den Fluoresceïnen auftretende Wirkungsmaximum hat O. Gros (a. a. O. S. 177) eine Erklärung ge-

---

1) V. S. 89.

geben. Nach Besprechung der Möglichkeit, daß an der Reaktion nur die Ionen des Farbstoffes sich beteiligen und nach der Darlegung, daß auch in diesem Falle kein Maximum möglich ist, da die absolute Ionenkonzentration mit steigender Konzentration des Farbstoffes ebenfalls stets zunehmen muß, fährt er folgendermaßen fort: „Eine Erklärung des vorliegenden Verhältnisses ist aber gleichwohl damit gegeben, daß wir die weitere Annahme machen, daß die Absorptionsgebiete des undissoziierten Farbstoffes und seiner Ionen sich decken oder doch teilweise zusammenfallen. Diese Annahme gewinnt an Wahrscheinlichkeit dadurch, daß diese Farbstoffe in wässeriger Lösung annähernd die gleiche Farbe besitzen wie in einer solchen von Alkohol, Schwefelsäure, Eisessig. In diesem Falle würden also, gleichviel ob nur der undissoziierte Farbstoff oder sein Ion sich an der Reaktion beteiligen, mit steigender Konzentration zwei entgegengesetzt wirkende Faktoren sich betätigen. Einmal nämlich wird die Konzentration des wirksamen Bestandteils erhöht und damit die Reaktionsgeschwindigkeit. Andererseits wird aber der andere Bestandteil, der durch seine Absorption die Intensität des Lichtes vermindert, ebenfalls vermehrt, und es läßt sich leicht einsehen, daß unter Umständen von einer gewissen Konzentration ab der Einfluß des zweiten Faktors den ersten übertreffen kann und dann natürlich ein weiteres Steigern der Konzentration eventuell ein Vermindern der Reaktionsgeschwindigkeit zur Folge haben muß."

Bezüglich des abweichenden Verhaltens des dichloranthracendisulfonsauren Natrons wurde zunächst festgestellt, daß seine Erklärung in einer Verschiedenheit der Absorptionsgebiete des undissoziierten Stoffes und des ionisierten nicht gesucht werden kann. Da in der Literatur hierüber keine ausreichenden Angaben aufgefunden werden konnten[1]), wurden unter Beihilfe von Herrn Dr. H. Lehmann die Absorptionsspektra der Lösungen des Salzes in Methylalkohol und Äthylalkohol und der Säure in konzentr. Schwefelsäure in Eisenfunkenlicht photographisch aufgenommen.[2]) Der Vergleich mit der Spektra der wässerigen Lösungen gleicher Konzentration ergab, daß die Absorptionsgebiete in allen Lösungsmitteln sehr annähernd sich decken.

---

1) Die Mitteilung von E. Lommel, Wied. Ann. 6 117, über die „Bisulfobichloranthracenige Säure" beziehen sich nur auf die ätherische Lösung und den sichtbaren Teil des Spektrums.

2) Mit freundlichst erteilter Erlaubnis des Herrn A. v. Baeyer und K. Hoffmann ausgeführt am Spektrographen mit Quarzoptik des chem. Laboratoriums des kgl. Generalkonservatoriums.

Lösung des Salzes.

Art des Lösungsmittels und Konzentration	Absorption in $\mu\mu$ bei Exposition von 30"
Methylalkohol 1 : 10 000 (gesättigte Lösung)	275—250
Wasser 1 : 10 000	275—250
Äthylalkohol 1 : 40 000 (gesättigte Lösung)	275—244
Wasser 1 : 40 000	273—260

Lösung der Säure.

Konzentrierte Schwefelsäure 1 : 1000	480—347, 317—Ende
Wasser 1 : 1000	480—347, 310—Ende

Eine stärkere Ionisierung des dichloranthracendisulfonsauren Natrons gegenüber den Natronsalzen der Fluoresceïnreihe in der Weise, daß die Dissociation bei ersterer Substanz schon in den höchsten Konzentrationen eine maximale wäre, kann zur Erklärung des abweichenden Verhaltens des dichloranthracendisulfonsauren Natrons ebenfalls nicht herangezogen werden, denn die Messung seiner Leitfähigkeit ergab zwar, daß das Salz schon bei geringen Verdünnungen sehr weitgehend dissoziiert ist, wesentliche Verschiedenheiten aber zwischen ihm und den Fluoresceïnverbindungen aber nicht bestehen dürften.

Herr Dr. J. Sand hatte die Freundlichkeit, die Leitfähigkeit des dichloranthracendisulfonsauren Natrons zu bestimmen und hierüber folgende Mitteilung zu geben.

Äquivalent-Leitfähigkeiten
für

I. Dichloranthracendisulfonsaures Natrium			II. Naphtalinmonosulfonsaures Natrium. (Ostwald, Lehrbuch II, 1, 751.)	
Äquivalent Konz. c.	Verdünnung v (Lit.)	Äquivalent Leitf. μ	Verdünnung v (Lit.)	Äquivalent Leitf. μ
0,0339 ($^{3,39}/_{100}$-norm.)	29,5	70,8	64	69,1
0,01694	59,0	76	128	71,9
0,00339	295	81	256	74,1
0,00271 ($^{2,71}/_{1000}$-norm.)	3690	90	512	75,5

Resultat: Bei niedrigen Konzentrationen (ca. $^{3}/_{100}$-normal) zeigt dichloranthracendisulfonsaures Na fast dieselbe Äquivalent-Leitfähigkeit wie das Na-Naphtalinmonosulfonat, das rasche Ansteigen von μ bei dem Dinatriumsalz deutet auf Hydrolyse hin. Nimmt man die aus den Ostwald'schen Zahlen berechnete Endleitfähigkeit $\mu_\infty = 79,5$ (Bredig, Zeitschr. f. physikal. Chemie 13, 191) auch für das Dinatriumsalz als annähernd gültig an, so berechnet sich der Dissociationsgrad α für eine 0,0339-n-Disalzlösung zu $\alpha = 0,89$; bei den höheren Verdünnungen nähert sich α (wegen der Hydrolyse nicht berechenbar) immer mehr dem Werte 1.

Der Unterschied im photodynamischen Verhalten von Eosin und dichloranthracendisulfonsaurem Natron hängt vielleicht damit zusammen, daß bei der Ionisation des Eosins eine strukturelle Verschiebung im maßgebenden Teil des Molekuls (Chinonisierung) stattfindet und nur die Ionen photochemisch wirken, bei der Ionisation des dichloranthracendisulfonsauren Natrons aber dissoziierte und nicht dissoziierte Anteile gleich konstituiert, also wahrscheinlich auch gleich photochemisch wirksam sind.

V. Bemerkungen zur therapeutischen Anwendung.

Für diese Anwendung ergeben sich aus unseren Versuchen folgende Anhaltspunkte: Man muß trachten, das Optimum der Konzentration in das Gewebe zu bringen. Im Falle der Anwendung von Eosin (Natriumsalz), dessen Molekulargewicht in Gramm 692 ist. wäre dies eine Lösung von ca. 0,04 %. Wäre das Gewebe eine einfache Flüssigkeit, so wäre dieser Forderung durch Applikation des gleichen Volumens einer Eosinlösung doppelter Konzentration in einfacher Weise genügt. Soll das Eosin aber in einer Zelle versammelt werden, so kann der Transport nur durch Diffusion geschehen. Die Geschwindigkeit derselben aber ist im allgemeinen um so höher, je größer die Konzentration der Außenlösung ist. Daher empfiehlt es sich, wenn man rasche Wirkung haben will, konzentriertere Lösungen anzuwenden.

Bei Dichloranthracendisulfonsäure sind hochkonzentrierte Lösungen schon aus dem Grunde indiziert, weil die höchste Konzentration das Optimum darstellt.

Selbstverständlich hat man bei Anwendung von hohen Konzentrationen bei allen Substanzen zu beachten, daß sie die wirksamen Strahlen sehr stark absorbieren und das Vordringen derselben bis in das zu behandelnde, imbibierte Gewebe nur dann erfolgen kann, wenn die Lösungsschichten, welche das Gewebe überlagern. sehr dünn sind.

XI.

Über die Beziehung der photodynamischen Wirkung der Stoffe der Fluoresceïnreihe zu ihrer Fluorescenzhelligkeit und ihrer Lichtempfindlichkeit.

Von

H. v. Tappeiner.

(Mit 2 Abbildungen im Text.)

Aus den an Paramäcien und an Invertin in dieser Beziehung gemachten Beobachtungen ergab sich, daß in der Regel die photodynamische Wirkung um so größer ist, je geringer die Fluorescenzhelligkeit.[1] Besonders deutlich zeigte sich dieses Verhalten in der Fluoresceïnreihe. Die Wirkung stieg hier vom Fluoresceïn durch die Chlor-, Brom- und Jodderivate bis zum Tetrachlortetrajodfluoresceïn.

Bei den Paramäcien kann dieses Verhalten zum Teil darin seinen Grund haben, daß auch die Aufnahmsfähigkeit der Fluoresceïne in die Zelle in gleicher Reihenfolge ansteigt. Die an Bakterien und Fadenpilzen mit den Fluoresceïnen erhaltenen Resultate[2] sind geeignet, diese Vermutung zu stützen.

Eine Erklärung von allgemeiner Anwendbarkeit aber könnte hieraus nicht gezogen werden, denn dieses Verhalten zeigte sich auch an einem nicht organisierten Objekte, dem Invertin. Auffallenderweise ist es hingegen bei der Wirkung der Fluoresceïne auf Jodkalium nicht zu konstatieren. Die Mengen des abgeschiedenen Jods waren bei allen fünf Fluoresceïnen in der Nähe der optimalen Konzentrationen annähernd gleich, wie die Tabelle 1 der vorausgegangenen Abhandlung über die Abhängigkeit des Sensibilisierungsvermögens von der Konzentration ergibt.

Dieses verschiedene Verhalten des Invertins und Jodkaliums

---

1) I. S. 46.
2) VI. S. 104.

forderte dazu auf. der Beziehung zwischen Sensibilisierungsvermögen der fluorescierenden Stoffe und Fluorescenzhelligkeit durch weitere Versuche nachzugehen.

Sie wurden mit den Natriumsalzen des Fluoresceïns und seiner Substitutionsderivate ausgeführt. In denselben war nach freundlicher Mitteilung der Bezugsquelle (der Badischen Anilin- und Sodafabrik und der Farbwerke vorm. Meister Lucius und Brünning) das Chlor im Phtalsäurerest, das Brom und Jod im Resorcinrest enthalten.

I. Vergleichende Bestimmung des Jodabspaltungsvermögens des Fluoresceïns und seiner halogensubstituierten Derivate.

Die Bestimmung des Jodabspaltungsvermögens der Fluoresceïne in der vorigen Abhandlung geschah in offenen ruhenden Schalen. Da diese Methode nicht so vollständige Garantien für Zuverlässigkeit gewährt, wie Schüttelversuche, wurde die Bestimmung in dieser Anordnung wiederholt.

Dünnwandige Reagensröhren von 18 mm Durchmesser und 160 mm Länge wurden mit je 10 ccm 3 proz. wässeriger Jodkaliumlösung teils mit, teils ohne Zusatz von Farbstoff gefüllt und radiär (Anordnung 1 in Fig. 1) auf einer Drehscheibe von 30 cm Durch-

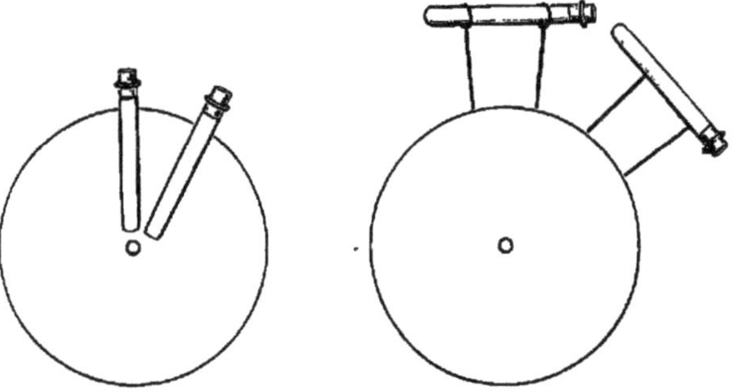

Fig. 1a.   Anordnung 1.   Fig. 1b.   Anordnung 2.

messer befestigt. Dieselbe stand senkrecht auf der optischen Achse einer Kohlenbogen-Reflektorlampe von 30 Ampère 110 Volt gegenüber. Der Hohlspiegel aus Magnaliumlegierung hatte einen Durchmesser von 30 cm, war so gestellt, daß die reflektierten parallelen Strahlen zur Achse zunächst durch ein von Wasser durchströmtes Kühlgefäß mit planparalleler Glaswandung gingen und dann auf die Scheibe trafen. Die Intensität dieser Lichtquelle (im grünen Teile) kommt jener direkten Sonnenlichtes nache, nach einigen vergleichenden Versuchen mit Jodkalium oder Invertin + Eosin als Photometer. Die Scheibe machte ca. 25 Umdrehungen in der Minute.

Durch die Rotation wurde die Mischung mit Sauerstoff bewirkt und gleichzeitig die Belichtungsverhältnisse für alle Röhren gleichmäßig gestaltet. Die Belichtungsdauer betrug 5 Stunden. Nach dieser Zeit wurde das abgeschiedene Jod mit Natriumthiosulfat $^1/_{1000}$-n. titriert.

Verbrauchte ccm $^1/_{1000}$ Thiosulfat.

Konzen-tration des Zusatzes	Fluoresceïn	4 Cl-Fluores-ceïn	4 Br-Fluores-ceïn	4 J-Fluores-ceïn	4 Cl 4 J-Fluoresceïn
0	0,2	0,1	0,3	—	—
$^1/_{2000}$-normal	3,7	3,6	3,8	3,4	3,3
$^1/_{4000}$ „	3,0	3,1	3,6	3,6	3,6

Die Tabelle ergibt zunächst folgendes:

Die Mengen des aus Jodkalium im Lichte durch Zusatz von Fluoresceïnen in optimaler Konzentration abgeschiedenen Jods sind bei allen untersuchten Stoffen annähernd die gleichen. Aus dieser Gleichheit folgt, daß das Sensibilisierungsvermögen für diese Reaktion unabhängig ist von der Lichtempfindlichkeit des zugesetzten Fluoresceïns.

Die Lichtempfindlichkeit des Fluoresceïns und seiner substituierten Derivate ist bekanntlich eine sehr verschieden große. Es liegt hierüber von E. Vogel[1] eine eingehende Untersuchung vor. nach der durch den Eintritt von Chlor, Brom, Jod die Lichtempfindlichkeit zunimmt und insbesondere die jodierten Fluoresceïne empfindlicher sind als die bromierten. E. Vogel bestätigt ferner die schon von H. W. Vogel gemachte Beobachtung, daß diejenigen Fluoresceïne am besten sensibilisieren, welche am lichtempfindlichsten sind, so daß demnach zwischen der Sensibilisierung an photographischen Bromsilbergelatineplatten und der Wirkung auf Jodkalium in wässeriger Lösung eine beachtenswerte Differenz zu bestehen scheint.

Daß die Wirkung der fluorescierenden Stoffe auf Zellen, Enzyme und Jodkalium mit der Lichtempfindlichkeit derselben in keiner näheren Beziehung steht, wurde bereits in einer früheren Abhandlung aus den Eigenschaften des Akridins geschlossen.[2] Es wurde dort gezeigt, daß dieser Körper nur wenig lichtempfindlich ist. dessen ungeachtet aber eine sehr starke Wirkung auf diese Objekte besitzt.

Das Sensibilisierungsvermögen für die Merkurioxalatreaktion

---

1) Wied. Annal. **43** 449.
2) V. S. 95 u. 98.

(Eder) richtet sich ebenfalls nicht nach der Lichtempfindlichkeit des zugesetzten Fluoresceïns. Es ist bei den sehr lichtempfindlichen jodierten Fluoresceïnen erheblich geringer als bei dem nur langsam bleichenden Fluoresceïn und Tetrachlorfluoresceïn und bei dem nur in mäßigem Grade lichtempfindlichen Tetrabromfluoresceïn am höchsten. [1])

Die angeführten Beobachtungen weisen daraufhin, daß die photochemischen Wirkungen der fluorescierenden Stoffe in wässerigen Lösungen unabhängig sind von ihrer Zersetzung im Lichte. Hieraus resultiert die Berechtigung, die photodynamische Erscheinung zu den katalytischen Vorgängen zu zählen und die fluorescierenden Stoffe als Lichtkatalysatoren zu bezeichnen.

II. Vergleichende Bestimmung der Schädigung des Invertins durch Fluoresceïn und seine Derivate.

Da die Vergleichung in der eingangs citierten Abhandlung ohne Kenntnis der optimalen Verhältnisse erfolgte, war eine Wiederholung des Versuches in äquimolekularer Konzentration notwendig.

Sie wurde als Schüttelversuch unter Anwendung von zerstreutem Tageslicht an einem sehr hellen Tage von $^1/_2 1 - ^3/_4 2$ Uhr mittags auf der Drehscheibe mit denselben weiten dünnwandigen Reagenszylindern wie in obigem Jodkaliumversuche durchgeführt. Die Zylinder waren an 20 cm langen Drahtstiften, welche in die Drehscheibe von 45 cm Durchmesser eingesetzt waren wie die Speichen an einer Radnabe, tangential derart befestigt, daß das Licht von allen Seiten frei zutreten konnte (Anordnung 2 Fig. 1). Jede Röhre enthielt 10 ccm Invertinlösung von 0.2 %. Nach der Exposition wurde mit gleichen Teilen 10 proz. Rohrzuckerlösung versetzt und im Dunkeln bei Zimmertemperatur stehen gelassen. Nach Ablauf von 8 Stunden zeigte sich die Invertierung im Nullversuche nahezu vollendet, sie wurde deshalb in allen Proben abgebrochen und die Drehung an einem Halbschattenapparat nach Laurent bestimmt. Die folgende Tabelle enthält die abgelesenen Drehungen. Die Werte der im Dunkeln ohne und mit Zusatz von Fluoresceïnen gleichzeitig vorgenommenen Kontrollversuche sind nicht aufgeführt, weil sie mit dem Nullversuche Hell vollständig übereinstimmten. Derselbe ergab eine Drehung von — 0° 59'.

---

1) A. Jodlbauer u. H. v. Tappeiner, Ber. d. D. chem. Gesellsch. 38 2608.

Drehung am Polarimeter.

Konzentration des Zusatzes	Fluoresceïn	Tetrachlor- fluoresceïn	Tetrabrom- fluoresceïn	Tetrajod- fluoresceïn	Tetrachlor- tetrajod- fluoresceïn
0	— 0° 59'	—	—	—	—
$^1/_{1250}$-normal	— 0° 59'	— 0° 57'	— 0° 02'	— 0° 06'	+ 1° 00'
$^1/_{2000}$ "	— 0° 58'	— 0° 55'	+ 0° 22'	+ 0° 30'	+ 1° 25'
$^1/_{10000}$ "	— 0° 58'	— 0° 54'	+ 0° 21'	+ 0° 30'	+ 1° 10'

Das Ergebnis ist folgendes: Im Gegensatze zur Jodabspaltung aus Jodkalium ist die Schädigung des Invertins durch die in optimaler Konzentration zugesetzten Fluoresceïne von verschiedener Größe. Sie nimmt zu vom Fluoresceïn und Tetrachlorfluoresceïn, welche bei der angewandten Lichtintensität (Tageslicht) und der kurzen Exposition noch völlig wirkungslos waren, bis zum Tetrachlortetrajodfluoresceïn. Konform mit den früheren Beobachtungen wächst sie somit in der Tat mit Abnahme der Fluorescenz. Ob hieraus indes auf eine nähere Beziehung beider Erscheinungen geschlossen werden kann, ist erst durch eine genauere Vergleichung derselben möglich, welche im nächsten Abschnitt erfolgen soll.

III. Messung der Fluorescenzhelligkeit des Fluoresceïns und seiner Derivate.

Über die Fluorescenzhelligkeit der Stoffe der Fluoresceïnreihe liegen zwar bereits Messungen vor.[1] Sie erstrecken sich jedoch nicht auf alle hier in Betracht kommenden Glieder. Außerdem wurden diese Messungen an wässerigen Lösungen ausgeführt, welche zur Korrektion des durch die Hydrolyse verursachten Fehlers mit Alkali (Ammoniak) im Überschusse versetzt waren. Bei den photodynamischen Versuchen an Jodkalium und Invertin konnte diese Korrektion aber nicht vorgenommen werden, weil bei alkalischer Reaktion einerseits die oxydierende Wirkung der fluorescierenden Stoffe auf Jodkalium schon sehr abgeschwächt ist und andererseits das Invertin sehr rasch sich zersetzt. Um vergleichbare Bestimmungen zu erhalten, wurde daher Herr Dr. Hans Lehmann von mir veranlaßt, im pharmakologischen Institut Bestimmungen der Fluorescenzhelligkeit an einfachen wässerigen Lösungen der Natriumsalze von Fluoresceïnen vorzunehmen.

Die Versuchsanordnung zeigt beistehende Figur 2. Als Meßinstrument diente ein Krüß'sches Spektrometer mit beweglichem Doppel-

---

1) O. Knoblauch, Ann. d. Physik Bd. 54.

spalt S. Durch den oberen Spalt drang das Fluorescenzlicht ein, durch den unteren wurde mittels eines totalreflektierenden Prismas V das Vergleichslicht geschickt. Durch Veränderung der Spaltbreite wurden die beiden Spektra auf gleiche Helligkeit gebracht und ihr Helligkeitsverhältnis an der Trommel T abgelesen.

Die Lichtquelle war eine 200 kerzige Nernstlampe L ohne Glashülle, die in einem lichtdichten Gehäuse zentrisch befestigt war. Mittels eines kleinen Diaphragmas D wurde die hellste Stelle des Nernstkörpers herausgeblendet, um eine möglichst punktförmige Lichtquelle zu erhalten. Der Kollimator K mit Linse sandte dann ein breites, gleichmäßiges, paralleles Strahlenbündel auf die Glaswanne W, in welcher die zu untersuchende Substanz gelöst war, und welche so orientiert war, daß das an der Glaswand reflektierte Licht nicht in das Spektrometer fiel. Ferner wurde besonders darauf geachtet, daß der Konvergenzwinkel des Spektrometers immer gleichmäßig vom Fluorenscenzlicht ausgefüllt war. Die Wanne war so lang, daß bei nicht zu schwachen Lösungen alles auffallende Licht absorbiert wurde.

Fig. 2.

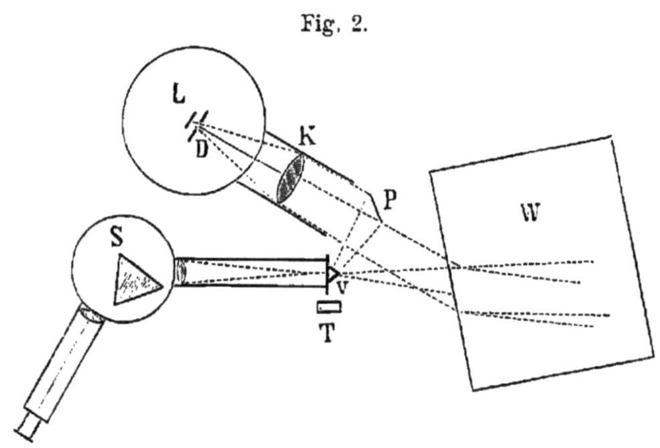

Die Vergleichslichtquelle war ein Stück mattschwarzes Papier P, welches von der einen Hälfte des lichterregenden Strahlenbündels getroffen wurde und dessen Reflexionsvermögen gemessen worden war. Bei sehr schwach fluorescierenden Substanzen wurden vor dem Vergleichsprisma einige Rauchglasscheiben eingeschaltet, deren Absorptionsvermögen ebenfalls bekannt war. Es wurde immer nur im Maximum der Absorption bzw. der Fluorescenz gemessen, da die zu untersuchenden Körper einer Gruppe angehörten und in bezug auf die spektrale Lage dieser Maxima nur wenig verschieden waren.

Die Messungen der Fluorescenzhelligkeit sind natürlich keine absoluten, da sie aber unter vollständig gleichen Bedingungen ausgeführt wurden, können sie aufeinander bezogen werden. Die Absorption wurde in der üblichen Weise (nach Krüß) gemessen.

Die Messungen beginnen erst bei Verdünnungen unter $1/_{10000}$·normal, da die Absorption in den höheren Konzentrationen bei der gewählten

Schichtendicke 1 cm noch total war. Den Vergleichen mit den photo-chemischen Bestimmungen tut dies keinen Eintrag; zur Orientierung ist bei jedem Stoffe die Konzentration $^1/_{10000}$-normal ausgedrückt in $^0/_{00}$ beigefügt.

I. Fluoresceïn-Na ($^1/_{10000}$-normal $= 0{,}0376\,^0/_{00}$).

Konzentration pro 1000 ccm	Absorbiert es Licht in 1 cm Dicke	Relative Fluorescenz-helligkeit	$F/A =$ Fluorescenz-vermögen
0,02000	91,2 $^0/_0$	37 $^0/_0$	0,41
1000	68 $^0/_0$	34 $^0/_0$	0,50
500	49 $^0/_0$	26 $^0/_0$	0,53
250	38 $^0/_0$	22 $^0/_0$	0,58
125	14 $^0/_0$	15 $^0/_0$	1,01

II. Tetrachlorfluoresceïn-Na ($^1/_{10000}$-normal $= 0{,}0469\,^0/_{00}$).

Konzentration pro 1000 ccm	Absorbiert es Licht in 1 cm Dicke	Relative Fluorescenz-helligkeit	$F/A =$ Fluorescenz-vermögen
0,02000	99 $^0/_0$	37 $^0/_0$	0,37
1000	88 $^0/_0$	33 $^0/_0$	0,39
500	58 $^0/_0$	29 $^0/_0$	0,50
250	42 $^0/_0$	24 $^0/_0$	0,57
125	24 $^0/_0$	19 $^0/_0$	0,80

III. Tetrabromfluoresceïn-Na ($^1/_{10000}$-normal $= 0{,}069\,^0/_{00}$).

Konzentration pro 1000 ccm	Absorbiert es Licht in 1 cm Dicke	Relative Fluorescenz-helligkeit	$F/A =$ Fluorescenz-vermögen
0,02000	99,5 $^0/_0$	8,8 $^0/_0$	0,088
1000	93,7 $^0/_0$	8,3 $^0/_0$	0,090
500	76,0 $^0/_0$	8,2 $^0/_0$	0,108
250	57,0 $^0/_0$	7,4 $^0/_0$	0,130
125	46,0 $^0/_0$	6,4 $^0/_0$	0,140

IV. Tetrajodfluoresceïn-Na ($^1/_{10000}$-normal $= 0{,}088\,^0/_{00}$).

Konzentration pro 1000 ccm	Absorbiert es Licht in 1 cm Dicke	Relative Fluorescenz-helligkeit	$F/A =$ Fluorescenz-vermögen
0,02000	99,1 $^0/_0$	$^{14}/_{15}\,^0/_0$	0,00942
1000	88,9 $^0/_0$	$^{14}/_{15}\,^0/_0$	0,01050
500	71,7 $^0/_0$	$^{13}/_{15}\,^0/_0$	0,01209
250	49,0 $^0/_0$	$^{12}/_{15}\,^0/_0$	0,01633
125	26,8 $^0/_0$	$^{11}/_{15}\,^0/_0$	0,06407

V. Tetrachlortetrajodfluoresceïn-Na ($^1/_{10000}$-normal $= 0{,}1018\,^0/_{00}$).

Konzentration pro 1000 ccm	Absorbiert es Licht in 1 cm Dicke	Relative Fluorescenz-helligkeit	$F/A =$ Fluorescenz-vermögen
0,02000	97,5 $^0/_0$	$^{13}/_{15}\,^0/_0$	0,00889
1000	80,0 $^0/_0$	$^{13}/_{15}\,^0/_0$	0,01082
500	56,2 $^0/_0$	$^{12,3}/_{15}\,^0/_0$	0,01459
250	42,5 $^0/_0$	$^{11,8}/_{15}\,^0/_0$	0,01851
125	33,6 $^0/_0$	$^{11}/_{15}\,^0/_0$	0,02183

Der Vergleich der Fluorescenzhelligkeit der Fluoresceïne mit ihrer Wirkung auf Invertin ergibt folgendes:

Das Sensibilisierungsvermögen steigt zwar von den Stoffen größter Fluorescenzhelligkeit zu jenen geringster. Dieses Ansteigen ist jedoch kein gleich-mäßiges und geht mit dem Absinken der Fluores-

cenzhelligkeit nicht parallel. Vom Fluorescein (Helligkeit 37 °/₀). das bei der angewandten kurzen Expositionszeit
wirkungslos war, zum Tetrabromfluorescein (Helligkeit 8,8 °/₀) ist
ein großer Sprung; zwischen diesem und dem Tetrajodfluorescein
ist die Zunahme sehr gering, obgleich die Helligkeit von 8,8 °/₀
auf unter 1 °/₀ gesunken ist. Von Tetrajod- zum Tetrachlortetrajodfluorescein steigt die Wirkung wieder sehr stark an, die Helligkeit
hingegen differiert zwischen beiden Stoffen nur sehr wenig ($^{14}/_{15} : ^{13}/_{15}$).
Eine nähere Beziehung zwischen der Fluorescenzhelligkeit und dem
Sensibilisierungsvermögen scheint demnach nicht zu bestehen.

Die Auffindung der Ursache, weshalb die Fluoresceïne auf
Jodkalium alle gleich, auf Invertin aber so verschieden wirken.
muß späteren Untersuchungen überlassen bleiben. Ich beschränke
mich vorerst auf die Andeutung der Richtung in der dieselben vielleicht zunächst sich zu bewegen haben werden. Nach den bei
Bakterien und Schimmelpilzen gemachten Erfahrungen [1]) verhalten
sich die fluorescierenden Stoffe gegenüber diesen mit derberen Mem-
branen abgegrenzten Zellenarten selektiv. Ihre photochemische
Wirkung scheint daher von der Durchlässigkeit der Membran abhängig zu sein und nur im unmittelbaren Bereiche der (einge-
drungenen) Moleküle der fluorescierenden Substanz stattfinden zu
können. Im Anschlusse hieran wäre es nun denkbar. daß eine gewisse Annäherung resp. Bindung der fluorescierenden Substanz an das
Enzym eine Bedingung zu dieser Wirkung ist. Auf das völlige
Fehlen einer solchen Bindung ließe sich dann auch vielleicht das
Versagen der wenigen auch in Sonnenlicht auf Invertin unwirksam befundenen Substanzen [2]) zurückführen.

---

1) VI. S. 114.
2) V. S. 81.

XII.

Über Lichtbehandlung blutparasitärer Krankheiten.

Von

Gumni Busck und **H. von Tappeiner.**

Die zahlreichen Untersuchungen der verflossenen Jahre über die mikrobiciden Eigenschaften des Lichtes haben unter anderem gezeigt, daß Bakterien und andere Mikroorganismen im allgemeinen weniger widerstandsfähig gegenüber der Einwirkung des Lichtes sind, als tierische Gewebezellen. Hiermit ist die Möglichkeit gegeben, mit intensivem Lichte direkt Mikroben zu töten, welche in tierischen Geweben eingelagert liegen, ohne damit gleichzeitig dieses Gewebe zu destruieren. — Darauf gerichtete Versuche an Bakterien haben auch ein positives Resultat ergeben.[1] Sie glücken jedoch nur dann, wenn die Bakterien sehr oberflächlich liegen, indem die geringe Penetrationsfähigkeit der kurzwelligen Strahlen eine Einwirkung auf die tiefer im Gewebe liegenden Bakterien verhindert. Diese prinzipielle Schwierigkeit für die Erlangung einer Tiefenwirkung fällt indessen seit der Entdeckung der Wirkung der fluorescierenden Stoffe weg, da nun auch die tiefer eindringenden langwelligen Lichtstrahlen für die Tötung von Mikroorganismen Bedeutung gewinnen und sich durch die kombinierte Anwendung von langwelligen Strahlen mit fluorescierenden Stoffen, welche solche Strahlen absorbieren, Aussicht auf die Erlangung einer bedeutenden Tiefenwirkung bietet. Da durch die Versuche von R. Jacobson[2] über Tötung von Flimmerzellen und jene von Raab[3] über Ohrnekrose nach subkutanen Injektionen von Eosin, welche von A. Jodlbauer und G. Busck bestätigt und erweitert wurden, erwiesen ist, daß man eine Schädigung von Zellen von

---

1) G. Busck, Lichtbiologie p. 96. Mitteilungen aus Finsen's med. Lichtinstitut. Heft VIII 1904.

2) Zeitschr. f. Biologie. Bd. 42 p. 454 und Bd. 44 p. 16.

3) Arch. internat. de Pharmakodynamie et de Therapie XV p. 270.

Kalt- und Warmblütern, auch auf resorptivem Wege, d. h. nach vorausgegangener Aufnahme von fluorescierenden Stoffen in das Blut erzielen kann, so gilt dies a fortiori auch für die im Tierkörper angesiedelten Mikroorganismen.

Ganz besonders günstig für solche mikrobicide Wirkung erscheinen die Bedingungen an dem zirkulierenden Gewebe — dem Blute — zu sein. Derartige Erwägungen veranlaßten uns, schon früher unabhängig voneinander, auf die Möglichkeit einer Behandlung blutparasitärer Krankheiten, in specie der Malaria, hinzuweisen.[1] Die folgenden Untersuchungen sind in der Absicht unternommen, zu ermitteln, ob sich diese Möglichkeit verwirklichen läßt. Da für die experimentelle Lösung dieser Aufgabe die Verwendung von Malariaparasiten für uns ausgeschlossen war, wandten wir uns an ein anderes Versuchsobjekt der Protozoenklasse, das Trypanosoma Brucei. Herr Hafenarzt Dr. Nocht, Direktor des Institutes für Tropenkrankheiten in Hamburg hatte die Freundlichkeit, einige damit infizierte Ratten uns zu übersenden, welche wir als Ausgangsmaterial für weitere Züchtung benützten. Das Objekt eignete sich sehr gut für unseren Zweck, einmal weil es photodynamisch äußerst empfindlich sich zeigte (ungefähr dreimal mehr als Paramäcien) und zweitens weil die Krankheit bei den einzelnen Tieren mit größter Regelmäßigkeit und Gleichartigkeit verläuft und man ihren Stand jederzeit in sehr einfacher Weise durch ein Blutpräparat feststellen kann.

I. Untersuchungen über zweckmäßige Auswahl der fluorescierenden Stoffe, insbesondere in Rücksicht auf deren Wirkung und Verweilen im Blute.

Die Versuche wurden in folgender Weise ausgeführt. Kaninchen, in einzelnen Fällen auch Meerschweinchen wurden intravenös, intraperitonal oder subkutan die Versuchssubstanz injiziert, nach bestimmter Zeit Blutproben entnommen und im Serum dieser Blutproben der prozentische Gehalt an Farbstoff und seine photodynamische Wirksamkeit resp. sensibilisierende Fähigkeit bestimmt. Erstere Bestimmung geschah auf kolorimetrischem Wege; letztere wurde an Trypanosomen oder Paramäcien vorgenommen, welche im hängenden Tropfen in feuchter Kammer mit dem Serum ver-

---

1) H. v. Tappeiner, Über die Wirkung der photodynamischen (fluorescierenden) Substanzen. Verhandlungen des XXI. Kongresses für inn. Medizin zu Leipzig 1904. — G. Busck, The Influence of Daylight in the Progress of Malaria. Americ. Journ. of the Medic. Sciences 1904.

mischt und dem diffusen Tageslichte ausgesetzt wurden. Da
Serum auf Paramäcien nach Raab schädigend einwirkt und diese
Schädigung nach Ledoux-Lebard beseitigt wird, wenn man
das Serum $\frac{1}{2}$ Stunde auf 55 % erwärmt, so wurde nur derart
erwärmtes und wieder abgekühltes Serum zur Prüfung verwendet.
Außerdem war eine Verdünnung desselben erforderlich, da die
Paramäcien einen Kochsalzgehalt von über 0,3 % nicht ertragen.
Der Zusatz des Serums zur Paramäcienzucht erfolgte daher im
Verhältnis von 1 Serum : 3 Teilen Paramäcien, der Zusatz des
Serum zu den mit 0,85 % Kochsalzlösung stark verdünnten Trypanosomen im Verhältnis von 1:1. Die in den folgenden Proto-
kollen verzeichneten Todeszeiten der Trypanosomen und Paramäcien in den Serumproben beziehen sich immer auf diese Ver-
dünnungsverhältnisse. Zerstreutes Tageslicht von 5—8 Stunden
Dauer war auf die Trypanosomen in Kochsalzlösung ohne Zusatz
von keinem merkbaren Einfluß.

1. Methylenblau, Thionin und Methylenviolett.

Methylenblau hat sehr starke photodynamische Wirkung
und erscheint für Tiefenwirkung besonders geeignet, weil sein
Absorptionsbezirk im langwelligen Teile des Spektrums (rot bis
gelb) liegt. Leider erfährt es aber im Organismus sehr schnell
eine Umwandlung zu einer Leukoverbindung, wie schon
seit P. Ehrlich bekannt ist und in letzter Zeit noch von C. A.
Herter[1]) untersucht wurde.

Einige wenige Versuche überzeugten uns auch, daß es sich
aus diesem Grunde nicht zum Gebrauch für unsere Zwecke eignete.
Versuche mit dem optisch und photodynamisch ähnlichen, aber
weniger leicht reduzierbaren Thionin und Methylenviolett
gaben ebenfalls kein befriedigendes Resultat, teils
wegen der Reduktion, teils wegen der Giftigkeit oder den
schlechten Löslichkeitseigenschaften.

Belege:

I. Kaninchen, Gewicht 2650 g. · Durch Vena jugularis wurden aus
einer Bürette 26,5 ccm einer 0,5 prozentigen Lösung von Methylenblau in 0,7 % NaCl injiziert — also 0,05 g Substanz pro Kilo Körpergewicht. — Die Injektion, welche wiederholt wegen eintretender
schneller und oberflächlicher Respiration unterbrochen werden mußte —
dauerte 30 Minuten. Das Tier erholte sich schnell. — Von Art.

---

1) Über die Anwendung reduzierbarer Farbstoffe beim Studium der Verteilung von Giften, und ihre Wirkungen auf die Zelltätigkeit. Zeitschr. für
physiol. Chem. 42 1904.

carotis wurden Blutproben 30 Minuten resp. 3 Stunden und 6 Stunden nach Schluß der Injektion genommen. Darauf wurde das Tier getötet. Bei der Sektion zeigte sich das Gewebe überall natürlich gefärbt — nur Medulla oblongata ist schwach bläulich gefärbt. — Der Urin war grünlich-blau und färbt sich beim Stehen in offenem Zylinderglas, am stärksten in der obersten Schicht. — Nach 15 Minuten Durchleitung von Sauerstoff ergibt er einen Methylenblaugehalt, der kolorimetrisch bestimmt, einer wässerigen Lösung von 1 : 16 000 entspricht. Der grünliche Ton ist nur dem gelben Farbstoff des Urins zuzuschreiben; denn dieselbe Farbe entsteht, wenn man zu normalem Urin einige Tropfen einer Methylen-blaulösung zusetzt, während sich die Farbe rein blau hält, wenn der Urin im voraus mittels Knochenkohle entfärbt wird. Man kann außerdem aus dem grünlichen Urin, Methylenblau mit normal blauer Farbe durch Schütteln mit Chloroform ausscheiden.

Das Serum der 1. Blutprobe war blau gefärbt, das Serum der 2 letzten Blutproben hingegen nicht mehr und färbte sich auch bei Durchleitung von Sauerstoff oder bei Zusetzung von H_2O_2 + Alkali nicht blau. — Wie zu erwarten war, hatte das Serum der 2 letzten Blutproben auch keine sensibilisierenden Eigenschaften.

Paramäcien

Serum entnommen nach	hell	dunkel
$^1/_2$ St.	tot nach $3^1/_2$ St.	lebend nach 24 St.
3 „	lebend „ 24 „	„
6 „	„	„

In den 3 Blutproben wurde bei spektroskopischer Untersuchung kein Methämoglobin gefunden.

II. Meerschweinchen: Gewicht 500 g. — Durch Vena jugularis wurde 2,5 ccm einer 0,25 % Lösung von Thioninchlorhydrat in-jiziert. Zur Lösung wurde destilliertes Wasser verwendet, da durch Kochsalzlösung der Farbstoff in dieser Konzentration ausgeschieden wird. Das Tier bekommt schon nach Injektion von 1,5 ccm Krämpfe und Respirationsschwierigkeiten. 15 Minuten nach Schluß der Injektion wird eine Blutprobe genommen und das Tier getötet. Von den Geweben sind nur die Lungen schwach blau gefärbt. Das Blut enthält Methämoglobin und das Serum ist blau gefärbt. Weitere Versuche wurden wegen der großen Giftigkeit des Stoffes aufgegeben.

2. Phenosafranin.

Einem Kaninchen von 2100 g Gewicht wurde durch Ohren-randvene 5 ccm einer 2 % Phenosafraninchlorid-Lösung in 0,6 % NaCl injiziert — also ungefähr 0,05 g Substanz pro Kilo Körper-gewicht. Nach der Injektion ist das Tier etwas angegriffen, es erholt sich jedoch schnell.

3 Stunden nach der Injektion wird eine Blutprobe von Art. carotis genommen. Das Serum zeigt nur sehr schwache Färbung und besitzt keine deutliche sensibilisie-rende Fähigkeit.

3. Eosin, Erythrosin, Rose bengale.

Die genannten Stoffe der Fluoresceinreihe bieten gute Aussicht, weil sie große sensibilisierende Fähigkeit und gute Löslichkeitseigenschaften haben und ihre Fluorescenz ebenfalls von langwelligen Strahlen (Grün) erregt wird.

Frühere Versuche aus dem Institute haben außerdem ergeben, daß sie verhältnismäßig wenig giftig sind.[1]

Die Untersuchungen des Blutes nach Einverleibung dieser Stoffe haben zu folgendem Hauptergebnis geführt:

Nach intravenöser Injektion von 0,2—0,3 g Eosin pro Kilo Körpergewicht ist im Serum des Kaninchens nach ca. 6 Stunden der Farbstoff noch im Verhältnis von 1:1000, bei subkutaner Injektion im Verhältnis von 1:3000—1:8000 vorhanden. Es sind dies Konzentrationen. welche auch bei schwacher Lichtintensität gute Wirkung erwarten lassen. Die Prüfung der photodynamischen Wirkung dieser Sera auf Paramäcien und Trypanosomen ergibt jedoch, daß dieselbe gegenüber der Wirkung wässeriger Eosinlösung erheblich zurücksteht.

Mit Erythrosin wurden im großen und ganzen dieselben Resultate erhalten.

Nach intravenöser Injektion von Tetrachlortetrajodfluorescein-Natrium (Rose bengale), das wegen seiner größeren Giftigkeit nur zu 0,1 pro Kilo angewendet werden konnte, ist der Gehalt des Serum noch nach 14 Stunden 1:2500. Die sensibilisierende Fähigkeit desselben aber ist nicht bloß absolut, sondern auch relativ zu Eosin noch viel bedeutender herabgesetzt.

Die Ursache dieser Herabsetzung der sensibilisierenden Fähigkeit hat einer von uns (Busck) zum Gegenstand einer Reihe von Untersuchungen gemacht, deren Resultate an anderer Stelle zur Veröffentlichung gelangen. Hier wollen wir nur andeuten, daß die Farbstoffe Bindungen mit dem Eiweiß des Blutes eingehen, so daß ein bestimmtes Quantum Serum die Wirkung einer bestimmten Menge des betreffenden Sensibilisators neutralisiert.

1) Conf. insbesondere die Arbeit von A. Jodlbauer und G. Busck, die Wirkungen von Fluoresceïn und Fluoresceïnderivaten im Lichte und im Dunkeln. Arch. internat. de Pharmakodynamie et de Therapie XV 263. •

Zum Belege der vorstehenden Sätze seien die folgenden Versuche in extenso angeführt:

1. **Versuch. 0,37 Eosin intravenös. Blutuntersuchung 10 resp. 30 Minuten nachher. Kaninchen. 2000 g Gewicht.** 48 ccm einer 2 % Eosinlösung (in 0,4 % NaCl) = 0,37 pro Körpergewicht werden durch Vena jugularis innerhalb 11 Minuten injiziert. Unter der Injektion färbt sich das Kaninchen intensiv rot und der wenige Minuten nach Schluß der Injektion quittierte Urin enthält reichlich Eosin. — Blutproben werden 10 Minuten resp. 30 Minuten nach Schluß der Injektion genommen und mit den 2 Sera: a und b, kolorimetrische und photodynamische Versuche angestellt. Der Eosingehalt in a ergibt kolorimetrisch bestimmt 0,4 % Eosin = 1:250, während b 0,35 % = 1:285 Eosin enthält. — Da das injizierte Eosinquantum 0,37 pro Kilo des Körpergewichtes des Kaninchens betrug, macht dies unter der Annahme, daß das Kaninchen 70 g Blut pro Kilo Körpergewicht enthielt, 0,53 g Eosin für je 100 g Blut. — 10 Minuten nach Schluß der Injektion enthielt also das Blut ca. 75 % der injizierten Eosinmenge; 30 Minuten später ca. 66 %.

Die Prüfung der sensibilisierenden Fähigkeit ergab folgendes:

Serum	Gehalt an Eosin	Trypanosomen Zusatz im Verhältnis 1:1		Paramäcien Zusatz im Verhältnis 1:3	
		hell	dunkel	hell (wolkiger Himmel)	dunkel
a	1 : 250	+ 30 Min.	lebend 24 St.	+ 2 St.	lebend 24 St.
b	1 : 285	+ 40 Min.	„ 24 St.	+ 2½ St.	„ 24 St.

Der Vergleich dieser serumhaltigen Mischungen mit einfachen Lösungen von Eosin in Wasser (bei Paramäcien) oder in 0,85 % Kochsalzlösung (bei Trypanosomen) ergibt die bedeutend stärkere Wirkung der letzteren:

Eosinlösung	Trypanosomen Zusatz im Verhältnis 1:1		Paramäcien Zusatz im Verhältnis 1:1	
	hell	dunkel	hell	dunkel
$\frac{1}{1000}$-mol.	+ 10 Min.	lebend 3 St. (nicht weiter beobachtet)	+ 30 Min.	lebend 3 Std. (nicht weiter beobachtet)
$\frac{1}{2000}$-mol.	+ 15 Min.	lebend 24 Std.	+ 60 Min.	lebend 24 Std.

2. **Versuch. 0,3 Eosin intravenös. Blutunter-**

suchung 3 und 6 Stunden nachher. Kaninchen. Gewicht 3150 g. — 31 ccm einer 3% Eosinlösung werden intravenös injiziert (ca. 0,3 g pro Kilo). In den ersten paar Stunden nach der Injektion scheint das Kaninchen recht angegriffen mit Parese der Extremitäten, später erholt es sich.

3 Stunden resp. 6 Stunden nach der Injektion werden Blutproben von Art. carotis genommen und das photodynamische Verhalten ihrer Sera auf Trypanosomen und Paramäcien geprüft.

Serum entnommen nach	Trypanosomen (1 : 1)		Paramäcien (1 : 3)	
	hell	dunkel	hell	dunkel
a) 3 Std.	+ 45 Min.	lebend n. 24 Std.	+ $2^{1}/_{4}$ Std.	lebend n. 24 Std.
b) 6 Std.	+ 1 Std.	„ „ 24 Std.	+ 2 Std.	„ „ 24 Std.

Serum b zeigt kolorimetrisch einen Eosingehalt von 1: 1000. — Mit einer Blutmenge von 70 ccm pro Kilo Körpergewicht hat das Kaninchen 4,3 g Eosin pro Kilo Blut bekommen. 6 Stunden nach Schluß der Injektion enthält das Blut also noch ca. 23 % der gesamten injizierten Eosinmenge, obwohl 20 ccm Blut 3 Stunden nach der Injektion entleert wurden.

3. Versuch. 0,25 Eosin intravenös. Kaninchen. Gewicht 3000 g. — 30 g einer 2,5 % Eosinlösung werden innerhalb 10 Minuten pr. vena jugularis injiziert = 0,25 pro Kilo Körpergewicht.

Der Urin wird unmittelbar nach der Injektion spontan quittiert. 3 Stunden später wird wiederum Urin mit einem Eosingehalt von 0,05 % quittiert. — 10 Minuten nach Schluß der Injektion wird der Urin mit Katheter genommen; Eosingehalt ist nun 0,1 %. — Der Urin enthält kein Albumin.

10 Stunden nach der Injektion wird eine Blutprobe genommen. — Das Serum derselben, welches einen Eosingehalt von 1:8000 aufweist, besitzt deutliche photodynamische Wirkung: Tod der belichteten Trypanosomen nach $3^{1}/_{2}$ Stunden (dunkler Tag).

4. Versuch. 0,2 Eosin intravenös. Kaninchen. Gewicht 2850 g. — 28,5 ccm einer 2 % Eosinlösung in 0,4 % NaCl werden langsam intravenös injiziert, — also 0,2 g Eosin pro Kilo Körpergewicht. — 18 Stunden nach der Injektion wird eine Blutprobe genommen. Das Serum derselben zeigt sich nur sehr schwach eosingefärbt, ungefähr einer Eosinlösung von 1: 400 000 entsprechend und Sensibilisierungsversuche mit Trypanosomen ergeben negatives Resultat. Das Präparat hell war nach 8 Stunden noch lebend.

5. Versuch. 0,2 Eosin intraperitoneal. Kaninchen. Gewicht 2600 g. — 10 ccm einer 5 % Eosinlösung werden intraperitoneal eingespritzt = ca. 0,2 g Eosin pro Kilo.

5½ Stunden später wird eine Blutprobe von Art. carotis genommen. Das Serum hat einen Eosingehalt von 1:4000, wirkt deutlich photodynamisch: Tod der belichteten Trypanosomen nach 5 Stunden (sehr dunkler Tag). Im Dunkeln lebend 30 Stunden.

6. Versuch. 0,23 Eosin subkutan. Kaninchen. Gewicht 2150 g. — Auf verschiedenen Stellen des Körpers wird eine 5 % Eosinlösung, im ganzen 10 ccm subkutan injiziert (0,23 g Eosin pro Kilo Kaninchen).

5¼ Stunden nach der Injektion wird eine Blutprobe genommen, deren Serum einen Eosingehalt von 1:8000 aufweist. Der Urin, der gleichzeitig aus der Vesica genommen wird, enthält ebenfalls Eosin im Verhältnis 1:8000. Deutliche photodynamische Wirkung: Die mit Serum āā versetzten Trypanosomen lebten im Hellen bis zu 4 Stunden (sehr dunkler Tag), im Dunkeln 30 Stunden.

7. Versuch. 0,2 Eosin subkutan. Kaninchen. Gewicht 3050 g. — 30 g einer 2 % Eosinlösung (in 0,4 % NaCl) werden subkutan eingespritzt (ca. 0,2 g Eosin pro Kilo Kaninchen).

Der Urin, welcher 6 Stunden nach der Injektion mit Katheter genommen wurde, hatte einen Eosingehalt von 1:500.

Blutproben werden von Art. carotis 4 resp. 6 Stunden nach der Injektion genommen. Der Eosingehalt der 2 Sera erweist sich gleich groß (1:3000) und die sensibilisierende Fähigkeit ist in beiden deutlich vorhanden.

Trypanosomen Zusatz 1:1		Paramäcien Zusatz 1:2	
hell	dunkel	hell	dunkel
— 2 Std.	lebend 30 Std.	+ 3 Std.	lebend 30 Std.

Die Versuche mit den Kaninchen 6 und 7 zeigen den Vorteil bei der Anwendung dünner Eosinlösungen zu subkutanen Injektionen.

8. Versuch. 0,1 Rose bengale intravenös. Blutuntersuchung 1½ und 14 Stunden nachher. Eine 2 % Rose bengale-Lösung in 0,6 % NaCl wird intravenös injiziert; das Tier erhält 0,1 g Substanz pro Kilo Körpergewicht. 1½ Stunden

nach der Injektion ist das Kaninchen stark paretisch und anscheinend moribund. Eine Blutprobe — 8 ccm — wird von Art. carotis genommen. Danach erholt sich das Tier wieder. — 14 Stunden nach der Injektion wird wiederum eine Blutprobe genommen. — Das Serum der I. Blutprobe (a) weist einen Rose bengale-Gehalt von 1:1500 auf; das Serum der II. Blutprobe (b) enthält 1:2500.

Die Prüfung der sensibilisierenden Fähigkeit ergab folgendes:

Serum entnommen nach	Farbstoffgehalt (nach der Mischung mit Paramäcien 1 : 3)	Paramäcien	
		hell	dunkel
1½ Std.	1 : 6000	+ 1 Std.	lebend 24 Std.
14 Std.	1 : 10000	+ 6 Std.	„ 24 Std.

Zum Vergleiche hiermit sei ein Versuch mit Rose bengale in wässeriger Lösung unter Zusatz von Paramäcienzucht zu gleichen Teilen angeführt, um die intensive Herabsetzung der Sensibilisierung durch das Serum zu demonstrieren:

Farbstoffgehalt (nach der Mischung mit Paramäcien 1 : 1)	Paramäcien	
	hell	dunkel
1 : 60000	+ momentan	lebend 24 Std.
1 : 1000000	+ 1 Std.	„ 24 „
1 : 8000000	+ 6 Std.	„ 24 „

II. Untersuchungen an infizierten Tieren.

Die Versuche wurden mit weißen Mäusen, Ratten und Kaninchen vorgenommen. Wird eine Maus subkutan mit Trypanosoma Brucei geimpft, so kann man am ersten Tage kaum Trypanosomen im Blute nachweisen; nach 48 Stunden sind dahingegen in der Regel etliche Trypanosomen in jedem Präparat zu finden; 3 Tage nach der Injektion enthält das Blut zahlreiche Trypanosomen und ihre Anzahl ist in beständigem Steigen begriffen, bis die Maus — in der Regel am 4. Tage — stirbt. Zu diesem Zeitpunkt kann die Anzahl der Trypanosomen im Blute am leichtesten durch Vergleich mit der Anzahl der roten Blutkörperchen bestimmt werden. — Bei Ratten dauert die Krankheit meistens 2 Tage länger. — Kaninchen gehen dahingegen erst ca. 3 Wochen nach der Infektion zugrunde und die Anzahl der Trypanosomen in dem peripheren Blut variiert während des Verlaufes der Krankheit außerordentlich stark von Tag zu Tag. Überimpfungen auf Mäuse geben mit größter Sicherheit Ausschlag; unter den mehreren hundert Impfungen, welche wir vornahmen, mißglückte keine einzige.

Die Versuchstiere wurden immer vor der Belichtung auf dem Rücken mittels Calciumsulfhydrat enthaart, da der größte Teil des Lichtes sonst durch Reflexion an dem weißen Pelz verloren gehen würde. — Zu den Belichtungen wurde Sonnenlicht benützt, das in der Regel durch eine ca. 4 cm hohe Schicht einer 7% schwefelsauren Eisenoxydullösung filtriert worden war, wodurch der größte Teil der unsichtbaren Wärmestrahlen zurückgehalten wird. Die Tiere wurden während der Versuche in niedrigem Drahtkäfig mit freiem Luftzug von allen Seiten gehalten. Die Wichtigkeit dieser Maßregel geht aus folgenden Temperaturmessungen belichteter Kaninchen hervor.

Ein weißes, auf dem Rücken enthaartes Kaninchen wird in einem geräumigen, weißgestrichenen Metallkasten ohne Deckel gebracht und direktem Sonnenlicht ausgesetzt.

Die Belichtung begann 9⁴⁵ vorm. Temperatur (im Rekt.) 37,5⁰.

10¹⁵	,,	,,	,,	,,	40,5⁰.
11⁰⁰	,,	,,	,,	,,	41,9⁰.
11⁴⁵	::	,,	,,	,,	43,3⁰.

Die Belichtung wurde abgebrochen.

12¹⁵ nachm.   ,,   ,,   ,,   38,3⁰.

Beim Schluß der Belichtung war das Kaninchen paretisch; Respiration oberflächlich, schnappend; starke Salivation.

Eine ganz entsprechende Temperatursteigerung wurde bei einem weißen nicht enthaarten Kaninchen erzielt. Bei Kaninchen, welche in ganz offenen Drahtkäfigen belichtet wurden, stieg die Temperatur dahingegen nur 1—1¹/₂ Grad unter einer 3 stündigen Insolation im Juni zur Mittagszeit. Vergleichende Temperaturmessungen bei enthaarten Kaninchen ergaben außerdem, daß eine intravenöse Eosininjektion (0,1 g pro Kilo Körpergewicht) unmittelbar vor der Insolation keine weitere Temperatursteigerung verursacht. — Aus anderen Gründen wird die Insolation trotzdem bedeutend schlechter von den eosinisierten, als von den normalen Kaninchen vertragen. Manchmal starben die injizierten Tiere schon während der Belichtung, wesentlich infolge des stark sinkenden Blutdruckes; wird die Belichtung vorher abgebrochen, so kann die durch die Belichtung hervorgerufene ausgedehnte Nekrose, welche in den folgenden Tagen in der Haut auftritt, sekundär den Tod des Tieres zur Folge haben.[1])

Um die Lichtbehandlung durchzuführen erwies es sich daher als notwendig die Eosindosis auf 0,05 g pro Kilo Körpergewicht herabzusetzen. Die Folge hiervon war, daß keine günstige Einwirkung auf den Verlauf der Krankheit mehr beobachtet werden konnte; die Tiere starben in der Regel gleichzeitig mit den Kontrolltieren oder sogar früher als diese und im Blut ließen sich Trypanosomen nachweisen.

Besseres Resultat ergaben die Versuche mit weißen Ratten und Mäusen, wenn die Behandlung unmittelbar nach der Infektion eingeleitet wurde. Es gelang dann die Tiere zu heilen — oder richtiger, es gelang den Ausbruch der Krankheit zu verhindern. Es ist nämlich wahrscheinlich, daß die Trypanosomen in diesem Falle an der Impfstelle subkutan vernichtet wurden, bevor sie in die Blutbahn gelangten.

Zwar wurden zur Impfung und Farbstoffinjektion zwei möglichst entfernte Körperstellen — Rücken und Bauch — gewählt, so daß ein unmittelbares Übergreifen des injizierten Mittels auf die Impfstelle ausgeschlossen war; ein Übertritt des Farbstoffs aus dem Blute in das kutane Gewebe findet aber sehr leicht statt, sobald diese Stelle durch irgend einen Eingriff geschädigt wurde.[2])

Wurde die Lichtbehandlung erst am Tage nach der Impfung eingeleitet, so gelang es hingegen nicht mehr, den Verlauf der Krankheit zu beeinflussen.

Zum Belege dieser Angaben seien zwei Versuchsbeispiele angeführt.

Versuch mit sofort eingeleiteter Behandlung.

3. August 1905, 9 Uhr vorm. 5 weiße Mäuse (à 30 g) werden enthaart und subkutan auf dem Rücken geimpft, jede mit 0,25 ccm einer hochvirulenten Trypanosomenkultur. Danach subkutan auf dem Bauch injiziert:

2 Mäuse — 0,1 ccm einer 2 $^0/_0$ Eosinlösung.
3 „ — 0,1 „ „ 2 $^0/_0$ Erythrosinlösung.

Eine der mit Erythrosin injizierten Mäuse wird als Kontrolle ins Dunkel gebracht, die 4 anderen Mäuse werden 7 Stunden lang belichtet.

---

1) Eine ausführliche Besprechung dieser Verhältnisse findet man in: A. Jodlbauer und G. Busck, Die Wirkung des Fluoresceïn und Fluoresceïnderivate im Licht und im Dunkeln a. a. O.

2) Conf. Jodlbauer und Busck a. a. O. S. 270.

5. August 1905. Eine der belichteten Erythrosinmäuse wird am Morgen tot vorgefunden.

6. August 1905. Bei den 3 überlebenden belichteten Mäusen können keine Trypanosomen im Blut nachgewiesen werden; die Untersuchung des Kontrolltieres hingegen ergab sicheres positives Resultat.

7. August 1905. Die 3 belichteten Mäuse sind frei von Trypanosomen. Im Blut des Kontrolltieres findet man zahlreiche Trypanosomen. Das Tier starb 5 Uhr nachmittags.

9. August 1905. Die 3 Mäuse sind frei von Trypanosomen.

13. August 1905. Die 3 Mäuse sind frei von Trypanosomen.

Versuch mit Behandlung am Tage nach der Infektion.

8. August 1905. 12 Mäuse (à 20 g) werden enthaart und subkutan auf dem Rücken mit 0,25 ccm einer frischen Tr.-Kultur geimpft.

9. August 1905. Die gestern geimpften Mäuse werden um 9 Uhr vorm. subkutan auf dem Bauch injiziert:

$$7 \text{ Mäuse} - 0,1 \text{ g einer } 1\,^0/_0 \text{ Eosinlösung.}$$
$$3 \quad \text{,,} \quad - 0,1 \text{ g} \quad \text{,,} \quad 1\,^0/_0 \text{ Erythrosinlösung.}$$

Ins Dunkle wird verbracht: 1 nicht gefärbte, 1 mit Eosin injizierte und 1 mit Erythrosin injizierte Maus.

Die übrigen 9 Mäuse wurden 6 Stunden lang belichtet. Alle 12 Mäuse starben an Trypanosomisis im Laufe des 4. Tages nach der Impfung.

Obwohl wir die eben angeführte Versuchsanordnung auf verschiedene Weise variierten, ergaben die Versuche doch beständig dasselbe Resultat und wir glauben daher den Schluß ziehen zu können, daß bei dem derzeitigen Stande unserer Kenntnisse eine wirksame phototherapeutische Behandlung blutparasitärer Krankheiten sich nicht durchführen läßt.

Die Ursache hierfür ist, wenn wir unsere Beobachtungen zusammenfassen, hauptsächlich in folgenden Verhältnissen zu suchen:

Die sensibilisierende Fähigkeit der bisher untersuchten Farbstoffe ist im Blutplasma resp. Serum bedeutend herabgesetzt. Um eine Wirkung zu erzielen, sind daher Dosen erforderlich, welche dicht an die im Dunkeln tödlichen Dosen grenzen. Als weitere schädliche Potenzen der Behandlung treten hinzu die Enthaarung der Tiere, welche Störung ihrer Wärmeregulation verursacht, und die primär und sekundär schädlichen Wirkungen des Lichtes auf den mehr oder weniger total sensibilisierten Organismus.

Bei den von Jodlbauer und Tappeiner vorgenommenen Belichtungen von Meerschweinchen, welche mit Toxinen vergiftet waren, zeigte sich die Schädigung durch diese Faktoren nicht in diesem starken Maße. Die Dosen waren kleiner und die Tiere vielleicht auch nicht so empfindlich. Es wäre daher immerhin möglich, daß Versuche an diesen Tieren oder anderen von ähnlicher Widerstandskraft bessere Resultate liefern.

Wenn es nun so auch gelänge, die Schwierigkeiten zu überwinden und die Tötung der zirkulierenden Parasiten mit der erforderlichen Energie durchzuführen, so wäre damit doch noch endgültige Heilung nicht sicher erzielt. Es müssen auch die in tieferen Organen festgelegten Parasiten getroffen werden und hierfür kann unter Umständen die vom gefärbten Blut- und Lymphplasma herrührende „scheinbare" Totalfärbung der Haut, welche als Strahlenfilter das Penetrieren der wirksamen Strahlen beeinträchtigt, ein neues Hindernis bilden.

XIII.

Über die Wirkung der photodynamischen Substanzen auf weiße Blutkörperchen.

Von

Hugo Salvendi.

Bald nachdem die Wirkung fluorescierender Stoffe im Lichte auf Protozoen (Paramäcien) entdeckt war, wurden Versuche unternommen, die die Frage entscheiden sollten, ob ebenso die Zellen höherer Organismen durch das System Licht + fluorescierende Substanz geschädigt resp. vernichtet werden. Auf Veranlassung von Prof. v. Tappeiner hat R. Jakobson[1] die ersten Versuche nach dieser Richtung unternommen und folgende Ergebnisse erhalten:

Fluorescierende Substanzen bringen bereits bei zerstreutem Tageslicht die Bewegungen des Flimmerepithels des Frosches nach einigen Stunden zum Stillstand, während im Dunkeln bei gleicher Konzentration derselben das Flimmern mehrere Tage anhält. Dieser Stillstand ist keine einfache Lähmung, denn stärkere Reize (mechanische, thermische) vermögen die Flimmerbewegung auch nicht vorübergehend mehr in Gang zu bringen. Es handelt sich vielmehr um ein Absterben derselben. Dafür spricht die veränderte kolbige Form der Flimmerhaare, das Auspressen der Protoplasmakugeln an dem Flimmersaume und der endliche Zerfall desselben in Detritusmasse. Es ist somit eine photodynamische Wirkung nachgewiesen, die nur langsamer in Erscheinung tritt als bei den niederen Organismen. Beispielsweise tötet Eosinlösung 1:1000 und Akridinlösung 1:10000 Paramäcien je nach der Intensität des Tageslichtes in $^1/_2$—1 Stunde, Flimmerepithelien erst nach 4—5 Stunden.

---

1) R. Jakobson, Über die Wirkung fluorescierender Stoffe auf Flimmerepithel. Zeitschr. f. Biol. Bd. 39 N. F. 21.

Über Wirkung auf Zellen von Warmblütern liegen außer der später zu erwähnenden Nekrose der Ohren von Mäusen nur die Untersuchungen von Sachs-Sacharoff[1]) und von Pfeiffer[2]) vor. Sie fanden, daß gewaschene rote Blutkörperchen von den photodynamischen Stoffen durch intensives Licht (Sonne) angegriffen werden. Es tritt im Lichte Hämolyse ein, während im Dunkeln nur ein minimaler Austritt von Hämoglobin stattfindet. Auf Veranlassung Professor v. Tappeiner's ging ich nun daran, das Verhalten der Leukocyten und Lymphocyten gegenüber den photodynamischen Stoffen im Lichte zu untersuchen. Außer der Feststellung der photodynamischen Wirkung auf die Zellen ist hierbei auch die Frage nach der Analogie der Wirkung des Systems Licht + fluorescierende Stoffe und der von Röntgenstrahlen von Interesse.

Heinecke[3]) hat nämlich nachgewiesen, daß die Röntgenstrahlen einen zerstörenden Einfluß auf das lymphadenoide Gewebe sowie auf die Milzpulpa und das Knochenmark haben. Die Zerstörung beginnt 2—3 Stunden nach Einsetzen der Bestrahlung ganzer Tiere (Meerschweinchen), erreicht in 10—12 Stunden ihren Höhepunkt und ist in 5—6 Tagen abgeschlossen.

Helber und Linser[4]) zeigten dann weiter, daß eine Zerstörung der weißen Blutkörperchen und zwar vornehmlich der Lymphocyten auch im Blute statthat. Sie vermuten, daß unter dem Einflusse der Röntgenstrahlen ein Leukotoxin entsteht und dieses dann sekundär eine Insufficienz der leukocytenbildenden Organe bewirkt, ebenso wie auch Curschmann und Gaupp[5]) im bestrahlten Leukämikerblut einen solchen Körper nachzuweisen suchten.

Da nach den Versuchen von G. Busck das Serum die photodynamische Wirkung auf Zellen stark hemmt, mußte die von mir zu wählende Versuchsanordnung von der obiger Autoren verschieden sein. Ich isolierte zu dem Zwecke durch Exsudatbildung die weißen

---

1) Sacharoff, Sachs, Über die hämolytische Wirkung der photodynam. Stoffe. Münch. med. Wochenschr. 1905 Nr. 7.

2) H. Pfeiffer, Über die Wirkung des Lichtes auf Eosin-Blutgemische. Wiener klin. Wochenschr. 1905 Nr. 9; ferner Wien. klin. Wochenschr. 1905 Nr. 13.

3) Heinecke, Experimentelle Untersuchungen über die Einwirkung der Röntgenstrahlen auf das Knochenmark. Deutsche Zeitschr. f. Chir. Bd. 78 S. 197.

4) Helber u. Linser, Experim. Untersuchungen der Röntgenstrahlen auf das Blut etc. Deutsches Arch. f. klin. Med. Bd. 83 p. 479.

5) Curschmann u. Gaupp, Über den Nachweis des Röntgen-Leukocytoxins im Blut bei lymphatischer Leukämie. M. m. Wochenschr. 1905 Nr. 49.

Blutkörperchen aus dem Blute und setzte diese isolierten. in einzelnen Versuchen von anhaftendem Eiweiß befreiten Zellen dem Lichte aus. Als Lichtquelle diente teils zerstreutes Tageslicht, teils Sonne und elektrisches Licht. Bei letzterer Anordnung wurden die Wärmestrahlen durch konzentrierte Kupfersulfatlösung oder 7 % Lösung schwefelsauren Eisenoxyduls in einer Schichthöhe von 5.4 cm abfiltriert.

Ich gehe nun zu den eigentlichen Versuchen über.

I. Versuche an Kaltblüterleukocyten.

Durch die Injektion von $^1/_2$ ccm einer 10 % Aleuronataufschwemmung in physiologischer Kochsalzlösung in irgend einen Lymphsack des Frosches (ich benutzte gewöhnlich den Bauchlymphsack) erhält man ein klares, hellgelbes Exsudat, bestehend aus großen Leukocyten. die, unter dem Mikroskop im hängenden Tropfen beobachtet, ausgiebige Beweglichkeit zeigen. Die Exsudatbildung erreicht ihr Maximum nach ca. 12 Stunden. In dieser Zeit erhält man selbst von den Winterfröschen, die ich benutzte, ca. 5 ccm Exsudat. Das Exsudat selbst verdünnte ich mit Kochsalzlösung, um gemäß den Erfahrungen von G. Busck die Eiweißstoffe des Exsudats möglichst auszuschalten, und zwar erschien mir nach einigen Vorversuchen mit Lösungen verschiedener Konzentration eine 0,2 % Lösung am geeignetsten. Auch die Isolierung und Waschung der Zellen durch Zentrifugieren wurde versucht. Doch trat hierbei eine nicht zu unterschätzende Schädigung der Zellen ein.

Im Verlaufe der Untersuchungen erschien jedoch diese vorsichtige Ausschaltung des Exsudateiweißes als unnötig; die Wirkung war auf gewaschene Leukocyten annähernd die gleiche wie auf die in unverdünntem Exsudat suspendierten, so daß in den späteren Versuchen von der Verdünnung Abstand genommen wurde. Gleiche Mengen Exsudat wurden mit den photodynamischen Substanzen (Fluoresceïn, Eosin, Rose bengale und dichloranthracendisulfosaures Natron) in optimaler Konzentration in Uhrschälchen gemischt. Von diesen Mischungen wurden Tropfen teils dem Lichte ausgesetzt, teils im Dunkeln aufbewahrt. Außerdem kamen jedesmal Kontrollpräparate nur mit Zusatz von physiologischer Kochsalzlösung an das Licht resp. in den Dunkelraum. Es ergab sich nun eine je nach der Intensität der Belichtung verschieden rasch auftretende starke Wirkung der photodynamischen Substanz.

Protokolle:

I.

Froschaleuronat-Exsudat mit der 10 fachen Menge 0,2 $^0/_0$ Kochsalz-lösung verdünnt.

	Zu Beginn des Versuches	Nach 3 Stunden	Nach 6 Stunden	Nach 8 Stunden	Nach 24 Stunden
I. Exsudat + Eosin 1 : 1000 belichtet	beweglich	beweglich	bewegungslos, rund, ohne Fortsätze	konturlos	aufgelöst
II. Exsudat + Eosin 1 : 1000 dunkel	beweglich	beweglich	beweglich	beweglich	beweglich
III. Exsudat ohne Eosin belichtet	beweglich	beweglich	beweglich	beweglich	beweglich

II.

Froschaleuronat-Exsudat, unverdünnt; Belichtung im Sonnenlicht unter Kupfersulfatvorlage (7. März 1906). Sämtliche im Dunkeln gehaltene Kontrollversuche zeigen nach 7 Stunden Bewegung.

	Zu Beginn des Versuches	Nach 1½ Stunden	Nach 2½ Stunden	Nach 4½ Stunden	Nach 5½ Stunden	Nach 7 Stunden
I. 0,5 ccm Exsudat +0,5 Rose bengale 1 : 2000	beweglich	rund konturlos	rund konturlos	teilweise gelöst	bis auf wenige gelöst	vollkommen gelöst
II. 0,5 ccm Exsudat +0,5 dichloranthracendisulfonsaures Natron 1 : 200	„	rund	konturlos, Granula scharf hervortretend	konturlos blasig Detritus	„	„
III. 0,5 ccm Exsudat +0,05 Eosin 1 : 200	„	teilweise rund	teilweise rund	blaß konturlos, Granula gefärbt	wie nach 4½ Std.	teilweise aufgelöst
IV. 0,5 ccm Exsudat +0,05 Fluoresceïn-Na 1 : 100	„	beweglich	beweglich	Fortsätze teilweise eingezogen	rund	rund
V. 0,5 ccm Exsudat ohne Zusatz belichtet	„	„	„	„	teilweise rund	teilweise rund

Überblicken wir obige Ergebnisse, so sehen wir, daß das Eosin nach 6 Stunden Belichtung im zerstreuten Tageslichte eine Wirkung auf die Froschleukocyten zeigt; in der Sonne tritt dieselbe schon nach 2—3 Stunden auf und ist viel intensiver. Von den verschiedenen untersuchten Körpern wirkt am schnellsten, ähnlich wie bei den Paramäcien, Rose bengale und dichloranthracendisulfosaures Natron, schwächer das Eosin und ganz schwach, kaum mehr sicher nachweisbar, das Fluoresceïn. Die Wirkung selbst zeigt sich zunächst in einem Aufhören der Bewegungen der Leukocyten. Es werden keine Fortsätze mehr ausgestreckt. Die einzelnen Zellen werden rund, die Konturen sind undeutlich, die Granula dagegen treten stärker hervor und färben sich, während die Protoplasmaleiber blaß werden und blasig aufquellen. Nach mehreren Stunden erscheint die Zahl dieser strukturlosen Gebilde verringert und am anderen Tage sind keine Zellen mehr zu sehen. Im Gesichtsfeld erscheinen nur wenige Kerntrümmer.

Da das ohne Zusatz photodynamischer Substanz belichtete Kontrollpräparat nach 24 Stunden ebenfalls keine deutliche Bewegung mehr zeigte, so müssen wir annehmen, daß auch durch die Belichtung allein eine geringe Schädigung statthat; denn die im Dunkeln gehaltenen Präparate zeigten sowohl mit als ohne Zusatz der fluorescierenden Substanzen nach dieser Zeit noch deutliche Bewegung.

II. Versuche an Warmblüterleukocyten und -lymphocyten.

Die Versuchsanordnung ist hier fast die gleiche wie bei den Froschleukocyten. Durch Aleuronatinjektion gelingt es beim Kaninchen, intrapleural eine gewisse Menge Exsudat, bestehend aus polynukleären pseudoeosinophilen Zellen zu erzielen. Kleinere entsprechende Exsudate erhält man beim Meerschweinchen durch intraperitoneale Injektion. Das Exsudat bei den Kaninchen wurde durch Aspiration, beim Meerschweinchen mittels Glaskapillaren entnommen. Gleiche Mengen mit 0,85 % Kochsalzlösung verdünnten oder unverdünnten Exsudates wurden mit den Substanzen gemischt und in einem Brutschrank, der eine Wandung aus Glas hat, bei 37° belichtet. In späteren Versuchen habe ich auf die Belichtung im Brutschranke verzichtet. Da nämlich bei Einwirkung einer intensiveren Lichtquelle: des Sonnenlichtes oder einer großen Reflektorlampe die erzielte Schädigung schon nach wenigen Stunden eintritt und die Vitalität der Leukocyten in Zimmertemperatur eine derartige ist, daß 10 Stunden nach der Entnahme des Exsudats noch Beweglichkeit besteht, nahm ich zur Vereinfachung der Versuche von der konstanten Temperatur von

37 ⁰ Abstand. Die Mischungen wurden in Uhrschälchen gemacht und dieselben in feuchten Kammern belichtet. Stichproben wurden nach bestimmten Zeiten entnommen und im hängenden Tropfen untersucht.

Während die Gewinnung eines reinen, nur gleichartige polynukleäre Leukocyten enthaltenden Exsudats auf keine Schwierigkeiten stieß, konnte ich ein größeres, für eine Versuchsreihe ausreichendes reines Lymphocytenexsudat nicht erhalten. Auch die von Pröscher empfohlene intraperitoneale Injektion von Täniotoxin führte zu keinem Ziele. Durch fortgesetzte Aleuronatinjektion in die Bauchhöhle von Meerschweinchen gelang es jedoch, ein Exsudat zu erhalten, das Lymphocyten und Leukocyten etwa in gleichem Verhältnis gemischt enthielt. Dasselbe wurde zu dem folgenden Versuche benutzt:

Protokoll.

Meerschweinchenexsudat, enthaltend Lymphocyten und Leukocyten (ca. 1:1). Lichtquelle: Kohlenbogenlampe von der Intensität schwacher Sonne, Ausschaltung der Wärme durch Eisenoxydulvorlage (7 % in 5,4 cm Schichtendicke). Exsudat in Uhrschälchen in feuchter Kammer. Entnommene Stichproben im hängenden Tropfen untersucht. Kontrollpräparate mit und ohne Zusatz fluorescierender Substanzen im Dunkeln gehalten, nach 5 Stunden unverändert.

	Zu Beginn d. Versuches	Nach 1 Stunde		Nach 2 Stunden		Nach 3 Stunden	
		Leukocyten	Lymphocyten	Leukocyten	Lymphocyten	Leukocyten	Lymphocyten
I. 0,5 ccm Exsudat +0,05 ccm Rose bengale 1:2000	beweglich	rund mit scharf hervortretend. Granulis	unverändert	wie nach 1 Std.	teilweise aufgelöst	wie nach 1 Std.	aufgelöst
II. 0,5 ccm Exsudat +0,05 ccm Rose bengale 1:200	„	„	Zahl vermindert	„	vollkommen aufgelöst	„	„
III. 0,5 ccm Exsudat +0,05 ccm Eosin 1:200	„	„	unverändert	„ außerdem noch konturlos	teilweise aufgelöst	„	„
IV. 0,5 ccm Exsudat +0,05 ccm dichloranthracendisulf. Na 1:200	„	rund mit scharf hervortretend. Gran. ohne scharfe Kontur	Zahl vermindert	„	vollkommen aufgelöst	„	„
V. 0,5 ccm Exsudat +0,05 ccm Fluoresceïn-Na 1:100	„	unverändert	unverändert	unverändert	unverändert	Granula scharf hervortretend	Zahl vermindert
VI. 0,5 ccm Exsudat +0,05 ccm Aq. destill.	„	„	„	„	„	rund	unverändert

Die Resultate meiner Versuche an den Warmblüterleukocyten und -lymphocyten sind nun kurz zusammengefaßt folgende:

Während die Einwirkung der photodynamischen Substanzen im starken Licht auf Lymphocyten eine sehr intensive ist und in wenigen Stunden zur vollkommenen Auflösung der Zellen führt, werden die polynukleären Leukocyten zwar auch geschädigt, aber nur in geringem Grade. Die Bewegung hört nach einigen Stunden auf und die Zellen färben sich früher als die Dunkelkontrollpräparate; nach einigen weiteren Stunden schwinden die Konturen und die Granula treten sehr scharf hervor, aber es kommt zu keinem Zerfall. Um mich auch zahlenmäßig von letzterem Umstande zu überzeugen, habe ich Zählungsversuche angestellt. Die Mischung des Leukocytenexsudats und der photodynamischen Substanzen wurde in großen bedeckten Wägegläschen unter oftmals wiederholtem Schütteln bei zerstreutem Tageslicht mehrere Tage (in einem Versuche bis zu 12 Tagen), im Brutschrank aufbewahrt. Täglich zweimal entnahm ich einen Tropfen und stellte in der Thoma-Zeiß'schen Zählkammer die Zahl der Leukocyten fest. In dem 12 Tage dauernden Versuche war die anfängliche Zahl in $^1/_{4000}$ cmm 530, am 2. Belichtungstage 528, am 4. 489, am 7. 534, am 9. 528, am 12. 518.

Um die hier gefundenen Ergebnisse in Vergleich zu setzen mit der photodynamischen Wirkung auf Paramäcien und Flimmerepithel unternahm ich eine gleichzeitige vergleichende Untersuchung dieser verschiedenen Objekte und fand die in folgender Tabelle wiedergegebenen Werte:

Tabelle.

Anordnung: Sonnenbelichtung unter Kupfervorlage. Versuchsobjekte im hängenden Tropfen in feuchter Kammer. Um dem Eindringen der photodynamischen Stoffe in die Zellen Zeit zu lassen, standen die Präparate vor der Belichtung 1 Stunde im Dunkeln.

	Paramäcien. Zerfall nach	Flimmerepithel. Aufhören der Bewegungen nach	Leukocyten d. Frosches. Aufhören der Bewegungen nach	Leukocyten von Warmblütern. Aufhören d. Bewegungen nach	Lymphocyten von Warmblütern. Auflösung nach
Fluoresceïn 1 : 1000	2½ Std.	9 Stunden	5½ Stunden	2 Stunden	—
Eosin 1 : 2000	6 Minuten	1½ „	4½ „	2 „	3 Stunden

	Paramäcien. Zerfall nach	Flimmerepithel. Aufhören der Bewegungen nach	Leukocyten d. Frosches Aufhören der Bewegungen nach	Leukocyten von Warmblütern. Aufhören d. Bewegungen nach	Lymphocyten von Warmblütern. Auflösung nach
Rose bengale 1 : 2000 [1]	1½ Minut.	½ Stunde	1⅓ Stunden	1 Stunde	2 Stunden
Dichloranthracendisulfosaures Na 1 : 2000	2 „	1 „	1½ „	1 „	2 „

Aus der Tabelle ergibt sich folgendes:

1. Die Leukocyten des Frosches, wie auch die Leukocyten und Lymphocyten der Warmblüter erleiden ebenso wie Paramäcien und Flimmerepithel durch die photodynamischen Substanzen im Lichte eine Schädigung.

2. Dieselbe tritt bei den weißen Blutkörperchen analog wie beim Flimmerepithel viel langsamer ein als bei den Paramäcien.

3. Bei Lymphocyten ist die Wirkung eine viel weitgehendere als bei den Leukocyten. Erstere lösen sich bereits nach 2 Stunden Belichtung auf, letztere selbst nicht nach 12 Tagen Belichtung.

Wenn hiernach wie durch die Röntgenstrahlen vor allem die Lymphocyten angegriffen werden, so ist das dennoch kein Beweis für eine Analogie beider Wirkungen. Daß eine solche in der Tat nicht besteht, zeigen die Versuche A. Jodlbauer's [2], der bei langer Bestrahlung von Paramäcien durch Röntgen- und Radiumstrahlen keine Wirkung auf diese durch Licht + fluorescierender Substanz so leicht angreifbaren Zellen fand. Es sind eben die Lymphocyten durch verschiedenartige Eingriffe leichter und intensiver zu schädigen als die Leukocyten. Zum Schlusse seien noch einige weitere, im Institute gemachte Beobachtungen bei Belichtung von Zellen höherer Tiere unter Zusatz von fluorescierenden Stoffen aufgeführt, welche ebenfalls zeigen, daß solche Objekte relativ schwerer und langsamer zu beeinflussen sind.

So berichten v. Tappeiner und Jodlbauer [3] über Epi-

---

1) Konzentration, die auf Paramäcien auch im Dunkeln stark giftig ist.

2) A. Jodlbauer, II, p. 62.

3) H. v. Tappeiner, Verhandl. des XXI. Kongr. f. innere Med. Leipzig 1904 und A. Jodlbauer u. G. Busck, Arch. internat. de Pharmakodynamie et de Thérap. Vol. XV p. 243.

thelveränderungen an Fischen. Werden kleine Fische
in schmalen Gläsern, welche mit dichloranthracendisulfosaurem
Natron 1 : 2000 resp. Eosin 1 : 10000 oder Rose bengale 1 : 30000
gefüllt sind, dem Lichte ausgesetzt, so zeigt sich nach einigen
Stunden eine intensive Abstoßung der epithelialen Zellen insbesondere an den Flossen; die abgestoßenen und gefärbten Zellen
hängen wie Lamellen an den Tieren herab. Nach 1—1$^{1}/_{2}$ Tagen
sterben die Tiere. Die im Dunkeln gehaltenen Fische dagegen
blieben viele Tage am Leben.

Es gehören hierher auch die zuerst von O. Raab[1] beschriebenen Nekrosen der Ohren von Mäusen, die mit Eosin
subkutan injiziert waren und dem Lichte ausgesetzt wurden.
A. Jodlbauer und G. Busck[2] haben die Beobachtung bestätigt
und auch mit Erythrosin (0,1—0,2 pro Kilo Tier subkutan) solche
Ohrnekrosen erzeugt. Es zeigt sich hierbei ferner, daß, wenn
nach 2 tägiger Belichtung die Tiere weiter beobachtet wurden,
insbesondere an Kopf und Rücken die Haare stellenweise ausfielen,
mit oder ohne Auftreten von Hautschorfen, wohl je nach der Intensität der Belichtung. Außerdem sind die Augenlider geschwellt
und in einzelnen Fällen durch Sekret gänzlich verklebt. Bei den
Dunkeltieren fehlten diese Symptome stets.

Ob es sich bei diesen Ohrennekrosen um eine direkte Wirkung
auf das Epithel oder um eine Wirkung auf die feinsten Blutgefäße
ev. Verstopfung derselben mit zerstörten Blutzellen handelt, muß
hier unentschieden bleiben.

---

1) O. Raab, Zeitschr. f. Biologie Bd. 44 p. 16.
2) a. a. O. p. 248

XIV.

Über den Ablauf der photodynamischen Erscheinung bei alkalischer, neutraler und saurer Reaktion.

Von

R. Dax.

Aus den Beobachtungen am Akridin [1]) und an den Fluoresceïnen [2]) konnte der Schluß gezogen werden, daß die photodynamische Wirkung der fluorescierenden Stoffe unabhängig ist von ihrer Lichtempfindlichkeit, d. h. von ihrer chemischen Zersetzung im Lichte.

Ein weiteres Argument für diese Auffassung liegt in der Beobachtung, daß die Beschleunigung der Eder'schen Reaktion durch fluorescierende Stoffe bei Abwesenheit von atmosphärischem Sauerstoff am größten ist [3]), also unter Umständen, in denen eine Veränderung des zugesetzten Stoffes (durch Oxydation) völlig ausgeschlossen ist. Wenngleich nun diese Folgerungen einwurfsfrei erscheinen, so war es doch wünschenswert, sie auf einem anderen Wege zu bestätigen. Diesen Weg bietet die Beobachtung, daß die Bleichung des Eosins und des dichloranthracendisulfonsauren Natrons unter Säurebildung einhergeht. [4]) Sie läßt sich in einer Lösung des Anthracendisulfonats unmittelbar durch Titrierung mit Lauge feststellen und bei den nicht genau titrierbaren Eosinlösungen aus dem Umstande erschließen, daß die ursprünglichen neutralen Lösungen bei der Bleichung sich trüben und durch Äther jetzt freie Farbsäure sich ausziehen läßt. Nach dem Prinzipe des beweglichen Gleichgewichtes, wonach die bei einem Vorgange entstehenden Stoffe eine entgegenwirkende Kraft auf diesen Vorgang

---

1) J o d l b a u e r u. v. T a p p e i n e r, V. S. 95 u. 98.

2) v. T a p p e i n e r, XI. S. 159.

3) J o d l b a u e r u. v. T a p p e i n e r, Ber. d. Deutsch. chem. Gesellschaft 38, 2608.

4) J o d l b a u e r u. v. T a p p e i n e r, V. S. 95.

ansüben, muß diese Säurebildung bei alkalischer Reaktion infolge Bindung der Säure erhöht sein. Wenn daher die photodynamische Wirkung der genannten fluorescierenden Stoffe mit ihrer Zersetzung im Lichte ursächlich verknüpft wäre. müßte man erwarten, daß diese Wirkung bei alkalischer Reaktion erheblich stärker wäre als bei neutraler oder saurer.

Von diesem Gesichtspunkte aus habe ich auf Vorschlag des Herrn Professor v. Tappeiner die folgenden Versuche unter steter Beihilfe Herrn Dr. Jodlbauer's ausgeführt.

I. Bestimmung der bei der Bleichung gebildeten Säuremenge.

Da über die Beschleunigung der Bleichung des Eosins bei alkalischer Reaktion bereits eine Beobachtung von A. Heffter vorliegt [1], habe ich mich auf die Titrierung der bei der Bleichung des dichloranthracendisulfonsauren Natrons gebildeten Säure in folgendem Versuche beschränkt:

Je 10 ccm einer wässerigen Lösung des Salzes $^1/_{10}$-n. wurden versetzt 1. mit 10 ccm Wasser, 2. mit 10 ccm $^1/_{100}$-n. Salzsäure, 3. mit 10 ccm $^1/_{100}$-n. Natronlauge, in Erlenmeierkolben von 500 ccm Rauminhalt eingeschlossen und 3 Tage lang hinter einem geschlossenen Nordfenster dem zerstreuten Tageslichte (Winter) ausgesetzt.

In gleicher Weise wurden 3 weitere Kolben beschickt und ebensolange im Dunkeln bei gleicher Temperatur gehalten.

Nach dieser Zeit wurden die Lösungen der 6 Flaschen mit $^1/_{100}$-n. Salzsäure resp. Natronlauge und Phenolphtalein als Indikator zurücktitriert und die gebildete Säuremenge berechnet. Eine bemerkbare Säurebildung im Dunkeln war dabei nicht eingetreten. Die Acidität war in den 3 Dunkelflaschen dieselbe = 0,15 ccm $^1/_{100}$-Normallauge.

Die dem Lichte ausgesetzt gewesenen Flaschen ergaben folgendes:

	Daraus berechnte Säurebildung in ccm $^1/_{100}$-n.
Flasche 1 (neutral) verbranchte 2,1 ccm $^1/_{100}$-n. Lauge	2,1
2 (sauer) 2,05 „ „ „	2,05
3 (alkalisch) 3,85 „ „ Säure	6,15

[1] Über die bei der Autoxydation des Eosins entstehenden Produkte. Ber. d. Deutsch. chem. Gesellsch. 38, 3633. „1 mg Eosin in 100 Wasser gelöst bleicht bei Luftdurchleitung im direkten Sonnenlicht in 6 Stunden, eine gleiche Lösung mit 2 Tropfen 25 % Natronlauge in 4 Stunden vollständig." Die bei der Bleichung des Eosins entstehenden Produkte sind nach Heffter: Bromwasserstoffsäure, Kohlensäure, Oxalsäure und Phtalsäure.

Der Versuch ergibt somit, daß bei der Bleichung der Dichloranthracendisulfonsäure bei alkalischer Reaktion ca. 3mal soviel Säure gebildet wurde als bei neutraler und saurer.

II. Versuche an Paramäcien in neutraler und alkalischer Lösung.

a) Bei Zusatz von Eosin $^1/_{2000}$-n.

Durch Vorversuche wurde ermittelt, daß Kochsalzlösungen von $^1/_{400}$—$^1/_{100}$-normal, Natriumkarbonat von $^1/_{200}$—$^1/_{100}$-n. und Natronlauge von $^1/_{400}$-n. von Paramäcien im zerstreuten Tageslichte mehrere Stunden ohne merkbare Schädigung ertragen wurden, diese Lösungen mithin als Medium brauchbar waren. Die Versuche wurden sodann in folgender Weise angeordnet:

In gleichgroße Uhrschälchen wurde je 1 ccm der aequimolekularen Kochsalz- resp. Alkalilösungen gegeben und 0,2 ccm einer Paramäcienzucht hinzugefügt, so daß in jedem Schälchen eine reichliche Anzahl, ca. 50 Stück, dieser Tiere enthalten waren. Den Lösungen war so viel Eosin zugefügt, daß dasselbe nach der Mischung mit der Paramäcienzucht stets in einer Konzentration von $^1/_{2000}$-n., mithin in dem für Invertinschädigung und Jodbildung ermittelten Wirkungsoptimum, vorhanden war. Diese Konzentration ist im Dunkeln für Paramäcien noch ungiftig. Die mit den Paramäcien versetzten Uhrschälchen verblieben vor der Exposition 2 Stunden im Dunkeln, um dem Eosin Zeit zu lassen, sich mit dem Zellinhalt osmotisch ins Gleichgewicht zu setzen, und so den Einwand auszuschalten, daß ev. auftretende Wirkungsunterschiede in den neutralen und alkalischen Lösungen durch die Veränderung der Geschwindigkeit der Aufnahme des Eosins in die Zelle verursacht seien. Die Schälchen wurden hierauf um 1 Uhr mittags an einem sehr hellen Tage des Winters hinter einem geschlossenen Fenster dem zerstreuten Tageslichte ausgesetzt.

Art des Mediums	Verhalten der Paramäcien nach		
a) neutral	25 Min.	45 Min.	60 Min.
$^1/_{100}$-n. Kochsalz	Lokomotion aufgehoben, nur mehr rollende Bewegung am Platze.	Sämtliche Tierchen sind bewegungslos u. in Aufquellung begriffen.	Zerfall (Zerfließung) bereits sehr deutlich.
$^1/_{200}$-n. „	„	„	„
$^1/_{400}$-n. „	„	„	„

Art des Mediums	Verhalten der Paramäcien nach		
b) alkalisch	25 Min.	45 Min.	60 Min.
$\frac{1}{100}$-n. Natr. carbonat.	Noch langsame Lokomotionen bei einzel. Individuen, bei den übrigen nur mehr roll. Bewegung am Platze.	Schwach rollende Bewegung noch bei einzelnen Tierchen zu sehen, die meisten bewegungslos und aufgequollen.	Die Zerfließung bei einzelnen sehr deutlich, bei anderen im Beginn.
$\frac{1}{200}$-n.	„	„	„
$\frac{1}{400}$-n. Natronlauge	„	„	„

b) Bei Zusatz von dichloranthracendisulfonsaurem Natron $\frac{1}{200}$-n.

Die Anordnung des Versuches ist dieselbe wie in a). Die Konzentration des zugesetzten Anthracensalzes war eine höhere entsprechend der Beobachtung, daß seine Wirkung auf Invertin und Jodkalium um so höher ist, je höher die Konzentration. Es wurde $\frac{1}{200}$-n. gewählt, weil diese Konzentration für Paramäcien im Dunkeln noch nicht schädlich, d. h. ungiftig ist.

Art des Mediums	Verhalten der Paramäcien nach		
a) neutral	5 Min.	10 Min.	30 Min.
$\frac{1}{100}$-n. Kochsalz	Lokomotion bereits erloschen, nur mehr schwach rollende Bewegung am Platze.	Sämtliche Tierchen bewegungslos.	Deutlicher Zerfall.
$\frac{1}{200}$-n.	„	„	„
$\frac{1}{400}$-n.	„	„	„
b) alkalisch			
$\frac{1}{100}$-n. Natr. carbonat.	Vereinzelte Individuen noch in schwacher Lokomotion, die übrigen rollend.	Vereinzelte Individuen noch rollend, die meisten bewegungslos.	Beginnender Zerfall.
$\frac{1}{200}$-n.	„	„	„
$\frac{1}{400}$-n. Natronlauge	„	„	„

Ergebnis: Die Wirkung der fluorescierenden Stoffe auf Paramäcien ist in alkalischer Lösung nicht stärker, sondern im Gegenteil merkbar schwächer als in neutraler.

III. Versuche an Invertin in neutraler und alkalischer Lösung.

a) Ohne Zusatz fluorescierender Substanz.

Invertin ist bekanntlich gegen Alkali sehr empfindlich, es wird schon bei geringer Alkalescenz seiner Lösungen unwirksam. Es mußte daher erst durch besondere Versuche ermittelt werden, ob dies bei jedem Grade der Alkalescenz der Fall ist oder ob eine gewisse Grenze existiert, bei der auch bei Zutritt von Licht eine Schädigung in einem gewissen Zeitraume noch nicht bemerkbar ist. Die folgenden Versuche zeigen, daß die Alkalescenz von $\frac{1}{400}$-normal Natronlauge und der Zutritt von zerstreutem Tageslicht von 6 Stunden Dauer keine merkbare Verminderung des Invertierungsvermögens zur Folge hatte.

Die Versuche wurden in folgender Weise angestellt:

Die Lösung eines Invertinpräparates von E. Merck von 0,4 %, in Wasser, welche etwas sauer reagierte, wurde genau neutralisiert, wozu 13 ccm einer Natronlauge von $\frac{1}{20}$-normal zu 100 ccm der Invertinlösung erforderlich waren.

Je 9 ccm dieser Lösung kamen sodann in gleichgroße dünnwandige Erlenmeyer-Kolben. Der Durchmesser derselben betrug 9 cm, so daß mithin die Lösung nur in ganz dünner Schicht den Boden bedeckte. Nach einem Zusatz von 1 ccm Wasser resp. $\frac{1}{40}$-n. Lauge wurden sie verschlossen und die Hälfte der Kolben dem zerstreuten Tageslichte an einem klaren Wintertage ausgesetzt. Die andere Hälfte verblieb im Dunkeln. Nach der Exposition wurde in allen Flaschen die ursprüngliche Acidität durch Zusatz von Lauge resp. Wasser in der Weise hergestellt, daß das Volum in allen Kolben das gleiche blieb. Zu den Kolben mit neutralem Inhalt mußte zu diesem Behufe je 1,0 ccm $\frac{1}{20}$-n. Salzsäure $+$ 0,5 ccm Wasser, zu den Kolben mit alkalischem Inhalt 1,5 ccm $\frac{1}{20}$-n. Säure zugesetzt werden. Es folgte hierauf der Zusatz von je 30 ccm einer Rohrzuckerlösung von 15 %, und die Bestimmung der Polarisation nach 16 Stunden in der üblichen Weise. Die (berechnete) Drehung vor der Invertierung ist $+ 7^{\circ}\,12'$, nach vollständig vollendeter $- 2^{\circ}\,19'$.

| | Drehung | |
Art der Lösung	nach Belichtung von $11\frac{1}{2}$—$5\frac{1}{2}$ Std.	nach ebensolangem Verweilen im Dunkeln
9,0 ccm Fermentlösung $+$ 1,0 ccm Wasser	$+ 1^{\circ}\,02'$	$+ 1^{\circ}\,01'$
„ „ $+$ 0,5 „ „	$+ 1^{\circ}\,01'$	$+ 1^{\circ}\,04'$
„ „ $+$ 0,5 ccm „ $\frac{1}{20}$-n. Natronlauge		

Resultat: Das Invertierungsvermögen ist in allen Lösungen gleich. Der Alkaligehalt von $\frac{1}{400}$-normal schädigt Invertinlösungen weder im Dunkeln noch im Hellen in merkbarer Weise innerhalb der angewandten Versuchszeit.

b) Mit Zusatz von Eosin $\frac{1}{2000}$-n.

Die Versuche wurden in gleicher Weise wie in a) angestellt. Die Exposition in zerstreutem Tageslichte dauerte entsprechend der zu erwartenden starken Schädigung nur $1\frac{1}{2}$ Stunden (von $11\frac{1}{2}$—1 Uhr).

Art der Lösung	Drehung	
	hell	dunkel
9 ccm Ferment + 0,5 ccm Eosin + 0,5 ccm Wasser	+ 4° 22'	+ 1° 01'
9 ccm Ferment + 0,5 ccm Eosin + 0,5 ccm $\frac{1}{20}$-n. Lauge	+ 4° 40'	+ 0° 57'
do.	+ 4° 10'	—

c) Mit Zusatz von dichloranthracendisulfosaurem Natron $\frac{1}{2000}$-n.

Versuchsanordnung wie in a) und b). Die Exposition im zerstreuten Tageslichte dauerte von $11\frac{1}{2}$—$5\frac{1}{2}$ Uhr, entsprechend der nach früheren Erfahrungen schwächeren Wirkung dieses Stoffes auf Invertin.

Art der Lösung	Drehung	
	hell	dunkel
9 ccm Ferment + 0,5 ccm Sulfonat + 0,5 ccm Wasser	+ 4° 31'	+ 1° 02'
9 ccm Ferment + 0,5 ccm Sulfonat + 0,5 ccm $\frac{1}{20}$-n. Lauge	+ 4° 08'	+ 1° 04'
do.	+ 4° 30'	—

Die Versuche b) und c) ergeben, **daß die Intensität der Schädigung des Invertins durch fluorescierende Substanzen im Lichte bei neutraler und alkalischer Reaktion annähernd die gleiche ist.** Sie war in alkalischer Lösung in einem Versuch etwas höher, in drei anderen aber geringer als in neutraler.

IV. Versuche an Invertin in neutraler und saurer Lösung.

Paramäcien sind in sauren Medien nicht untersuchbar, weil sie schon durch Spuren von Säuren getötet werden. Der Versuch mußte sich daher auf Invertin, das gegen Säuren $\frac{1}{200}$-n wenig empfindlich ist, beschränken. Die Anordnung war wie in den Versuchsreihen des Abschnittes III. Als Zusatzsubstanz konnte nur die wasserlösliche Dichloranthracendisulfonsäure beibehalten werden. Da die Absorption durch diese Verbindung in neutraler und saurer

Lösung eine verschiedene ist [1]) und Unterschiede in der Schädigung des Invertins daher durch diese optische Verschiedenheit verursacht sein konnten, wurde das Chlorid einer Base (Methylenblau) hinzugenommen, deren Absorption in neutraler und saurer Lösung nicht wesentlich differiert. Nach der Exposition wurden die sauren Lösungen vor Beginn der Invertierung unter Konstanzerhaltung des Volumens aller Lösungen genau neutralisiert. Auf diesen Punkt ist besonderes Gewicht zu legen, da die Invertierung durch Säuren beschleunigt wird und die Resultate daher nicht vergleichbar wären. Die Lösungen im Versuche c) wurden vor der Ablesung durch Kohle entfärbt.

a) Ohne Zusatz fluorescierender Substanz.

Exposition: 2 Tage (zerstreutes, trübes Licht).

Art der Lösung	Drehung	
	hell	dunkel
8,5 ccm Ferment + 1,5 ccm Wasser	$+ 0^\circ\ 06'$	$+ 0^\circ\ 02'$
„ „ „ + 0,5 „ „ +	$+ 0^\circ\ 04'$	$+ 0^\circ\ 04'$
1,0 ccm $^1/_{20}$-n. HCl		

b) Mit Zusatz von dichloranthracendisulfonsaurem Natron $^1/_{2000}$-n.

Exposition: 2 Tage (zerstreutes, trübes Licht).

Art der Lösung	Drehung	
	hell	dunkel
8,5 ccm Ferment + 0,5 ccm Sulfonat + 1,0 ccm Wasser	$+ 5^\circ\ 05'$	$+ 0^\circ\ 07'$
8,5 ccm Ferment + 0,5 ccm Sulfonat + 1,0 ccm $^1/_{20}$-n. HCl	$+ 4^\circ\ 55'$	$+ 0^\circ\ 06'$

c) Mit Zusatz von Methylenblau $^1/_{2000}$-n.

Exposition: 2 Tage (zerstreutes, trübes Licht).

Art der Lösung	Drehung	
	hell	dunkel
8,5 ccm Ferment + 0,5 ccm Methylenblau + 1,0 ccm Wasser	$+ 4^\circ\ 45'$	—
8,5 ccm Fermeut + 0,5 ccm Methylenblau + 1,0 ccm $^1/_{20}$-n. HCl	$+ 4^\circ\ 38'$	—

Das Ergebnis der Versuche a), b), c) ist folgendes:

Das Invertierungsvermögen von Invertinlösungen in neutraler und in saurer Lösung ($^1/_{200}$-n.) erfährt

---

1) X. S. 155.

durch mehrstündige Exposition in zerstreutem Tageslichte im Vergleiche zu ebensolange im Dunkeln gehaltenen Lösungen keine merkbare Änderung.

Bei Gegenwart von fluorescierenden Stoffen
(Dichloranthracendisulfonsosäure, Methylenblau) im
Lichte ist die Schädigung in neutraler und saurer
Lösung die gleiche.

Gesamtresultat.

Die photodynamische Erscheinung ist im wesentlichen unabhängig von der Reaktion. Ihre Intensität ist insbesondere in alkalischen Flüssigkeiten nicht größer als in neutralen oder sauren,
wie es zu erwarten wäre, wenn zwischen ihr und der unter Säurebildung einhergehenden Zersetzung der angewandten fluorescierenden Stoffe im Lichte ein ursächlicher Zusammenhang bestände.

XV.

Über die Wirkung des ultravioletten Lichtes auf Enzyme (Invertin).

Von

A. Jodlbauer und **H. v. Tappeiner.**

(Mit 3 Abbildungen.)

Die folgende Untersuchung ist die Fortsetzung unserer Arbeit über die Wirkung des Lichtes auf Enzyme in Sauerstoff- und Wasserstoffatmosphäre.[1]) In derselben wurde der Nachweis erbracht, daß eine merkbare, über die Fehlergrenzen hinausgehende Schädigung des Invertins durch Licht, welches durch mehrfache Glasschichten filtriert war und somit als ultraviolettfrei angesehen werden konnte, in der angewandten Belichtungszeit, ca. 15 Stunden Sonnenlicht, nur bei Gegenwart von Sauerstoff stattfindet und durch Zusatz von fluorescierender Substanz bedeutend, nach ungefährer Schätzung ca. 400 mal, beschleunigt werden kann. Das Thema der gegenwärtigen Mitteilung ist die Untersuchung der Schädigung des Invertins unter analogen Verhältnissen bei Hinzunahme des ultravioletten Lichtes.

Versuchsanordnung.

1. **Bestrahlungsgefäße.** Zur Bestrahlung mit ultraviolettem Licht dienten zwei flache zylindrische Kammern (Kuvetten), welche aus je einer planparallelen Quarzplatte von 6 mm Dicke, einer ebensolchen Platte aus gewöhnlichem Crownglas und aus einer ringförmigen Glasscheibe von 6 cm innerem Durchmesser und 2 cm Höhe zusammengestellt waren. Letztere war an einer Stelle durchbohrt zur Aufnahme des aus einem Stücke gefertigten gläsernen Doppelrohres mit Schaumkegel, das die Zu- und Abfuhr

---

der Gase zu vermitteln hatte (s. Fig. 1). Die 4 Stücke waren ur-
sprünglich aufeinandergeschliffen. Da diese Vereinigungsweise indes
nicht volle Garantie für stundenlange Dichtheit gewährte, wurden
sie mit einer feinen Kittlage fix miteinander verbunden. Die

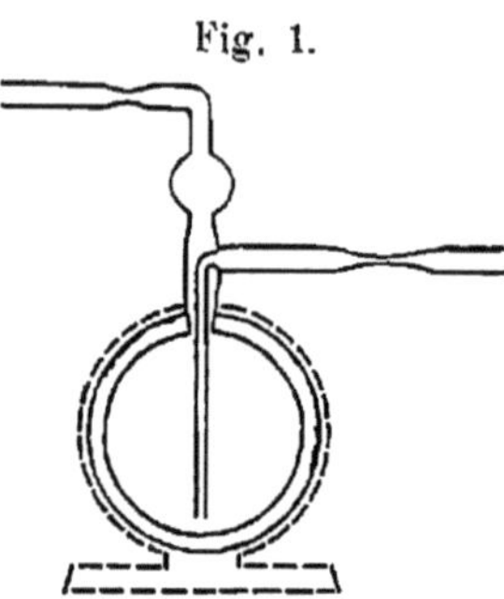

Kammern hielten nun das Quecksilber-
vakuum beliebig lange. Die Reinigung
der Gefäße war durch diese Verkittung
der Teile zwar erschwert, sofort nach
dem Gebrauche vorgenommen indes sicher
erreichbar. Die Kammer befand sich in
einer schweren Metallfassung mit Fuß,
auf dem sie während der Füllungsopera-
tion stand. Bei der Belichtung (unter
Wasser) wurde sie horizontal gelegt, mit
der Quarzplatte nach unten oder oben
(gegen die Lichtquelle gerichtet), je nachdem man nur sichtbares
oder auch ultraviolettes Licht einwirken lassen wollte.

Bei jedem Versuche kamen immer beide Kuvetten gleichzeitig
zur Verwendung. Kontrollversuche (Dunkelversuche) wurden in
den zylindrischen Glasgefäßen vorgenommen, welche in der eingangs erwähnten Abhandlung beschrieben und abgebildet sind.
Sie wurden mit Staniol lichtdicht umhüllt.

2. Art der Füllung. Das Invertin (E. Merck) wurde in
0,4 prozentiger, durch Zentrifugieren noch völlig geklärter wässeriger Lösung verwendet. Die Füllung war immer 12 ccm, so daß
die Lösung mithin $^1/_4$ des Kammerraumes beanspruchte resp. die
Schichtendicke der Fermentlösung nur ca. 5 mm betrug.

Die gefüllte Kuvette wurde nun mit dem Absorptionssystem
des Gasentwicklungsapparates, der lange vorher schon in Gang
gebracht war, verbunden. Die Verbindung geschah in allen Versuchen bis auf jene der Tabelle 5, worin andere Anordnung getroffen war, durch einen kurzen Gummischlauch von 4 mm Wandstärke und 3 mm innerem Durchmesser. Im übrigen wurden Verbindungen mit Kautschukschläuchen, soweit es nur irgend möglich
war, durch direktes Anschmelzen der Absorptionsröhren und der
aus einem Stück geblasenen Waschflaschen usw. umgangen. Die
nähere Anordnung ist in den einzelnen Versuchen angegeben. Das
ganze System (Kuvette + Absorptionsröhren) wurde nun bis zu
dem auf Vakuumhaltung geprüften Hahne des Entwicklungsappa-

---

1) Von Steinheil Söhne, optisch-astronomische Werkstätte.

rates evakuiert, dann der Hahn geöffnet und das Gas langsam durchgeleitet. Evakuation und Durchleitung wurden sodann noch zweimal wiederholt und schließlich die zu- und abführende Röhre der Kuvette abgeschmolzen. Sämtliche Operationen geschahen im Dunkelzimmer bei möglichst schwacher Beleuchtung. Die Kuvetten waren während der ganzen Zeit bis zur Bestrahlung in Eis gepackt.

3. **Belichtungsquelle.** Benutzt wurde eine Kohlenbogen-reflektorlampe von 30 Ampère und 110 Volt von Reiniger, Gebbert & Schall.

Die von der Lichtquelle resp. dem Magnalium-Hohlspiegel (a) Fig. 2 ausgehenden parallelen Strahlen fielen auf einen Planspiegel aus Magnaliumlegierung (b) und wurden zu einer darunter befind-lichen Wanne (c) geleitet, auf deren Wasserspiegel sie mit senk-rechter Incidenz einfielen.

Fig. 2.

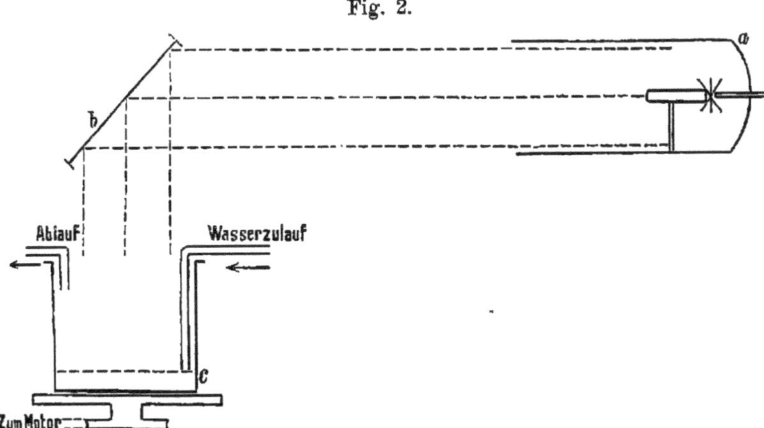

Die Wanne aus Blech hatte einen Durchmesser von 38 cm und eine Höhe von 30 cm, in 6 cm Höhe vom Boden war eine siebförmig durchlöcherte Platte (c), auf der die Kuvetten und die sonstigen Belichtungsgefäße ruhten. Die Wanne wurde 20 cm hoch mit Wasser gefüllt, das durch doppelten Zu- und Ablauf sich fortwährend erneuerte, so daß die Temperatur in der Höhe der Kuvetten konstant auf 12° gehalten werden konnte. Um die Be-lichtungsverhältnisse für die eingelegten Kuvetten völlig gleich zu gestalten, stand die Wanne auf einer Drehscheibe und drehte sich ca. 20 mal in der Minute in ruhigem Gange, so daß störende Reflexionen durch Wellenbewegungen des Wassers ausgeschlossen waren.

4. Bestimmung des Invertierungsvermögens. Je 5 ccm Fermentlösung wurden nach der Exposition mit 15 ccm Rohrzuckerlösung von 15 % versetzt und 10—20 Stunden (die genaueren Zeiten sind in den Versuchstabellen angegeben) in einem dunkeln Raum bei Zimmertemperatur stehen gelassen. Die Bestimmung erfolgte mittels eines Halbschattenapparates nach Laurent.

5. Intensität und spektrale Verteilung der benutzten Lichtquelle im Vergleiche zu Sonnenlicht. Hierüber gibt folgender Versuch einigen Aufschluß.

Die beiden Kuvetten wurden mit je 12 ccm Fermentlösung (0,4 %) + Eosin $\frac{1}{2000}$-n. unter Luftgegenwart gefüllt und unter Wasser von 10° gleichzeitig im Freien den durch den Magnalium-Planspiegel senkrecht gerichteten Strahlen der Mittagssonne 10 Minuten lang ausgesetzt. Es war ein wolkenloser Tag im Februar, die Sonne indes von einem leichten Dunstschleier überdeckt. In der ersten Kuvette war die Quarzplatte nach oben gerichtet, in der zweiten die Glasplatte. Letztere war noch überdeckt von einer zweiten, um das Ultraviolett völlig auszuschließen. Nach Entleerung der Kuvetten wurde eine zweite analoge Füllung vorgenommen und die Kuvetten in gleicher Anordnung und gleicher Zeitdauer (10 Minuten) den Strahlen der Reflektorbogenlampe ausgesetzt. Die 4 belichtet gewesenen Fermentlösungen wurden sodann mit Rohrzucker versetzt und die Invertierung nach 15 Stunden bestimmt.

Die folgende Tabelle gibt die Drehungen und die daraus berechnete Invertierung resp. die Schädigung des Fermentes durch das Licht, wenn die Invertierung im Dunkelversuche gleich 100 gesetzt wird.

Um eventuellem Mißverständnis vorzubeugen, sei darauf aufmerksam gemacht, daß die Berechnung der Invertierung auf vergleichbare Zahlen hier und ebenso in allen folgenden Tabellen somit anders als in der früheren Abhandlung ist. Dort wurde die (theoretisch) vollständige Invertierung 100 gesetzt, hier die innerhalb der Invertierungsstunden erreichte Invertierung der Dunkelversuche.

Tabelle 1.

Lichtquelle	Drehung	Invertierung Dunkelversuch = 100 gesetzt	Schädigung des Invertins Dunkelversuch = 0 gesetzt
Sonne durch Quarz	+ 5° 25'	29,8	70
„ durch Glas	+ 4° 09'	47,7	52
Bogenlampe Quarz	+ 5° 08'	33,9	66
„ Glas	+ 4° 26'	43,8	56
Dunkelversuch	+ 0° 27'	100	0

Ergebnis: Im sichtbaren Teile ist das Bogenlicht dem Sonnenlichte ein wenig überlegen, die Schädigung steht im Verhältnisse von 14:13. Im ultravioletten Teile hingegen war das Sonnenlicht erheblich voraus, das Verhältnis ist 5:9 nach Abzug der Schädigung durch den sichtbaren Teil. Der Vergleich gilt selbstverständlich für das Absorptionsgebiet des Eosins. also für das Grün des sichtbaren Spektrums und für das Ultraviolett von ungefähr 370 $\mu\mu$ ab und hat nur den Wert einer ungefähren Orientierung.[1] Auch ist die Lichtquelle nicht konstant im strengeren Sinne, indem sie von der wechselnden Beschaffenheit der Kohlen und manchem anderen abhängig ist. Immerhin waren die erzielten Wirkungen (Schädigung des Invertins) bei gleicher Belichtungsdauer annähernd die gleichen wie die folgenden Tabellen ergeben.

I. Schädigung des Invertins bei Anwesenheit verschiedener Gase.

1. Versuche in Wasserstoff- und Sauerstoffatmosphäre in Quarz- und Glasgefäßen.

Der Wasserstoff wurde in einem Kipp'schen Apparate aus reinem Zink mit ausgekochtem Wasser und Salzsäure dargestellt. Er passierte zunächst eine Waschflasche mit Silbernitratlösung zur Absorption etwa vorhandener Spuren von SH_2 und eine Waschflasche mit alkalischer Pyrogallollösung, sodann ein Verbrennungsrohr, in welchem zwei blanke Kupferdrahtspiralen von je 12,5 cm Länge zum Glühen gebracht waren, und schließlich eine Waschflasche mit Wasser, um das Gas abzukühlen, mit Wasserdampf gesättigt in die Kuvetten zu führen und Konzentrationsänderungen in der Fermentlösung durch seine Durchleitung zu vermeiden. Die Waschflasche war an das Kuvettenzufuhrrohr direkt angeschmolzen. Die Verbindung mit dem Verbrennungsrohr aber mußte, da ein Anschmelzen nicht ausführbar war, durch einen kurzen neuen Gummischlauch von 4 mm Wandstärke und 3 mm Lumendurchmesser bewerkstelligt werden. Im übrigen wurden Verbindungen mit Kautschukschläuchen, soweit es nur irgend möglich war, durch

---

1) Nach P. Krüß, Über die Absorption organ. Farbstoffe im Ultraviolett. Zeitschr. f. physik. Chemie **51**, 257 absorbiert eine Eosinlösung $^1/_{100}$-n. in 1 mm Schichtendicke das Licht von der Wellenlänge 569—420 $\mu\mu$ und einseitig von 367 $\mu\mu$ an im Ultraviolett.

direktes Anschmelzen der Röhren etc. umgangen. Dasselbe gilt für die Versuchsanordnungen aller folgenden Tabellen.

Tabelle 2.

Die Belichtungsdauer betrug 25 Stunden, die Invertierung $10^{1}/_{2}$ Stunden. Der Sauerstoff wurde aus Kaliumchlorat entwickelt.

Art der Bestrahlung	Art der Gasfüllung	Drehung	Invertierung, Wasserstoff-dunkelversuch = 100 gesetzt %	Schädigung des Invertins, Dunkelversuch = 0 gesetzt %
Durch Quarz	Sauerstoff	+ 6° 32′	17,3	83
„ „	Wasserstoff	+ 4° 51′	46,4	54
„ Glas	Sauerstoff	+ 3° 48′	64,5	35
„ „	Wasserstoff	+ 1° 48′	99,1	0,9
Dunkelversuch	Sauerstoff	+ 1° 50′	98,6	1,4
„	Wasserstoff	+ 1° 45′	100	0

Resultat: Im ultraviolettfreien Lichte ist eine Schädigung des Fermentes in Wasserstoffatmosphäre in merkbarer Weise nicht eingetreten, die Differenz von 0,9 % liegt noch innerhalb der Fehlerquellen. **Die Schädigung bei Sauerstoffgegenwart hingegen beträgt 35 %.**

Bei Anwesenheit des ultravioletten Lichtes wurde sie bei O-Gegenwart auf 83 % erhöht. Eine bedeutende Schädigung (54 %) zeigte sich aber auch in Wasserstoffatmosphäre. Es braucht kaum erwähnt zu werden, daß diese Zahlen nur für die angewandte und im Eingange beschriebene Belichtungsquelle Geltung haben.

2. Versuch in Kohlensäure- und Sauerstoff-
atmosphäre.

Das Kohlenstoffdioxyd wurde aus Marmor, mit ausgekochtem Wasser und reiner Salzsäure entwickelt und passierte eine Waschflasche mit Wasser und das Verbrennungsrohr mit Kupferspiralen. Belichtungsdauer 12 Stunden. Invertierungsdauer in Versuch 1 17 Stunden, in Versuch 2 15 Stunden. Die CO_2 wurde vorher nicht ausgetrieben; wegen der die Invertierung beschleunigenden CO_2-Wirkung (Säurewirkung) sind daher die erhaltenen Drehungsabnahmen größer als in den anderen Versuchen.

Tabelle 3.

Art des Bestrahlungsgefäßes		Gasfüllung	Drehung	Invertierung, Mittel der Dunkelversuche = 100 gesetzt	Schädigung des Invertins, Dunkelversuch = 0 gesetzt
1. Versuch	Quarz	Sauerstoff	+ 3° 55′	41,9	58
	„	Kohlensäure	+ 0° 59′	85,5	14
	Glas	„	— 0° 15′	100	0
	Dunkelversuch	„	— 0° 10′	100	0
2. Versuch	Quarz	Kohlensäure	+ 0° 28′	81,0	19
	„	„	+ 0° 23′	82,0	18
	Dunkelversuch	„	— 1° 10′	100	0
	„	„	— 1° 12′	100	0

Resultat: Die Schädigung des Invertins im ultravioletten Lichte zeigt sich auch in CO_2-Atmosphäre und betrug 14—19%, gegenüber 58% des gesamten Lichtes bei O-Gegenwart. Im Vergleiche zu dem folgenden Versuche erscheint sie etwas stärker, was vielleicht dahin zu deuten ist, daß die CO_2 als Säure im ultravioletten Lichte einen gewissen Einfluß auf das Ferment hatte.

3. Versuch in Stickstoffatmosphäre.

Der Stickstoff wurde durch Erwärmung einer konz. Lösung von Ammoniumchlorid + Kaliumnitrit in einem Kolben mit Rückflußkühler entwickelt. Er passierte eine Waschflasche mit 10 prozentiger Schwefelsäure, eine zweite solche mit Neßler's Reagens und eine dritte mit alkalischer Pyrogallollösung. Zwischen 1 und 2 war durch eine T-Verbindung eine 760 mm lange senkrechte Glasröhre eingeschaltet, welche an ihrem unteren offenen Ende in eine Schale mit Quecksilber tauchte. Sie diente als Ventil bei ev. vorübergehend einsetzender stürmischer N-Entwicklung.

Tabelle 4.

Belichtungsdauer 12 Stunden. Invertierungsdauer 15 Stunden.

Bestrahlungsgefäß	Gasfüllung	Drehung	Invertierung, Mittel der Dunkelversuche = 100 gesetzt	Schädigung des Invertins, Dunkelversuch = 0 gesetzt
Quarz	Stickstoff	+ 2° 35′	83,6	16
„	„	+ 2° 37′	82,9	17
Glas	„	+ 1° 36′	100	0
Dunkelversuch	„	+ 1° 34′	100	0

4. Gleichzeitiger Versuch in Stickstoff- und Wasserstoffatmosphäre.

Die Darstellung des N und H und die Vorlagen waren dieselben wie in Tabelle 2 und 4. Die Verbindung zwischen Verbrennungsrohr und Kuvette aber wurde mit Weglassung des bisher verwendeten dicken Kautschukschlauches und der zwischengeschalteten Wasserflasche dadurch bewerkstelligt, daß das ausgezogene Ende des Verbrennungsrohres mit einer Lage von Picein[1]) umkleidet, 5 cm weit in das Zuführungsrohr der Kuvette eingeschoben und durch Schmelzung des Piceins die gasdichte Verbindung hergestellt wurde.

Tabelle 5.

Belichtungsdauer 20 Stunden. Invertierungsdauer 15 Stunden.

Bestrahlungs-gefäß	Gasfüllung	Drehung	Invertierung, Mittel der Dunkelversuche = 100 gesetzt	Schädigung des Invertins, Dunkelversuche = 0 gesetzt
Quarz	Wasserstoff	$+ 3^\circ 07'$	68,1	32
„	Stickstoff	$+ 3^\circ 10'$	67,3	33
Dunkelversuch	„	$+ 0^\circ 51'$	100	0

Resultat der Versuche Tabelle 4 und 5 ist: Die Schädigung des Invertins durch ultraviolettes Licht tritt auch in Stickstoffatmosphäre ein und ist ebenso groß wie in Wasserstoffatmosphäre.

II. Schädigung des Invertins in Wasserstoffatmosphäre bei Zusatz von sauerstoffabsorbierenden Mitteln.

Die vorausgegangenen Versuche ergaben, daß im ultravioletten Lichte eine Schädigung in mit H, CO_2, N gefüllten Quarzkuvetten eintritt, obwohl bei der Füllung mit derselben Sorgfalt zu Werke gegangen wurde wie in den in der früheren Abhandlung aufgeführten Versuchen in Glasgefäßen, in denen eine merkbare, über die Fehlergrenzen hinausgehende Schädigung mit Sicherheit bei der angewandten Lichtintensität und Belichtungsdauer nicht beobachtet werden konnte. Man könnte dem entgegenhalten. daß in beiden Versuchsreihen noch Spuren von Sauerstoff zugegen gewesen seien,

---

1) B. Walter, Über einen neuen Kitt für physikal. Apparate. Annal. d. Physik IV 18 1905.

welche aber nur in den Versuchen mit Quarzkuvetten entsprechend der größeren Energie der ultravioletten Strahlen sich geltend machen konnten. Bei näherer Betrachtung wird indes die Berechtigung dieses Einwandes sehr herabgedrückt. Erstens war das Invertierungsvermögen des Fermentes bei Belichtung in Glasgefäßen mit Wasserstoffüllung vollständig gleich geblieben, gleichgültig, ob ein fluorescierender Stoff (Eosin) zugegen war oder nicht, was nicht möglich wäre, wenn Spuren von Sauerstoff zugegen gewesen wären, und zweitens ist in den Versuchen in Quarzkuvetten die Schädigung bei gleicher Belichtungsdauer sehr annähernd immer die gleiche, was kaum möglich wäre, wenn diese Schädigung nur der Ausdruck einer zufälligen Verunreinigung mit Sauerstoff wäre.

Um aber nichts unversucht zu lassen, wurden die folgenden Versuche mit Zusatz von Sauerstoffängern in das Belichtungsgefäß vorgenommen. Zu diesem Zwecke wurde das aus der Kuvette ableitende Glasrohr in folgender Weise umgeändert (Fig. 3). Ein T-Rohr wurde an ihm in einem Winkel von 45 Grad zur Ebene der Quarzplatte angeschmolzen. Das obere, zur Luftpumpe führende Ende a war offen und nur etwas eingezogen, um das spätere Abschmelzen zu erleichtern, das untere, kugelig erweiterte Ende b war zugeschmolzen und diente zur Aufnahme des Absorptionsmittels.

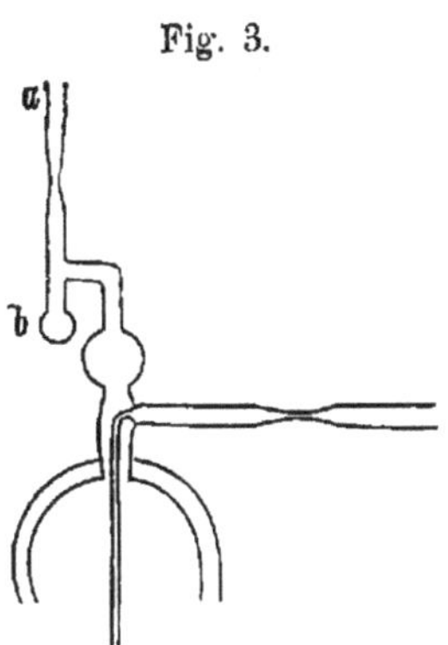

Man hatte es dadurch in der Hand, nach Belieben das Absorptionsmittel während der Belichtung unvermischt mit der in der Kuvette befindlichen Fermentlösung in der Absorptionskugel zu lassen oder dasselbe der Fermentlösung durch Herüberspülen zuzumischen. Vor der Belichtung wurden die Kuvetten in jedem Versuche 20 Stunden in Eis gepackt stehen gelassen, um dem Absorptionsmittel Zeit zur ev. Absorption des Sauerstoffs zu lassen. Die Belichtung dauerte bei allen Versuchen 15 Stunden, die Invertierung ebenfalls 15 Stunden.

1. Versuche mit Bisulfit.

Die Quarzkuvetten wurden zunächst in der üblichen Weise mit Fermentlösung gefüllt, einmal ausgepumpt und mit Wasserstoff gefüllt. Sodann wurde in die Absorptionskugel eine gewogene Menge von vollständig trockenem Natriumbisulfit rasch eingebracht und noch zweimal ausgepumpt resp. mit Wasserstoff gefüllt und schließlich die zu- und abführende Röhre der Kuvette zugeschmolzen. Durch Neigen der Kuvette wurde hierauf etwas Fermentlösung in die Absorptionskugel fließen gelassen, um das Bisulfat zu lösen. In einem Versuche blieb die so hergestellte Lösung in der Absorptionskugel, in zwei anderen wurde sie in die Kuvette zurücklaufen gelassen. Die Mengen des angewandten Bisulfits waren nur kleine, da 1 mg Bisulfit bereits ungefähr 0,1 ccm Sauerstoff absorbiert. Es war daher nicht zu erwarten, daß diese Mengen, auch wenn sie zur Fermentlösung gelassen wurden, eine Schädigung derselben herbeiführten. Das Ergebnis der Dunkelkontrollversuche in Glasgefäßen, deren Ausführungsröhre in gleicher Weise wie bei den Kuvetten umgestaltet war, bestätigte diese Erwartung. In den 2 Dunkelversuchen bei Mischung der Bisulfitlösung mit der gesamten Fermentlösung war die Invertierung sogar höher als in dem Dunkelversuche, in welchem die Sulfitlösung außen blieb. Es erklärt sich dies durch die Beschleunigung, welche der Invertierungsprozeß durch das sauer reagierende Bisulfit erfährt. In den folgenden Tabellen ist immer der Wert des korrespondierenden Dunkelversuches = 100 gesetzt.

Tabelle 6.

	Drehung	Invertierung, Dunkelversuch = 100	Schädigung des Invertins, Dunkelversuch = 100
Bisulfit 4 mg in die Quarzkuvette gespült, belichtet	+ 3° 00'	71,6	28
„ 100 mg in der Absorptionskugel der Quarzkuvette belassen, belichtet	+ 3° 25'	76,2	24
„ 4 mg in das Glasgefäß, dunkel	+ 1° 12'	100	0
„ 100 mg in der Absorptionskugel des Glasgefäßes belassen, dunkel	+ 1° 55'	100	0

Tabelle 7 (teilweise Wiederholung des Versuches 6).

	Drehung	Invertierung, Dunkelversuch = 100	Schädigung des Invertins, Dunkelversuch = 100
Bisulfit 13 mg in die Quarzkuvette gespült, belichtet	+ 1° 58'	74,0	26
„ „ „ in das Glasgefäß gespült, dunkel	— 0° 01'	100	0

2. Versuche mit Phosphor.

Nach einmaliger Evakuation und Füllung der Kuvette mit Wasserstoff wurde, während die Wasserstoffentwicklung noch im Gange war, ein zylindrisches Stück Phosphor von ca. 0,2 Gewicht, das unter Wasser bereit lag, rasch mit Filtrierpapier abgetrocknet und in die Ausflußröhre auf den Boden der Absorptionskugel fallen gelassen. Hieran schloß sich unmittelbar die 2. Evakuation und Wasserstofffüllung usw. Nach dem Zuschmelzen der Leitungsröhren wurde der Phosphor durch vorsichtiges Erwärmen des Bodens der Absorptionskugel zum Schmelzen gebracht, so daß sich sein Dampf in der ganzen Kuvette verbreitete. Die Operation war im vollständig verdunkelten Zimmer vorgenommen. Es war keine Spur von Leuchten wahrnehmbar. Nach 20 stündigem Stehen in Eis wurde 15 Stunden lang belichtet und die geschmolzenen Enden der Leitungsröhren im Dunkelzimmer abgesprengt, sofort trat lebhaftes Leuchten in der Kuvette auf. Dasselbe war in der analog behandelten 2. Kuvette und im Dunkelkontrollversuch mit Phosphor der Fall. Durch die Lösungen wurde nunmehr zur Entfernung des Phosphordampfes Wasserstoff durchgeleitet und ihre Acidität bestimmt. Sie war überall dieselbe: 1 ccm Fermentlösung brauchte 0,8 ccm $^1/_{100}$-n. Lauge, gleich der der 2. Dunkelkontrollflasche, welcher kein Phosphor beigegeben war. Es war somit infolge des Phosphorzusatzes keine neue Säure gebildet worden. Die geringe Acidität rührte von der ursprünglichen sauren Beschaffenheit des Präparates her.

Tabelle 8.

	Drehung	Invertierung, Dunkelversuch = 100	Schädigung, Dunkelversuch = 0
1. Quarzkuvette mit Phosphor	+ 2° 50′	79,7	22
2. „ „ „	+ 2° 53′	78,0	22
1. Dunkelkontrollversuch mit Phosphor	+ 1° 35′	100	0
2. dgl. ohne Phosphor	+ 1° 33′	100	0

Ergebnisse der Sulfit- und Phosphorversuche: Die Schädigung des Invertins durch das ultraviolette Licht in Wasserstoffatmosphäre bei Gegenwart von Bisulfit oder Phosphor ist ebenfalls vorhanden und zwar in annähernd gleicher Größe wie in den früheren Versuchen. Durch letzteres wird der Einwand entkräftet, daß dieses Resultat die Folge einer schädigenden Einwirkung des Sulfits oder des Phosphors gewesen wäre, welche entgegen den Kontrollversuchen im Dunkeln nur im Lichte aufgetreten sei.

III. Verhalten des Invertins in Stickstoffatmosphäre bei Zusatz fluorescierender Stoffe.

Es erhebt sich nun die Frage: kann die nach vorausgegangenen Versuchen nunmehr mit Sicherheit anzunehmende schädigende Wirkung des ultravioletten Lichtes in sauerstofffreier Atmosphäre durch Anwesenheit von fluorescierenden Stoffen beschleunigt werden? Zur Beantwortung dieser Frage wurden zwei fluorescierende Stoffe ausgewählt, deren Absorption im ultravioletten Gebiet bekannt ist. Es ist das von P. Krüß[1] untersuchte Eosin und das dichloranthracendisulfonsaure Natron, deren ultraviolettes Absorptionsspektrum in einer früheren Abhandlung abgebildet ist.[2]

Tabelle 9.
Versuch mit Eosin $^1/_{5000}$-n.
Exposition 15 Stunden.

	Drehung	Invertierung, Dunkelversuch = 100 gesetzt
Quarzgefäß mit Eosin	+ 0° 43'	91,4
„ ohne „	+ 1° 31'	80,3
Glasgefäß mit Eosin	+ 0° 11'	98,0
„ ohne „	+ 0° 07'	99,0
Dunkelversuch mit Eosin	− 0° 01'	100
„ ohne „	+ 0° 04'	100

Tabelle 10.
Versuch mit Dichloranthracendisulfonat $^1/_{500}$-n.
Exposition 22 Stunden.

	Drehung	Invertierung, Mittelwert des Dunkelversuches = 100
Quarzgefäß mit Zusatz	+ 1° 08'	94,9
„ ohne „	+ 2° 45'	74,0
Dunkelversuch mit Zusatz	+ 1° 03'	100
„ ohne „	+ 1° 05'	100

1) l. c.
2) III. S. 71.

Ergebnis: Bei Zusatz von Eosin oder Dichloranthracendisulfonat ist die Schädigung des Invertins durch das Licht viel geringer als in den Versuchen ohne Zusatz. Im Eosinversuch ist das Verhältnis annähernd 1:2. Im Anthracendisulfonatversuch, wo die Belichtung länger dauerte, 1:5.

Hieraus folgt:

1. Die Wirkung des Ultraviolett bei Sauerstoffabwesenheit kann durch Zusatz fluorescierender Stoffe nicht beschleunigt werden, im Gegenteil ihre Anwesenheit wirkt wohl infolge von Absorption eines Teiles der strahlenden Energie verzögernd.

2. In der Tatsache der Nichtsensibilisierung liegt ein neuer Beweis dafür, daß die Schädigung des Invertins in Wasserstoff, Stickstoff, Kohlensäure nicht durch Spuren von anwesendem Sauerstoff verursacht sein kann. Nachdem laut Versuch Tabelle 1 Eosin auch im Ultraviolett bei O-Gegenwart stark sensibilisiert, hätte der Versuch Tabelle 9 und 10 nicht in dieser Weise ausfallen können.

IV. Schlußbemerkungen.

Überblickt man die im Vorausgegangenen beschriebenen Versuche, so kann man sich des Eindruckes, daß ihre Resultate zwingende sind, nicht verschließen. Das Ergebnis der Versuche mit Zusatz von sauerstoffabsorbierenden Mitteln (Bisulfit und Phosphor) und von fluorescierenden Substanzen in die Belichtungskammer selbst lassen keine andere Deutung zu, als daß eine Lichtwirkung auch bei absolutem Sauerstoffausschluß statthat und man daher vor der Notwendigkeit steht, zwei Fälle von biologischer Lichtwirkung auseinanderhalten zu müssen. Selbstverständlich bezieht sich diese Unterscheidung nur auf die Bedingungen, unter welchen die Lichtwirkung zustande kommt und präjudiziert nichts über die nähere Art der Wirkung in beiden Fällen resp. die dabei stattfindende chemische Veränderung des Fermentes.

Der erste Fall tritt in sicher nachweisbarer Weise schon im sichtbaren Lichte ein und ist im ultravioletten entsprechend der größeren Absorption dieser Strahlen noch bedeutend erhöht. Er ist dadurch charakterisiert, daß die Gegenwart von Sauerstoff notwendige Bedingung ist und der Zusatz von fluorescierenden Substanzen um das Vielfache beschleunigend wirkt.

Der zweite Fall tritt in deutlich nachweisbarer Weise im sichtbaren Lichte noch nicht auf, sehr stark hingegen in jenem Lichte, das ultraviolette Strahlen enthält, wenigstens gilt dies für die von uns angewandte Lichtintensität resp. Bestrahlungsdauer (ca. 15 Stunden Sonnenlicht oder ihm gleichwertiges Kohlenbogenlicht) und dem von uns gewählten Versuchsobjekte.

Sauerstoffanwesenheit ist keine Bedingung für ihn und der Zusatz von fluorescierenden Substanzen bewirkt keine Beschleunigung (Sensibilisierung), wenigstens nicht nach den bisherigen Versuchen.

Man kann es als wahrscheinlich bezeichnen, daß diese beiden Fälle von Lichtwirkung nicht bloß bei Invertin, sondern auch bei anderen Fermenten und bei Zellen resp. bei den in ihnen tätigen Enzymen statthaben, da unsere bisherigen Untersuchungen über die Wirkung des Lichtes bei diesen Objekten in den Hauptzügen jedesmal zu den gleichen Ergebnissen geführt haben.[1]) In dieser Beziehung ist es daher von Interesse, die Arbeiten, welche die Bakteriologen über die bakterizide Wirkung des Lichtes, insbesondere hinsichtlich der Frage, ob hierzu die Anwesenheit von Sauerstoff notwendig ist, unternommen haben, zur Besprechung heranzuziehen. Es haben sich zahlreiche Untersucher mit dieser Frage beschäftigt und die Ergebnisse fielen sehr widersprechend aus. Einige Forscher (Ledoux-Lebard, Buchner) sprachen dem O jede Bedeutung ab; allerdings sagte Buchner von seinen Versuchen selbst, daß bei seiner Versuchsanordnung von einem wirklichen Ausschlusse des Sauerstoffs keine Rede sein könne. Andere (Downes und Blunt, Ducleaux, Roux, Dieudonné) sprechen sich für die Notwendigkeit des O aus. Eine dritte Gruppe (Mamont, Kedzior) endlich vertritt die Ansicht, daß der O zwar die bakterizide Wirkung des Lichtes begünstige, aber keine notwendige Bedingung für dieselbe sei.

Der letzte Bearbeiter dieses Themas, V. Bie[2]), hat in zahl-

---

1) Aus dieser Gleichheit folgt mit großer Wahrscheinlichkeit, daß die Wirkung des Lichtes eine direkte d. h. auf das Invertin selbst gerichtete ist und nicht sekundär durch chemische Veränderung einer die Invertinpräparate begleitenden Verunreinigung oder durch eine sonstige Nebenwirkung bedingt ist.

2) Mitteilungen aus Finsen's Lichtinstitut Heft 9, S. 5—74. Hier ist auch die Literatur ausführlich kritisch besprochen.

Die erst bei der Korrektur uns bekannt gewordene Arbeit von Thiele und Wolf: Über die Abtötung der Bakterien durch Licht. Arch. f. Hygiene 57, 29, 1906 konnte nicht mehr berücksichtigt werden.

reichen Versuchen die Wirkungen des Kohlenbogenlichtes im Finsenschen Konzentrationsapparat auf Kulturen des fakultativen anaëroben Staphylococcus pyog. aureus bei Durchleitung von Luft oder von Wasserstoff, welcher aus Zink und Schwefelsäure entwickelt und vor Eintritt in die Belichtungskammer durch ein glühendes mit Kupfer gefülltes Röhrchen geleitet worden war, untersucht und kommt zu folgenden Ergebnissen: „Enthält das Licht die äußersten ultravioletten Strahlen, die Glas nicht passieren können, so ist die bakterizide Wirkung nur in geringem Grade vom Vorhandensein des O abhängig. Der Unterschied zwischen der Widerstandskraft der Bakterien in Wasserstoff und in atmosphärischer Luft wird dadurch vergrößert, wenn das Licht dieser ultravioletten Strahlen beraubt wird, indem es durch Glas geht, je weniger chemische Strahlen das Licht enthält, desto mehr scheint demnach die bakterizide Wirkung von der Anwesenheit von O abzuhängen."

Es muß hervorgehoben werden, daß die Versuche von Bie. so sorgfältig sie auch in der Mehrzahl der Anordnungen durchgeführt zu sein scheinen, nicht als völlig beweisend anzusehen sind. Denn erstens fehlt der Nachweis, daß der von ihm verwendete Wasserstoff wirklich frei von Sauerstoff gewesen ist, indem er keine Versuche mit Zusatz von sauerstoffabsorbierenden Mitteln in dem Belichtungsraum selbst angestellt hat und zweitens gehört die von ihm verwendete Bakteriumart möglicherweise zu jenen Bakterien, welche nach Pfeffer das Vermögen besitzen Sauerstoff aufzuspeichern und diesen Sauerstoff nur langsam an sauerstofffreie Räume abgeben. Es ist möglich, daß die von Bie gefundene, immerhin noch recht erhebliche Wirkung des sichtbaren Lichtes im Wasserstoffstrom z. T. auf diesen Fehlerquellen beruht. Im übrigen aber darf man wohl aus der Ähnlichkeit seiner und unserer Ergebnisse den Schluß ziehen, daß zwischen der Wirkung des Lichtes auf Invertin und auf Bakterien in der Hauptsache Wesensgleichheit besteht und auch bei letzteren die oben charakterisierten zwei Fälle von Lichtwirkung unterschieden werden müssen.

Was nun die chemische Veränderung, welche das Ferment oder die Zelle in diesen beiden Fällen erfährt, anlangt, so ist die Wirkung im ersten Fall wohl als ein Oxydationsvorgang aufzufassen, da Sauerstoffgegenwart eine notwendige Bedingung für sie ist. Bei dem zweiten konnte man, solange die Versuche sich nur auf Wasserstoff beschränkten, vielleicht an eine besondere Rolle desselben, gewissermaßen an eine Aktivierung denken. Nachdem aber besonders darauf gerichtete Versuche (Tab. 5) ergeben haben, daß die Schädigung des Invertins in Stickstoff ebenso groß ist wie in Wasserstoff, hat diese Vorstellung keine weitere Berechtigung.

Unter den übrigen Möglichkeiten dürften die folgenden zunächst in Frage kommen: entweder es findet eine Sauerstoffabspaltung statt oder es spielt die Zerlegung (Aufspaltung) von Wasser eine wesentliche Rolle. Die erstere Annahme erscheint zufolge des Umstandes, daß eine Sensibilisierung auf Zusatz fluorescierender Stoffe nicht beobachtet werden konnte, nicht sehr wahrscheinlich. letztere eröffnet vielleicht die Aussicht zu einer einheitlichen Auffassung der chemischen Vorgänge der biologischen Lichtwirkung zu gelangen.

Da die genannten Möglichkeiten einer experimentellen Prüfung zugänglich sind, so ist es angezeigt, ihre nähere Diskussion zu verschieben. bis weitere experimentelle Ergebnisse vorliegen.

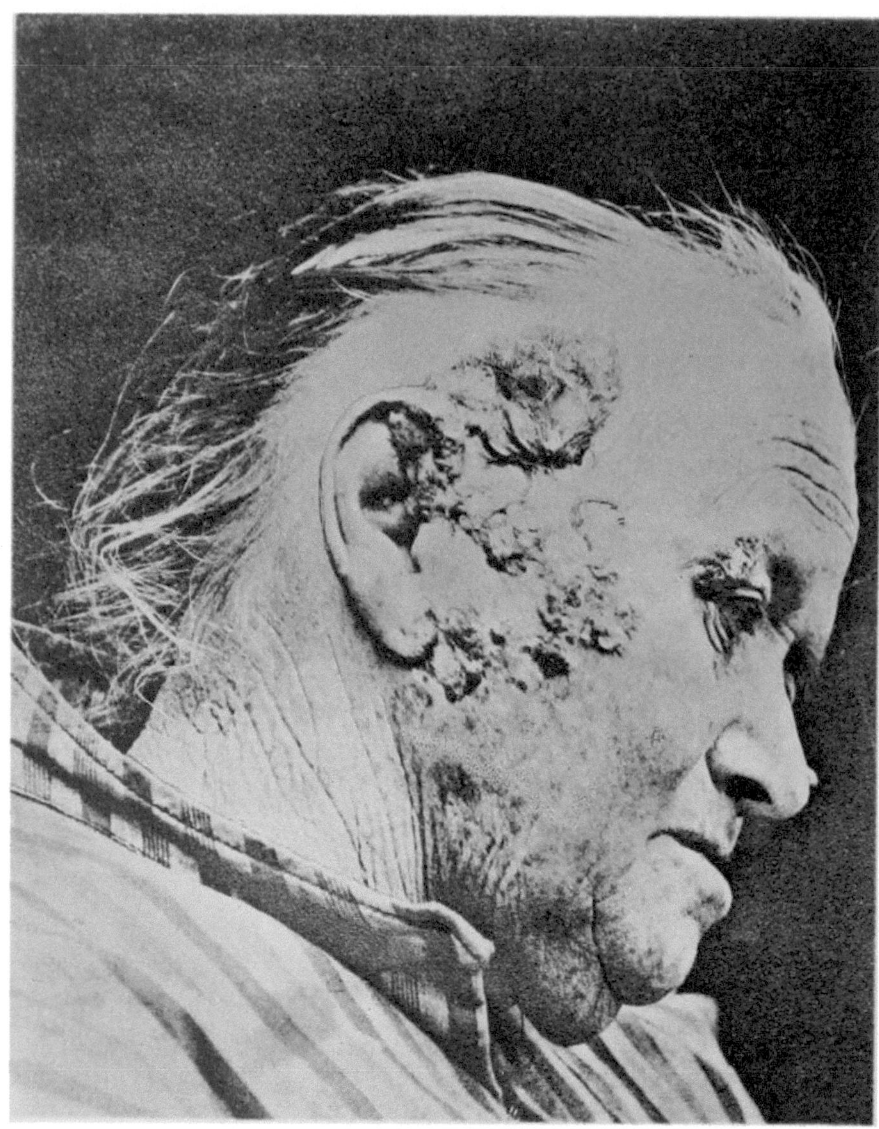

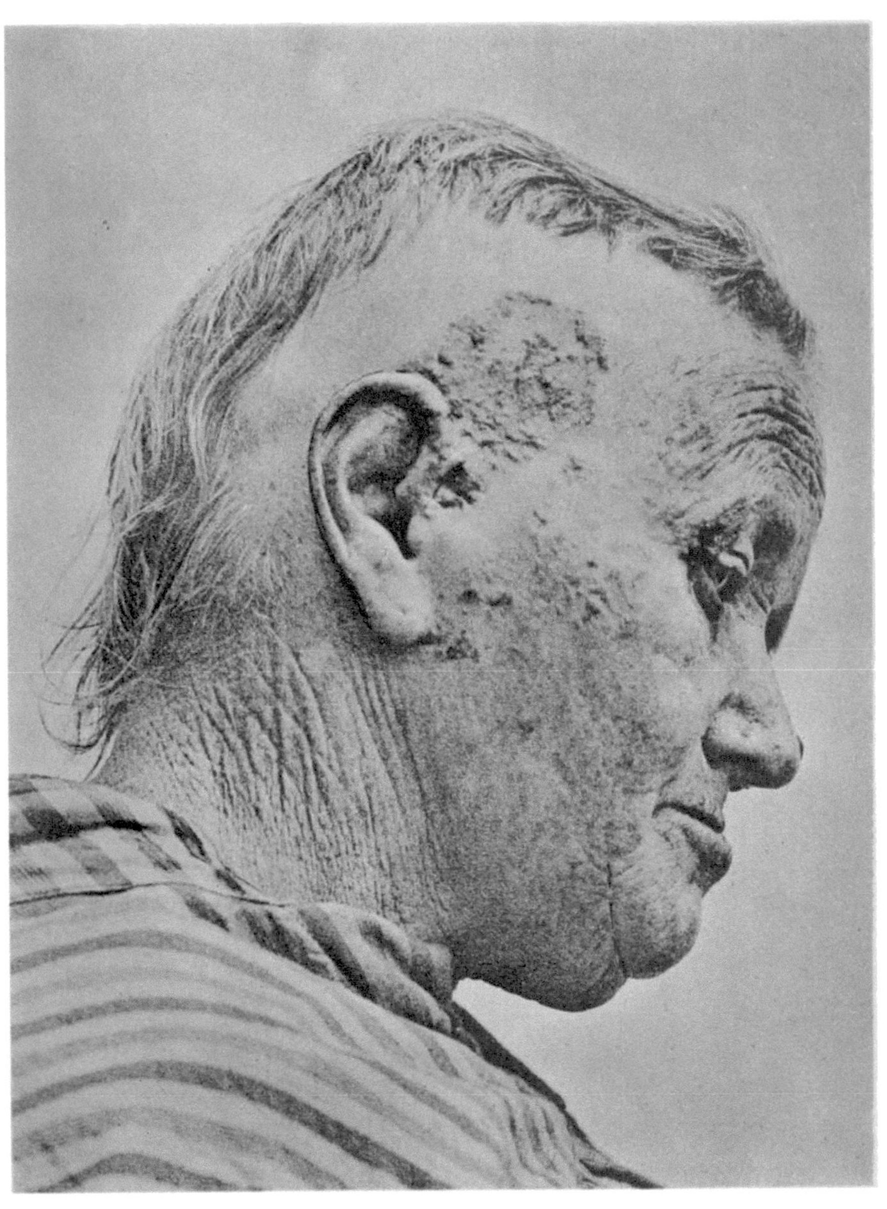

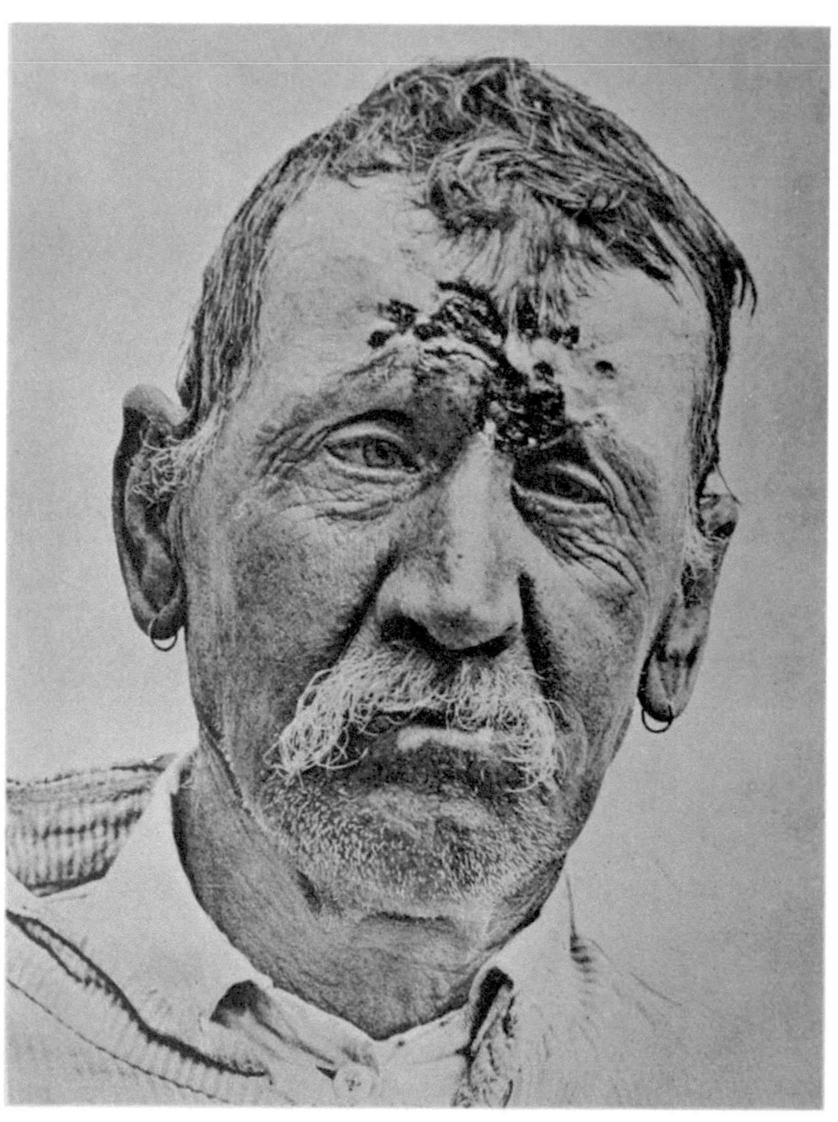

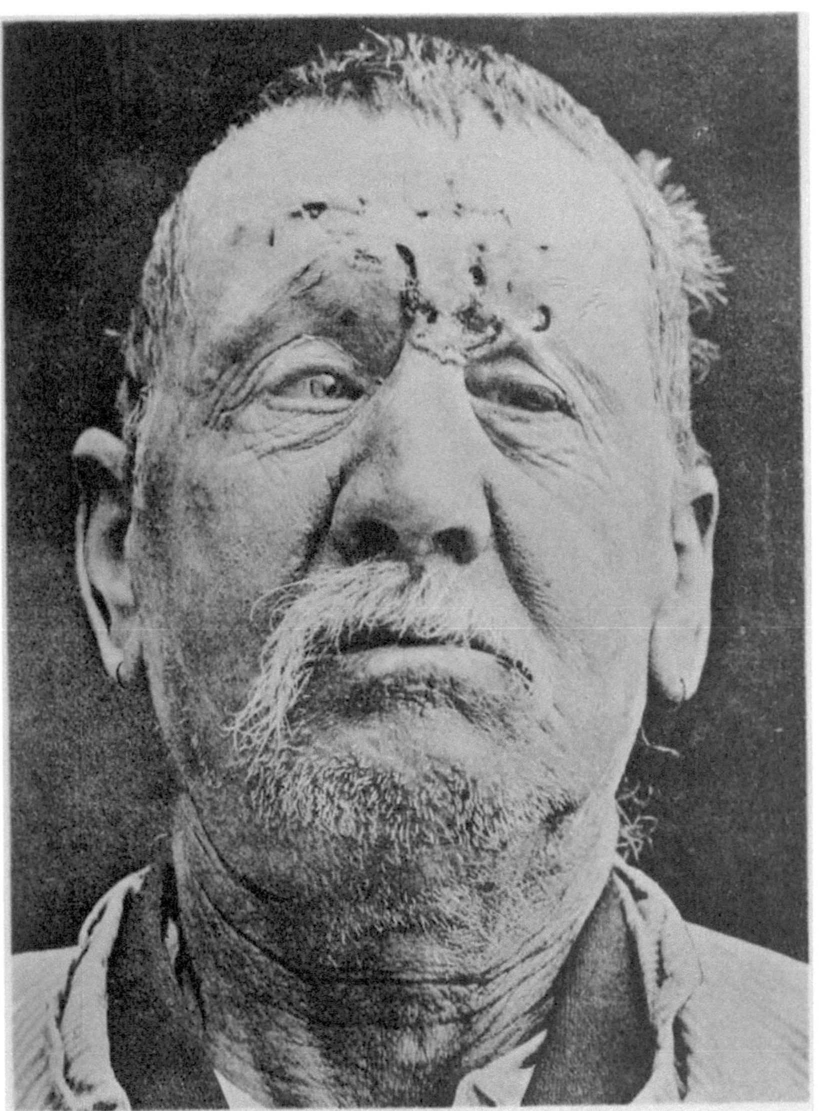

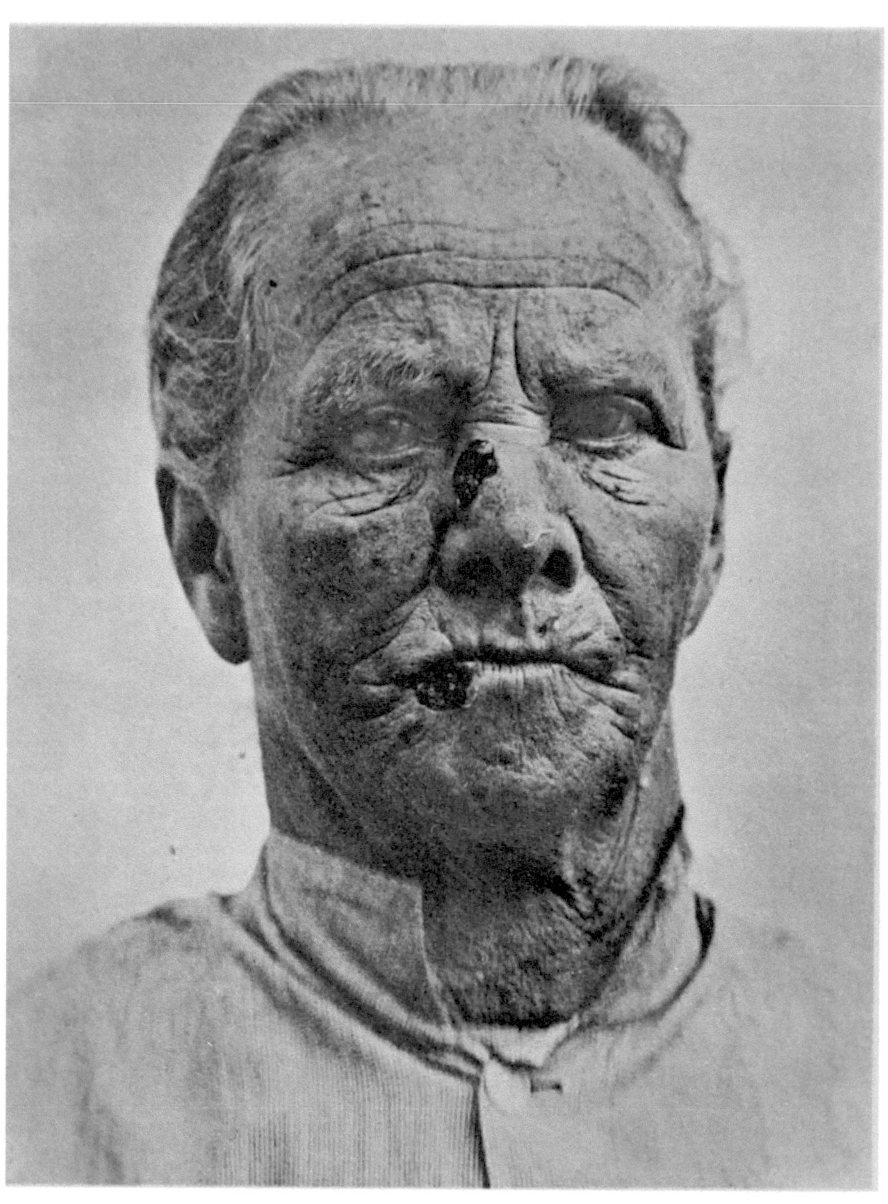

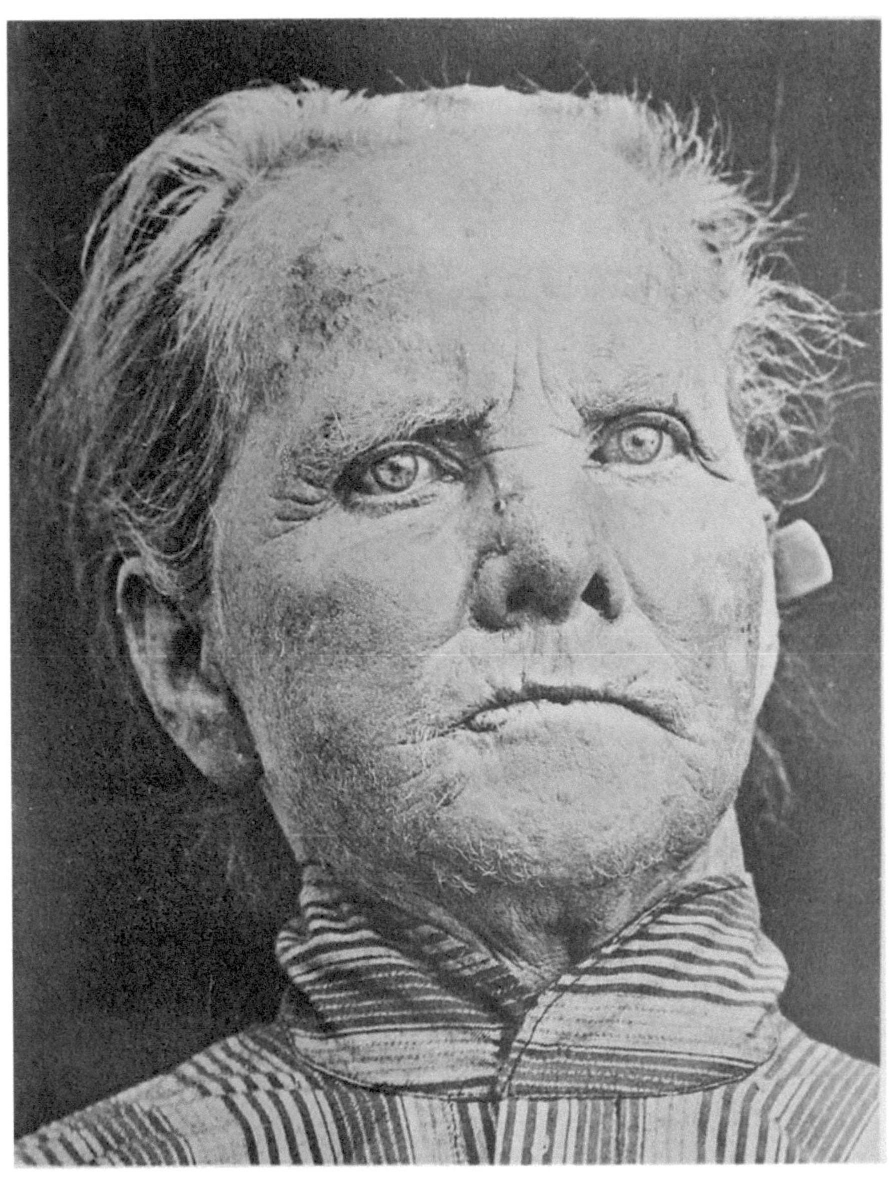

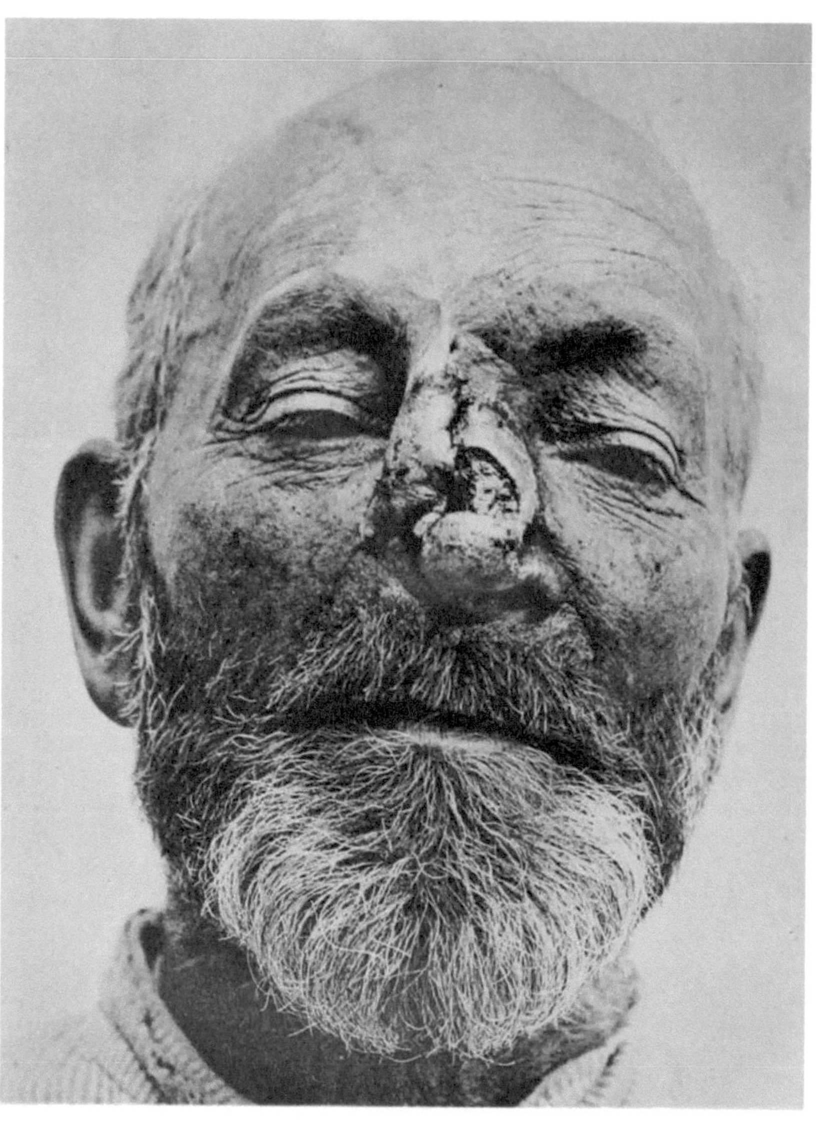

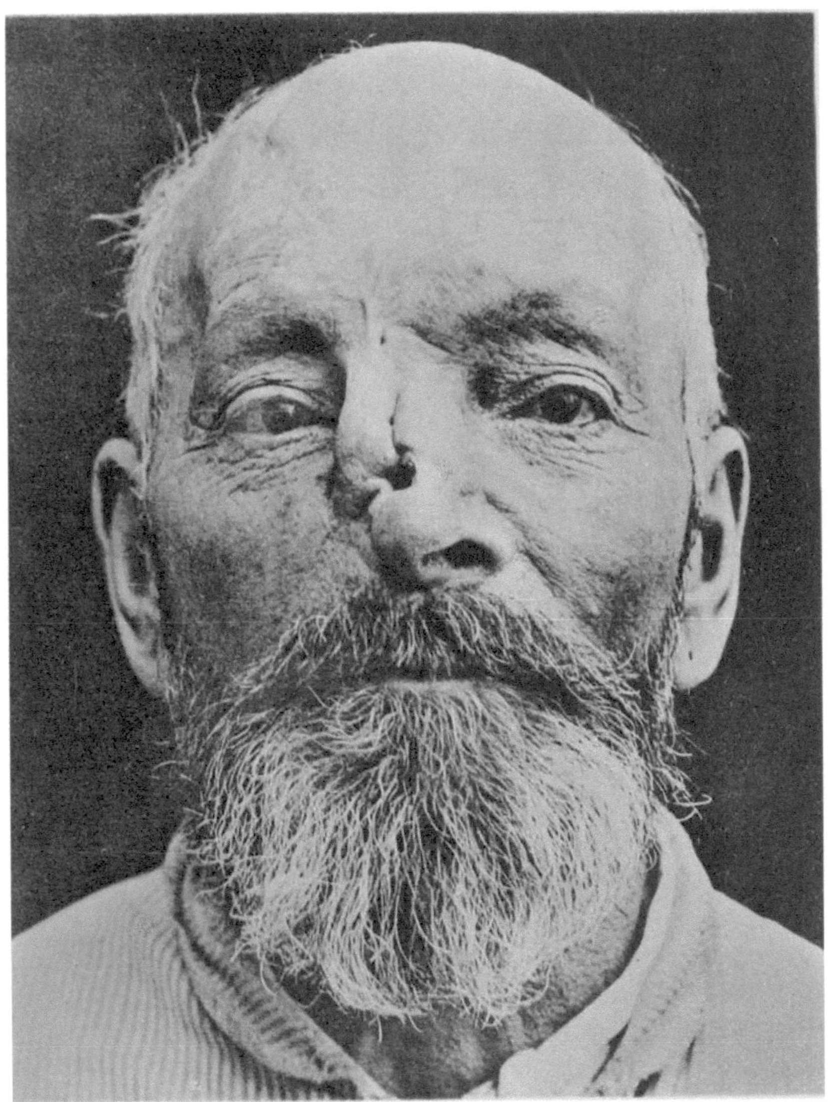

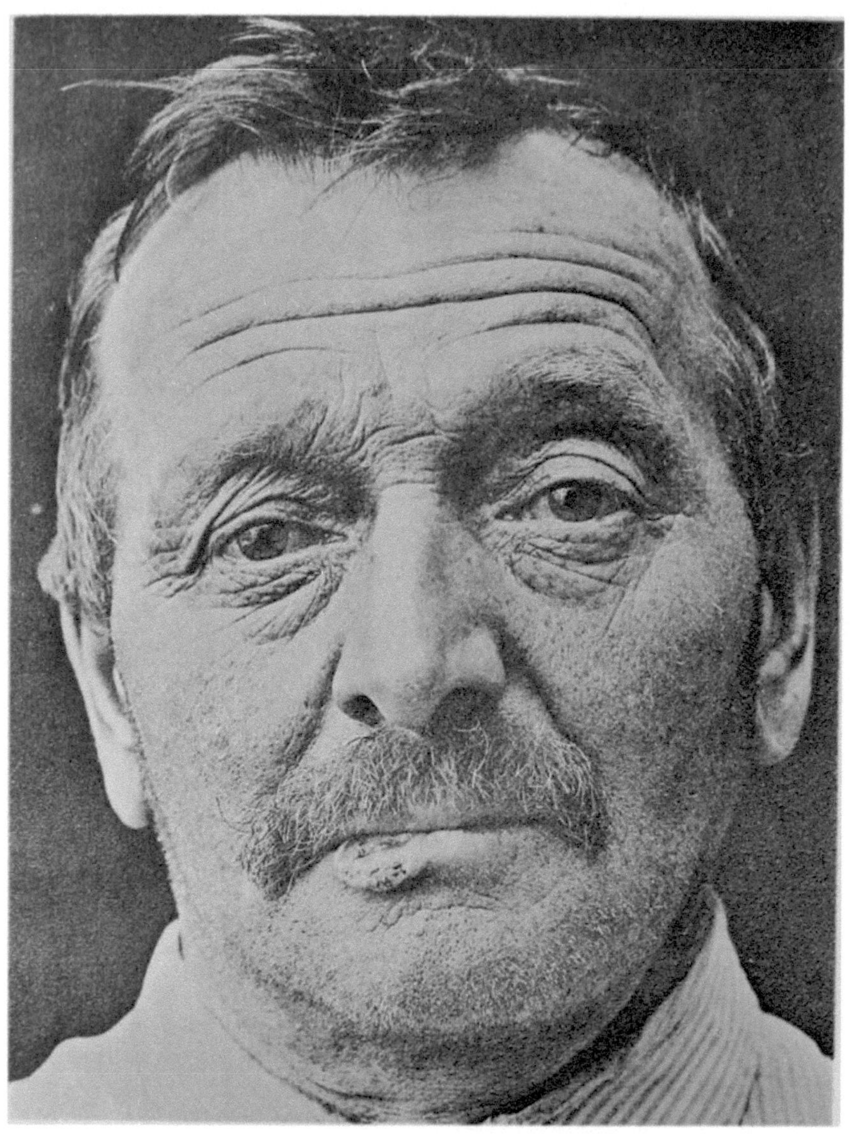

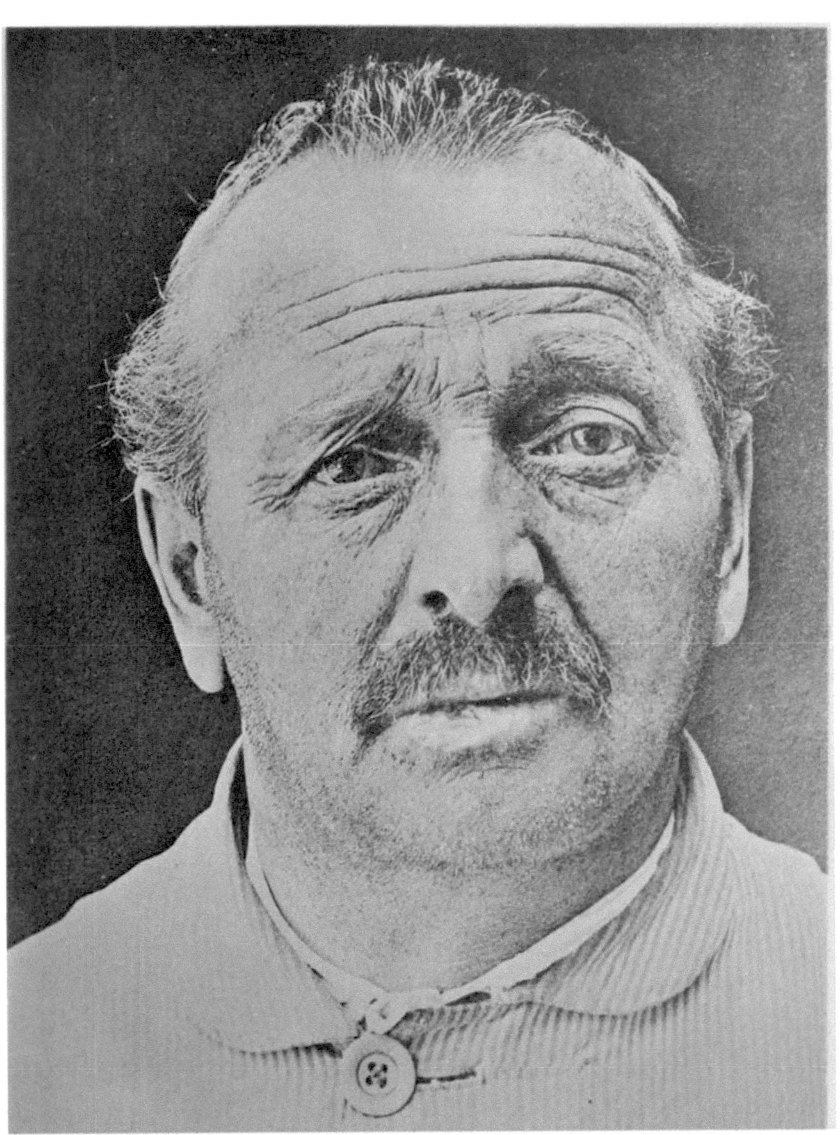

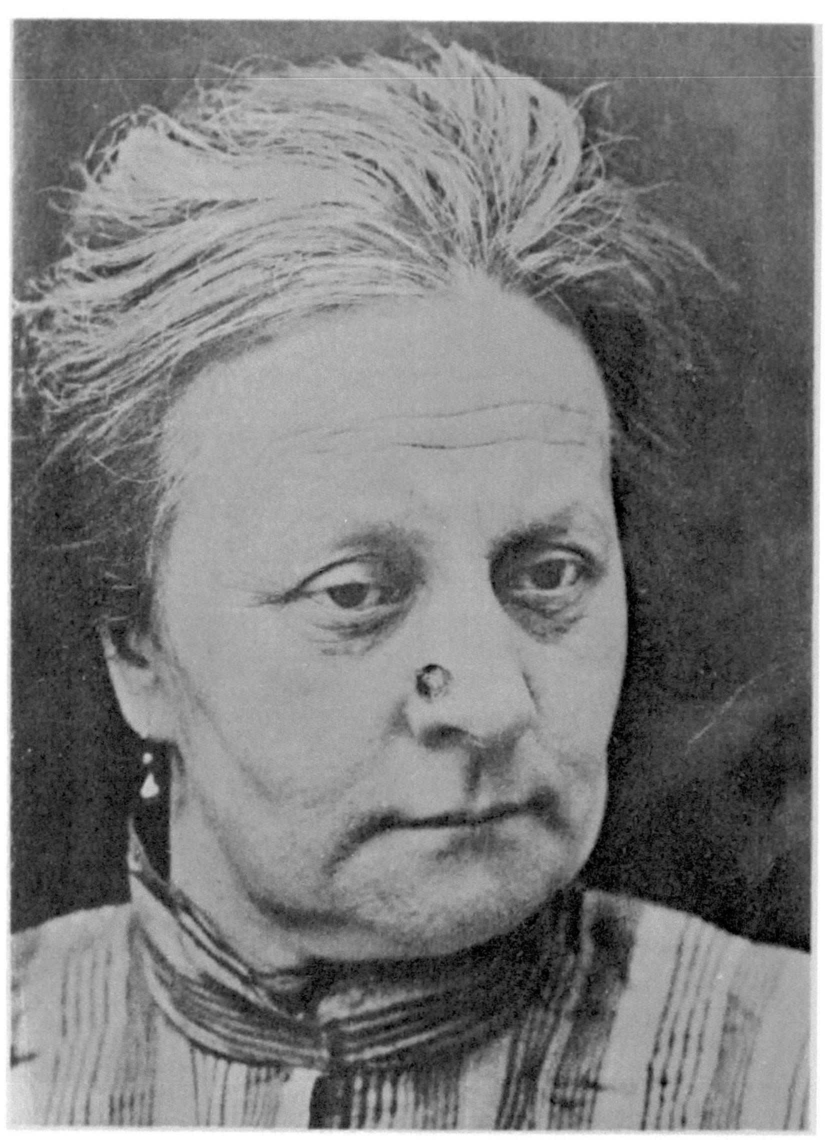

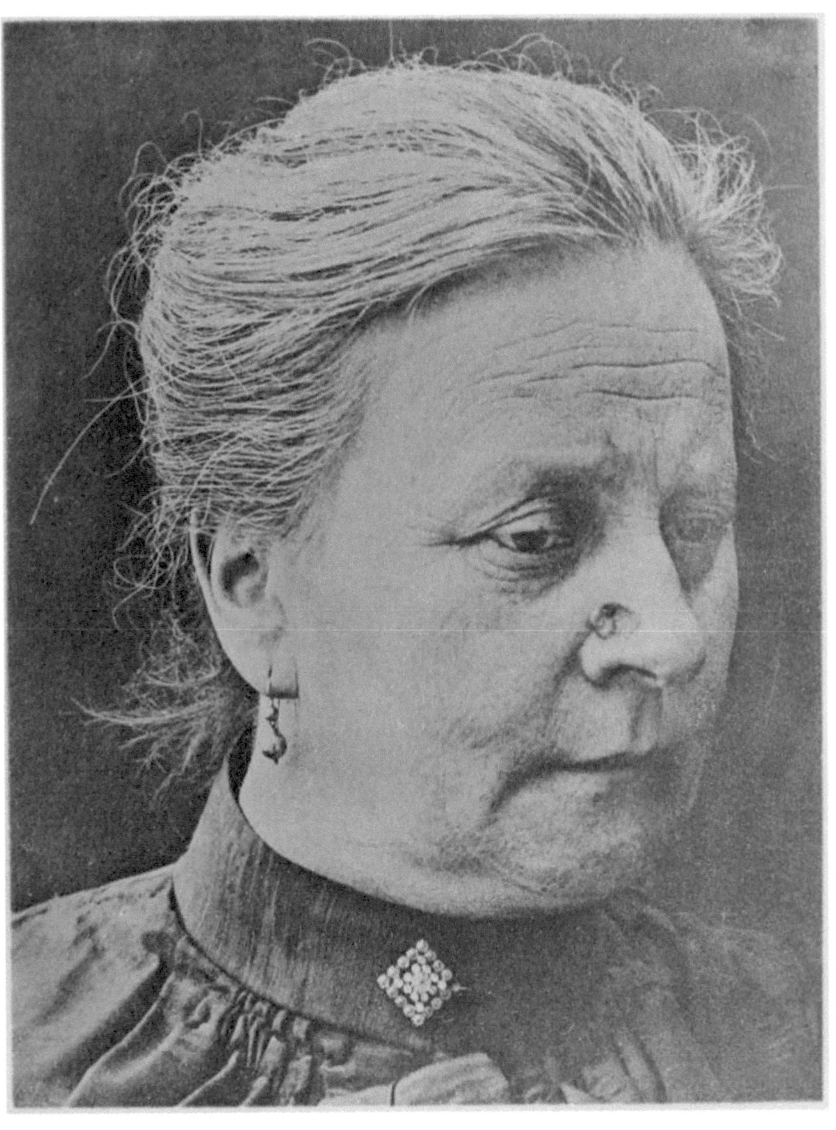